Generis

PUBLISHING

CARCINOMA DEL POLMONE

Pasquale Ruffolo

UN RINGRAZIAMENTO PARTICOLARE A TUTTI GLI AUTORI PER IL LORO CONTRIBUTO SCIENTIFICO ED AI MIEI FAMILIARI

Autori:

RUFFOLO P. – Chirurgo toraco-polmonare ordinario INT Napoli

ACQUAVIVA O. – Farmacologo esperto in nutraceutica

ADILETTA G. - Direttore UOC Medicina Interna presso Ospedale Martiri del Villa Malta, Sarno

ADILETTA V. - Dirigente Medico presso UOC di Pneumologia, ASST Santi Paolo e Carlo, Milano

AVERSANO F. – Professore Associato Università degli Studi di Napoli Federico II

CARBONE M. – Direttore dipartimento di diagnostica per immagini UOC San Giovanni di Dio e Ruggi D'Aragona Salerno

CONTE F. – PhD della Scuola Superiore Meridionale di Napoli

D'ANGELO R. – Docente Università degli Studi di Napoli Federico II

LO MONACO F. – Avvocato cassazionista

MAIORINO L. – Direttore U.O. ASL Napoli 1

MAROTTA E. – Avvocato

PANUNZIO M. – Psicologa

PASTORELLI L. – Esperto di valutazione del rischio CEO Gruppo Schult'z di Milano

PATANE' V. – Ordinario dipartimento di medicina di precisione Università degli Studi della Campania Luigi Vanvitelli

REGINELLI A. – Professore associato Università degli Studi della Campania Luigi Vanvitelli

RUGGIERO PERRINO C. – PhD Università degli Studi di Salerno

SOFIA C. - Dirigente Medico presso UOC Pneumologia, ASST Santi Paolo e Carlo, Milano

TRIFUOGGI M. – Professore ordinario di Chimica dell'Ambiente Università degli Studi di Napoli Federico II

Indice

Presentazione 11
Premessa (Ruffolo P.) 13
Introduzione 17
Capitolo 1. Epidemiologia del carcinoma del polmone (O. Acquaviva) 33
Capitolo 2. La Classificazione (O. Acquaviva) 37
Capitolo 3. L'origine monoclonale del carcinoma polmonare (P. Ruffolo – O. Acquaviva) 39
Capitolo 4. L'inquinamento ambientale in Italia ed in Europa (P. Ruffolo – O. Acquaviva) 41
Capitolo 5. La prevenzione nei tumori del polmone (P. Ruffolo - O. Acquaviva) 45
Capitolo 6. Fumo di Sigaretta, Sigari e Tumore del Polmone (O. Acquaviva) 51
Capitolo 7. Forme di inquinamento ambientale (M. Trifuoggi – F. Conte) 57
Capitolo 8. L'inquinamento dei vari comparti (M. Trifuoggi – F. Conte) 69
Capitolo 9. L'Amianto (R. D'Angelo) 83
Capitolo 10. La diagnostica del carcinoma polmonare (M. Carbone – A. Reginelli – V. Patanè) 117
Capitolo 11. Dal modello istologico al modello mutazionale (O. Acquaviva – P. Ruffolo) 153
Capitolo 12. I test genetici (O. Acquaviva – P. Ruffolo) 159
Capitolo 13. L'insufficienza respiratoria nel tumore del polmone (G. Adiletta – V. Adiletta – C. Sofia) 161
Capitolo 14. Dagli Approcci Terapeutici Tradizionali Alle Nuove Terapie (L. Maiorino) 181
Capitolo 15. Nuovi approcci terapeutici (O. Acquaviva – P. Ruffolo) 185
Capitolo 16. La psiconcologia (M. Panunzio) 195
Capitolo 17. Sui Modelli di Prevenzione e Vigilanza nella Salute Pubblica (F. Aversano) 201
Capitolo 18. Danno ambientale e tutela legale (C. Ruggiero Perrino) 219
Capitolo 19. Informazione, disinformazione e fake news (C. Ruggiero Perrino) 237
Capitolo 20. La responsabilità medica (F. Aversano - C. Ruggiero Perrino - F. Lomonaco) 245

Capitolo 21. Diagnosi di carcinoma del polmone: come dare le giuste informazioni e le opportune comunicazioni al paziente (P. Ruffolo)..........271
Capitolo 22. Profili civilistici relativi ai danni derivanti dall'inquinamento ambientale (E. Marotta)..........273
Capitolo 23. Risarcimento del danno ambientale e bonifica dei siti inquinati (E. Marotta)..........279
Capitolo 24. Giurisprudenza (E. Marotta)..........285
Capitolo 25. Definizione di un Indice di Rischio applicato al Rischio Industriale derivante da lavorazione di materie plastiche (L. Pastorelli) 287
Conclusioni (P. Ruffolo)..........293
Riferimenti bibliografici..........299

PRESENTAZIONE

A cura del Dott. Bruno Zuccarelli

Presidente dell'Ordine dei Medici della Provincia di Napoli

La medicina è in continua "evoluzione", conseguenza di questa considerazione: quello che affermiamo oggi potrebbe non essere confermato domani.

Nell'anno 2025 possiamo dire che la maggior parte dei tumori ha un'origine monoclonale e non policlonale, partendo da un'unica cellula che dà vita a tanti cloni attraverso la mitosi che hanno le stesse sue caratteristiche maligne ed alterate.

Questo ci conduce ad una terapia di precisione e personalizzata, studiando le mutazioni genetiche possiamo cambiare l'approccio terapeutico.

Così ritorniamo, finalmente, al concetto di malato e non di malattia in una visione olistica dove ilmedico deve analizzare, insieme all'Intelligenza Artificiale, tutto il contesto per arrivare alla terapia "ad personam".

In questo libro questo sforzo fatto dai tanti colleghi per fotografare lo stato dell'arte della neoplasia polmonare va nel senso di una ricostruzione attuale che ci dia in questo campo analisi e prospettive.

Argomento storicamente fondamentale per gli AA. è quello dell'inquinamento ambientale.

Qui vi è una fotografia minuziosa, soprattutto sulle nostre terre, dove la diagnosi è molto chiara; la provincia di Napoli, a causa della presenza di poli industriali, ha un incremento del carcinoma del polmone e del mesotelioma.

Viene confermata che la presenza di varianti in un ricettore per l'acido nicotinico insieme al numero di sigarette fumate aumenta il rischio del cancro del polmone.

Altro capitolo riguarda cosa fare nel percorso dello screening nel CA polmonare, con un approfondimento sulla prevenzione primaria, secondaria e terziaria.

Fondamentale sarà la prospettiva dell'I.A. nell'imaging, con la valutazione degli algoritmi: la sintesi di queste collaborazioni apre prospettive innovative e di grande futuro.

La stadiazione è il passo successivo per poter poi identificare la terapia migliore personalizzata; fra le tante estremamente innovativa la terapia genica dove si mira a modificare il materiale genetico all'interno delle cellule tumorali, o delle cellule del paziente per trattare o prevenire il cancro.

Molto interessante è il capitolo della psiconcologia che ci fa riflettere sulle necessità emozionali del paziente e della sua famiglia: fondamentali sono i colloqui psicologici che prevedono l'elaborazione di un percorso.

Interessante è il capitolo sulla responsabilità medica, in particolare sulle patologie dove vi è stata una diagnosi tardiva con i profili assicurativi alla luce del Decreto Interministeriale n° 232/2023.

In definitiva questo testo è un focus importante sulle neoplasie polmonari, un libro scritto a più mani che ha un filo conduttore per portarci a capire meglio e di più.

Un ringraziamento particolare all'amico e collega Nino Ruffolo che è stato il nocchiero che è riuscito a far navigare sempre in un mare calmo la nave in un porto certo che è quello del sapere scientifico.

PREMESSA

(Ruffolo P.)

Il carcinoma polmonare è ancora oggi una delle principali cause di morte a livello globale e rappresenta sia una sfida clinica, che un grave problema socioeconomico della salute pubblica. Viviamo in un periodo in cui il **TECNOFEUDALESIMO** e le **MULTINAZIONALI DEI FOSSILI** stanno inquinando il pianeta e danneggiando la salute dei suoi abitanti.

In Italia i dati restano allarmanti. Secondo quanto riportato dall'Associazione Italiana Registri Tumori (AIRTUM) e dall'Associazione Italiana di Oncologia Medica (AIOM) (dicembre 2023), il carcinoma del polmone rappresenta nel 2023 circa il 14% delle diagnosi di tumore nel maschio ed il 7,4% nelle donne, attestandosi globalmente tra i due sessi come terzo tumore con circa 40.000 nuovi casi registrati ogni anno ed un tasso di incidenza in crescita soprattutto tra le donne per l'aumento del vizio del fumo. In ogni caso il carcinoma del polmone rimane in Italia la prima causa di morte per tumore per una diagnosi effettuata spesso in fase avanzata e per le limitate possibilità terapeutiche, in particolar modo il carcinoma a piccole cellule (SCLC), per la sua aggressività e sue problematiche terapeutiche. Queste cifre non sono semplici numeri. Dietro ogni statistica si nascondono storie di vita, diverse terapie, speranze infrante e tanto dolore.

È noto che l'aumento dei casi di carcinoma del polmone dipende non solo da scorretti stili di vita come il fumo, ma anche dall'inquinamento ambientale, in particolar modo dall'inquinamento atmosferico. Infatti, mentre i fumatori oggi sono pazienti consapevoli del danno causato alla loro salute dal fumo di tabacco, non lo sono quelli che abitano o vivono in ambienti con un alto tasso di inquinamento atmosferico. E' noto che il fumo di tabacco contiene diverse sostanze nocive, alcune in concentrazioni rilevanti e molto dannose al nostro organismo perché cancerogene. Le sigarette, i sigari, contengono, oltre la nicotina che stimola il rilascio di dopamina creando dipendenza, anche una notevole quantità di sostanze dannose alla salute non solo dei fumatori, ma anche di coloro che indirettamente ed inconsciamente respirano questi fumi. I danni possono incidere, oltre che sullo sviluppo corporeo, sugli organi riproduttivi degli adolescenti e delle donne gravide, ma principalmente sull'incidenza di tumori polmonari.

Come precedentemente detto, anche l'inquinamento atmosferico può essere causa di diverse forme tumorali del polmone, scatenate dall'esposizione ad elementi inquinanti come il particolato atmosferico che ha origine prevalentemente dalle polveri dei cantieri, dei terreni, delle cave, delle industrie, del traffico aereo, navale e veicolare e dalle microplastiche, etc., che attraverso le vie respiratorie raggiungono gli alveoli, dove avvengono gli scambi gassosi, fermandosi nei polmoni.

Il particolato fine (PM 2.5), il Biossido di azoto (NO2), il Biossido di zolfo (SO2) e l'Ozono troposferico (O3) sono alcune delle cause principali di malanni e di "morti premature" da inquinanti atmosferici nelle aree industriali e nelle città, in particolare quelle dotate di porti, aeroporti ed intenso traffico cittadino. Ricordiamo che le cause di mortalità e la morbilità collegata al PM2.5 sono messa in correlazione non solo con il carcinoma del polmone, ma anche con le malattie polmonari croniche ostruttive, con l'asma dei bambini, le cardiopatie ischemiche, l'infarto ed il diabete mellito; mentre il biossido di azoto viene messo in correlazione con l'asma sia infantile che degli adulti, con l'infarto ed il diabete.

Da ciò è facile desumere come il fumo e l'inquinamento ambientale non siano solo dei fattori di degrado dell'ambiente, ma principalmente un serio pericolo per la salute dell'uomo. La tosse, l'aumento della secrezione di muco, delle secrezioni catarro-bronchiali, di crisi asmatiche, della riduzione delle capacità respiratorie, dei disturbi ischemici e cardio-circolatori sono i "mali minori" in assenza di un carcinoma del polmone.

Le origini dell'inquinamento ambientale sono diverse e possono incidere in maniera diretta o indirettamente nell'eziopatogenesi dei tumori:

- cause naturali: erosioni costiere di rocce e del suolo, terremoti, maremoti, incendi boschivi, eruzioni vulcaniche, venti, alluviono ed inondazioni, inquinanti biologici sia microrganismi patogeni che muffe ed allergeni, bioaccumuli della catena vegetale ed agro-alimentare (di fonti alimentari).
- cause antropiche: processi di combustione provocati da centrali termoelettriche, inceneritori, impianti metallurgici, riscaldamenti domestici ed industriali, estrazione e trattamento dei minerali, lavorazioni industriali, incendi di aree boschive, smaltimento dei rifiuti civili ed industriali, sversamento di rifiuti tossici nell'ambiente e successivo incendio o interramento in aree adiacenti a campi coltivati o in aree coltivate con possibili contaminazioni alimentari, senza tralasciare il

degrado urbano, le problematiche socio-economiche, le crisi migratorie, nonché i cambiamenti climatici.

Infatti, l'industrializzazione ed il progresso tecnologico hanno, senza dubbio, apportato benessere sociale e crescita economica, ma sono stati anche causa di un incremento di rifiuti tossici da parte delle industrie petrolchimiche, chimiche, delle aziende produttrici di fertilizzanti, vernici, antiparassitari, senza tralasciare quelle legate alla produzione e trasformazione di materiali plastici che provocano un danno incalcolabile all'uomo, anche per le microplastiche, ed all'ambiente. Lo sversamento di rifiuti tossici nell'aria, nel suolo, nel sottosuolo, negli scarichi fognari, nelle falde acquifere, nei fiumi, nei mari, nei laghi, etc. è la causa principale del nostro inquinamento ambientale.

Negli ultimi decenni, è diventato sempre più evidente che il carcinoma del polmone non è solo una malattia legata al fumo di tabacco, ma anche a una serie di fattori ambientali e stili di vita errati. L'inquinamento atmosferico, l'esposizione a sostanze chimiche cancerogene, la dieta povera di frutta e verdura, la sedentarietà e lo stress sono solo alcuni dei fattori che possono aumentare il rischio di sviluppare il carcinoma del polmone.

Pertanto è interessante evidenziare le correlazioni tra il carcinoma del polmone e gli stili di vita errati, l'inquinamento ambientale ed atmosferico. Attraverso una panoramica completa della letteratura scientifica e di casi studio, questo libro cercherà di fornire ai lettori una comprensione approfondita dei fattori di rischio del carcinoma del polmone e delle strategie per prevenirlo.

Speriamo di poter contribuire a sensibilizzare l'opinione pubblica sulla importanza della prevenzione e della necessità di ridurre l'esposizione a sostanze cancerogene e di fornire ai professionisti sanitari ed ai ricercatori strumenti utili per la loro attività.

INTRODUZIONE

INTRODUZIONE: IL CARCINOMA DEL POLMONE (P. Ruffolo)

Il carcinoma del polmone (P. Ruffolo)

L'incremento del carcinoma del polmone registrato attualmente è collegato ad una combinazione di fattori di rischio comportamentali ed ambientali. Purtroppo, sono tanti quelli messi in correlazione con gli stili di vita, come il fumo di tabacco, il tipo di dieta, il consumo di alcool o di droghe, ma sono anche tantissime le correlazioni con le problematiche lavorative o abitative.

Come giungono a noi queste sostanze tossiche?

Le sostanze tossiche giungono a noi attraverso l'inalazione, il contatto, l'ingestione, e, purtroppo, vengono eliminate solo parzialmente, con le urine, le feci, le secrezioni e la sudorazione. La reale pericolosità è determinata, infatti, dal bioaccumulo lento e progressivo, raramente acuto, sia nel sangue che in alcuni organi fondamentali quale fegato, reni, tessuto nervoso, polmoni, intestino, vescica, sistema endocrino, sistema riproduttivo (endometriosi, infertilità, malformazioni congenite, etc.), tessuti connettivali, interstiziali, etc.. Questo bioaccumulo impedisce all'organismo di potersi disintossicare e la continua esposizione a sostanze tossiche può provocare disfunzioni e malattie. Un ambiente inquinato può essere causa di un'alta percentuale di mutazioni genetiche responsabili di diverse malattie.

Quindi, l'inquinamento atmosferico associato ad alcuni fattori climatici sta emergendo come un elemento chiave nel panorama dei rischi per la salute umana, comportando notevoli danni non solo alle vie respiratorie, ma anche a tutto l'organismo umano.

In alcune città come il porto di Marghera, di Taranto, di Gela, in estese aree della pianura padana, l'alto tasso dell'inquinamento atmosferico è considerato uno dei principali colpevoli dell'aumento dell'incidenza dei tumori del polmone e di altre malattie. L'aria che respiriamo, elemento così naturale della nostra vita quotidiana, è in realtà contaminata da una moltitudine di sostanze nocive che attraverso le vie respiratorie raggiungono gli alveoli, dove avvengono gli scambi gassosi, provocando effetti nocivi.

Pur essendo il nostro corpo predisposto all'eliminazione di sostanze estranee mediante un meccanismo di difesa (epato-renale, cute, mucose, cellule ciliate, muco, secrezioni, etc.), il particolato atmosferico, è estremamente dannoso in quanto dal polmone queste sostanze possono raggiungere il cervello, il fegato, i reni, il sistema cardiocircolatorio, l'apparato muscolo-scheletrico, etc.

Diverse sostanze tossiche possono essere assorbite contemporaneamente per diverse vie ed arrecare danni all'apparato respiratorio. Infatti, studi scientifici hanno evidenziato correlazioni tra metalli pesanti e carcinoma del polmone in particolare con il Nickel, il Lantanio, lo Stronzio e lo Scandio, mentre l'Alluminio, il Cromo, l'Ittrio, Cadmio, possono essere causa di embolie polmonari oltre che di processi infiammatori. Per converso, le carenze di Zinco, Rame e Selenio possono incidere riducendo le difese immunitarie. Per tale motivo, conviene controllare con gli opportuni esami biochimici sia la carenza di questi metalli, che la presenza dei metalli dannosi precedentemente messi in correlazione con il carcinoma polmonare.

Infatti, nelle sigarette è frequentemente presente l'Alluminio, messo in correlazione oltre che con danni al polmone, anche con danni all'apparato urinario, in particolar modo vescicale ed al sistema nervoso con crisi epilettiche. L'alluminio lo possiamo introdurre nel nostro organismo essendo presente anche in diversi farmaci come: l'idrossido di alluminio usato come antiacido per ridurre l'acidità gastrica. Alcuni sali di alluminio come l'idrossido di alluminio, il potassio ed il solfato di alluminio, il fosfato di alluminio, sono impiegati anche in alcuni vaccini, in quanto grazie alla loro "azione di richiamo" dei linfociti, ne migliorano l'efficacia. Il cloruro di alluminio è presente in alcuni gel, nelle creme, negli spray come antitraspirante ed astringente per ridurre la sudorazione. L'alluminio può accelerare i processi di invecchiamento dei neuroni ed è messo in correlazione con il linfosarcoma, il cancro della vescica oltre che con il carcinoma del polmone.

I cosmetici, alcuni rossetti, alcune creme, alcuni spray ed alcuni gel usati quotidianamente non solo da tantissime donne, anche gravide o che allattano, possono contenere diverse sostanze dannose alla nostra salute, non solo al polmone. Infatti, possono contenere piccole quantità di sostanze tossiche come l'Arsenico ed il Cromo, messe in correlazione oltre che con danni renali ed epatici anche con il carcinoma polmonare.

Il Cadmio, nonostante non sia stata dimostrata una correlazione statisticamente significativa, si ritiene che possa sviluppare carcinomi polmonari, viene introdotto facilmente con alcuni alimenti in particolar modo funghi, pesce, frutti di mare, cioccolato etc.

Anche i tessuti e gli abiti sintetici di nylon, di poliestere, di acrilico, etc. e le tute dei sub o degli astronauti, etc., ottenuti da tessuti derivati del petrolio, possono contenere sostanze tossiche come gli abiti colorati con colori tossici che, se assorbiti, possono essere causa di reazioni allergiche, di infiammazioni cutanee, a diversi organi oltre che alle vie respiratorie. Questi abiti, oltre a ridurre la traspirazione cutanea possono creare grossi problemi di sudorazione e conseguenti dermatiti ed a volte lesioni della cute. Durante il lavaggio possono rilasciare microplastiche che si possono liberare nell'ambiente, contribuendo all'inquinamento ambientale, nonché possono rientrare nella catena alimentare, causando seri problemi alla salute umana. Inoltre, alcuni tessuti durante il lavaggio e l'asciugatura possono rilasciare composti organici volatili (C.O.V.) ed altre sostanze o gas, molto dannose alle vie respiratorie. Spesso, per rendere più morbidi e pieghevoli alcuni abiti o tessuti sintetici, questi possono contenere ftalati che interferiscono con il sistema respiratorio ed endocrino (asma, ma anche sulla fertilità inibendo la maturazione degli spermatozoi, agendo sulle cellule del Sertoli, oltre ad essere messi in correlazione con alcune malattie come il diabete, l'obesità, etc.).

Non va dimenticata l'aldeide "Lilial", sostanza aromatica sintetica con un odore floreale, oggi ritirata dal commercio perchè genotossica è molto dannosa per la riproduzione ed era presente in profumi, creme e saponi. Per non tralasciare alcune otturazioni dentali in amalgama, oggi non più usate, che contenevano metalli pesanti tossici, in particolar modo quelle scure dette anche "piombature". Le amalgame d'argento e di mercurio altamente tossici, in decenni passati sono state molto adoperate in odontoiatria. In diversi casi sono state riscontrate correlazioni con l'aggravamento della sintomatologia di alcune malattie, oltre a forme di insufficienza respiratoria, fibromialgia, l'artrite reumatoide, la malattia di Parkinson, il morbo di Alzheimer e il morbo di Crohn.

Anche **l'esposizione a fonti pericolose** possono creare danni al polmone ad intere popolazioni, oltre che ad eserciti , come l'Uranio usato in operazioni belliche nel Kosovo, nei Balcani, in Ucraina, in Afganistan, etc., ma presente anche in siti nazionali come: Taranto, Augusta, La Spezia, etc.; come il Radon un gas inerte, radioattivo, derivato del radio, che danneggia il DNA ed è messo in correlazione con i tumori del polmone; come l'Amianto o Asbesto presente nei mezzi corazzati e nelle installazioni belliche, molto tossico e con l'esplosione potenzia gli effetti dell'Uranio impoverito ed è messo in correlazione con l'asbestosi, con le placche pleuriche, con il mesotelioma pleurico, pericardico, peritoneale e della tunica vaginale del testicolo, nonché col carcinoma polmonare. Anche il Berillio presente in reattori nucleari ed in armi atomiche, gli Idrocarburi aromatici policiclici, la Silice del settore marittimo ed edile sono messi in correlazione con il carcinoma polmonare; le radiazioni ionizzanti (raggi X e Gamma) sono correlate ad alcune forme tumorali incluso il carcinoma polmonare.

Gli incidenti nucleari e le radiazioni ionizzanti da impianti danneggiati possono liberare isotopi radioattivi in una nube tossica molto dannosa alla nostra salute, come è avvenuto per l'impianto di Chernobyl (1986) o di Fukushima (2011), che liberarono materiale radioattivo causando un enorme danno all'ambiente, all'uomo ed agli animali in aree molto estese. Possiamo qui sintetizzare i loro danni:

Uranio$^{235,\ 238\ e\ 239}$ detto anche impoverito, è un combustibile dei reattori delle centrali nucleari, dei reattori dei sottomarini e delle portaerei militari, di bombe atomiche termonucleari. In agricoltura, in siti bellici, si può riscontrare frequentemente uranio impoverito, trasferito anche dalle falde acquifere inquinate, molto dannoso alle popolazioni ivi presenti. Questo è messo in correlazione oltre che al tumore del polmone, anche con le leucemie, il linfoma di Hodgkin, i tumori del testicolo, della mammella, del pancreas, stomaco e del colon.

Plutonio^{239,240,241} utilizzato per produrre armi nucleari o come combustibile di reattori nucleari, l'inalazione può essere causa di tumori polmonari.

Iodio^{131} può essere assorbito con la respirazione o con l'alimentazione, si accumula nella tiroide e può essere causa di tiroiditi, di tumori tiroidei ma anche polmonari. Mentre, lo ioduro di potassio può prevenire il suo accumulo [131].

Cesio $^{137\ e\ 134}$, introdotto con la respirazione e con l'alimentazione per contaminazione del suolo, può essere causa di malattie autoimmuni e di tumori.

Stronzio^{90} può causare un ritardo dello sviluppo nei bambini e decalcificazione ossea negli adulti, ed è messo in correlazione anche con i tumori polmonari.

Tungsteno usato come munizioni anticarro, può causare infiammazione oculari, della cute e delle mucose.

Cerio è un elemento delle terre rare, i fumi sono molto tossici, spesso utilizzato nelle leghe di alluminio, con lo zinco diventa esplosivo ed è messo in correlazione con tumori cutanei e delle mucose.

Tellurio è un metalloide viene utilizzato per la fabbricazione delle capsule esplosive, nei pannelli fotovoltaici, come rilevatore di radiazioni ionizzanti. Purtroppo è tossico e se viene assorbito nell'aria può essere causa del cosiddetto "fiato al tellurio" che ha un odore simile all'aglio, questo può causare danni principalmente al sistema nervoso centrale, al fegato ed ai reni.

COSA SI INTENDE PER TOSSICITÀ ACUTA E TOSSICITÀ CRONICA?

Questo argomento è oggetto di discussioni frequenti. Per tossicità acuta, vale il concetto di dose soglia che è causa di manifestazioni cliniche acute, scatenate dal rapido e progressivo accumulo nell'organismo di sostanze tossiche con successivo e rapido danno ad organi o apparati, correlato ad una manifestazione clinica acuta; qui vale il concetto di overdose di sostanze tossiche che si depositano e si accumulano in organi o apparati, apportando modifiche e danni alla salute umana. Tale forma non può essere portata ad esempio come paradigma di una malattia cronica come le malattie cronico-degenerative. In caso di malattie croniche, la manifestazione è correlata al lento e progressivo accumulo nell'organismo delle sostanze tossiche e qui vale il concetto di piccole dosi che nel tempo si depositano e si accumulano in organi, apparati del nostro organismo. Le malattie cronico-degenerative, le malattie complesse, sono malattie multifattoriali spesso connesse all'interazione di terapie multispecialistiche e di interventi riabilitativi. Queste possono essere controllate da più geni e possono essere provocate da fattori ambientali e stili di vita non idonei (alimentazione errata, tabagismo, alcolismo, scarse condizioni igieniche e scarsa attività fisica). La combinazione di questi fattori rappresenta il rischio principale di ammalarsi di una forma cronica. Infatti, è possibile fare una diagnosi precoce con la valutazione di alcuni marcatori che possono essere dosati per valutare la presenza di un processo infiammatorio cronico come: la velocità di eritrosedimentazione (VES), la proteina C reattiva

(P.R.C.), la ferritina, l'amiloide sierica, le citochine, il TNF-alfa l'Interleuchina 1-beta, la glicoproteina alfa-1-acida, NF-KB. Inoltre, ricordiamo la Ceruloplasmina, l'Epcidina e l'Aptoglobina. Alcune proteine emesse da cellule in via di trasformazione possono essere dosate con l'esame delle urine. Anche i MARKERS TUMORALI sono fondamentali per una diagnosi differenziale tra una forma infiammatoria cronica ed un carcinoma polmonare. Infatti i biomarcatori tumorali che possono esprimere delle alterazioni genetiche sono: ALK, BRAF, EGFR, HER2/neu, KRAS, MET, NTRK, PIK3CA, RET, ROS1. L'ALK può essere messo in correlazione con l'adenocarcinoma, così anche il BRAF, EGER, l'HER2, il KRAS, il MET, il RET, il ROS1, ancora il MET può essere messo in correlazione con il carcinoma spino-cellulare. Meno specifici: CEA, BETA-2 Microglobulina, Ferritina, TPA, CA19-9, CA125, NSE. Ma, un ruolo fondamentale hanno anche i test genetici effettuati per portare alla luce eventuali mutazioni che controllano i meccanismi di crescita e divisione cellulare nonché il processo di morte cellulare. Le mutazioni intervengono sui meccanismi di crescita, di proliferazione e di apoptosi o morte cellulare. Tra i meccanismi che influiscono sullo sviluppo del tumore del polmone diverse ricerche riportano le alterazioni molecolari del coinvolgimento di geni oncosoppressori del tipo p53 e p16, l'oncogene favorente K-RAS per il tumore non a piccole cellule e p53 e RB1 per il tumore a piccole cellule.

Esami diagnostici

Esami clinico-diagnostici che potrebbero essere consigliati per la diagnosi e il monitoraggio del carcinoma del polmone, in relazione all'esposizione a sostanze cancerogene ambientali:

1. Tac (Tomografia Assiale Computerizzata) del torace: per valutare la presenza di lesioni polmonari e la loro estensione, da praticare con attenta periodicità.

2. RM (Risonanza Magnetica) del torace: per valutare la presenza di lesioni polmonari e la loro estensione, in particolare in pazienti con contrindicazioni alla Tac.

3. Esami del sangue: per valutare la presenza di marcatori tumorali e per monitorare la funzionalità renale e epatica.

4. Marcatori tumorali: come il CYFRA 21-1, per monitorare la risposta al trattamento o la progressione della malattia.

5. Esami per la valutazione dell'esposizione a metalli pesanti e diossine: come il piombo, il cadmio, l'arsenico e le diossine, per valutare l'esposizione ambientale e la sua relazione con la malattia.

Periodicità degli esami

La periodicità degli esami dovrebbe essere personalizzata in base alle esigenze del paziente ed alla sua storia clinica. Ecco alcune linee guida generali:

1. Pazienti con fattori di rischio di carcinoma del polmone: esami semestrali o annuali, a seconda della gravità dei fattori di rischio (lavorativi o abitativi) ed alla familiarità.

2. Pazienti con lesioni polmonari sospette: esami di follow-up ogni 3-6 mesi, per monitorare la neoplasia.

3. Pazienti con carcinoma del polmone: esami di follow-up ogni 3-6 mesi, per monitorare la risposta al trattamento o la progressione della malattia.

Altri esami consigliati includono:

1. Esami della funzionalità polmonare: come la spirometria e la pletismografia, per valutare la perfusione e la funzionalità polmonare.

2. Esami del DNA: per valutare la presenza di mutazioni genetiche associate al carcinoma del polmone.

3. Esami di immunoistochimica: per valutare la presenza di marcatori tumorali specifici.

È importante che la scelta degli esami e la loro periodicità sia personalizzata in base alle esigenze individuali del paziente e alla sua storia clinica.

Esami del sangue che potrebbero essere consigliati ad un paziente affetto da carcinoma del polmone:

Esami ematici di base:

1. Emocromo: per valutare la presenza di anemia, leucopenia o trombocitopenia.

2. Prova di coagulazione: per valutare la presenza di alterazioni della coagulazione.

3. Esami di funzionalità renale: come la creatinina e l'azotemia, per valutarne la funzionalità

4. Esami di funzionalità epatica: come la transaminasi e la bilirubinemia, per valutarne la funzionalità.

Esami per la valutazione dell'esposizione a sostanze cancerogene

1. Esami per la valutazione dell'esposizione al Piombo, Cadmio, Diossine, PFAS; PCB; POPs, COV (composti organici volatili), etc.: come la misurazione delle loro concentrazioni nel sangue.

Altri esami:

1. per la valutazione della funzionalità immunitaria: come la misurazione della concentrazione di linfociti e della loro attività.

2. per la valutazione dello stato nutrizionale: come la misurazione della concentrazione di alcune proteine e di vitamine nel sangue.

I marcatori tumorali che potrebbero essere consigliati ad un paziente malato di carcinoma del polmone:

Marcatori tumorali specifici per il carcinoma del polmone

1. CYFRA 21-1: un marcatore tumorale specifico per il carcinoma del polmone, in particolare per il carcinoma polmonare non a piccole cellule (NSCLC).

2. NSE (Neuron-Specific Enolase): un marcatore tumorale che può essere elevato nel carcinoma del polmone, in particolare nel carcinoma polmonare a piccole cellule (SCLC).

Marcatori tumorali non specifici per il carcinoma del polmone

1. CEA (Carcinoembryonic Antigen): un marcatore tumorale che può essere elevato in diversi tipi di cancro, compreso il carcinoma del polmone.

2. CA 125: un marcatore tumorale che può essere elevato in diversi tipi di cancro, compreso il carcinoma del polmone.

Altri marcatori tumorali

1. ProGRP (Progastrin-releasing peptide): un marcatore tumorale che può essere elevato nel carcinoma del polmone, in particolare nel carcinoma polmonare a piccole cellule (SCLC).

2. SCC (Squamous Cell Carcinoma Antigen): un marcatore tumorale che può essere elevato nel carcinoma del polmone, in particolare nel carcinoma polmonare squamoso.

È importante notare che:

- La sensibilità e la specificità dei marcatori tumorali possono variare a seconda del tipo di carcinoma e della fase della malattia.

- I marcatori tumorali non devono essere utilizzati come unico strumento di diagnosi, ma piuttosto in combinazione con altri esami diagnostici e con la valutazione clinica del paziente.

- La scelta dei marcatori tumorali e la loro frequenza di dosaggio dovrebbero essere personalizzate in base alle esigenze individuali del paziente e alla sua storia clinica.

Gli esami del DNA o genetici che potrebbero essere consigliati ad un paziente affetto da carcinoma del polmone:

Esami di mutazione genetica

1. EGFR (Epidermal Growth Factor Receptor): è un gene mutato del carcinoma del polmone, in particolare nel carcinoma polmonare non a piccole cellule (NSCLC).

2. ALK (Anaplastic Lymphoma Kinase): è un gene mutato del carcinoma del polmone, in particolare nel carcinoma polmonare non a piccole cellule (NSCLC).

3. KRAS (Kirsten Rat Sarcoma): è un gene mutato nel carcinoma del polmone, in particolare nel carcinoma polmonare non a piccole cellule (NSCLC).

4. BRAF (B-Raf proto-oncogene): è un gene mutato nel carcinoma del polmone, in particolare nel carcinoma polmonare non a piccole cellule (NSCLC).

5. ROS1 (ROS1 proto-oncogene): è un gene mutato nel carcinoma del polmone, in particolare nel carcinoma polmonare non a piccole cellule (NSCLC).

Esami di amplificazione genetica

1. MET (MET proto-oncogene): un gene che può essere amplificato nel carcinoma del polmone, in particolare nel carcinoma polmonare non a piccole cellule (NSCLC).

2. HER2 (Human Epidermal Growth Factor Receptor 2): un gene che può essere amplificato nel carcinoma del polmone, in particolare nel carcinoma polmonare non a piccole cellule (NSCLC).

Esami di espressione genetica

1. PD-L1 (Programmed Death-Ligand 1): un gene che può essere espresso nel carcinoma del polmone, in particolare nel carcinoma polmonare non a piccole cellule (NSCLC).

2. TTF-1 (Thyroid Transcription Factor 1): un gene che può essere espresso nel carcinoma del polmone, in particolare nel carcinoma polmonare non a piccole cellule (NSCLC).

Altri esami genetici

1. Test di instabilità microsatellitare (MSI): un test che valuta l'instabilità microsatellitare nel DNA tumorale.

2. Test di mutazione del gene TP53: un test che valuta la presenza di mutazioni nel gene TP53, che è un gene tumorale soppressore.

È importante notare che:

- La scelta degli esami genetici dovrebbe essere personalizzata in base all'esame istologico, alle esigenze individuali del paziente e alla sua storia clinica.

- Gli esami genetici non devono essere utilizzati come unico strumento di diagnosi, ma piuttosto in combinazione con altri esami diagnostici e con la valutazione clinica del paziente.

- L' interpretazione dei risultati degli esami genetici dovrebbe essere effettuata da uno specialista oncologo.

Alcuni metalli pesanti, diossine e altri inquinanti ambientali che potrebbero essere consigliati ai pazienti con carcinoma polmonare:

1. Piombo (Pb): è un metallo pesante che può essere presente nell'aria, nell'acqua e nel suolo. L'esposizione al piombo può aumentare il rischio di carcinoma polmonare.

2. Cadmio (Cd): è un metallo pesante che può essere presente nell'aria, nell'acqua e nel suolo. L'esposizione al cadmio può aumentare il rischio di carcinoma polmonare.

3. Arsenico (As): è un metallo pesante che può essere presente nell'acqua e nel suolo. L'esposizione all'arsenico può aumentare il rischio di carcinoma polmonare.

4. Cromo (Cr): è un metallo pesante che può essere presente nell'aria, nell'acqua e nel suolo. L'esposizione al cromo può aumentare il rischio di carcinoma polmonare.

Diossine

1. 2,3,7,8-Tetraclorodibenzo-p-diossina (TCDD): la TCDD è una diossina che può essere presente nell'aria, nell'acqua e nel suolo. L'esposizione alla TCDD può aumentare il rischio di carcinoma polmonare.

2. 2,3,4,7,8-Pentaclorodibenzo-p-diossina (PeCDD): la PeCDD è una diossina che può essere presente nell'aria, nell'acqua e nel suolo. L'esposizione alla PeCDD può aumentare il rischio di carcinoma polmonare.

Altri inquinanti ambientali

1. Particelle fini (PM2.5): le particelle fini possono essere presenti nell'aria e possono aumentare il rischio di carcinoma polmonare.

2. Ozono (O3): l'ozono può essere presente nell'aria e può aumentare il rischio di carcinoma polmonare.

3. Benzene: il benzene è un idrocarburo aromatico che può essere presente nell'aria e può aumentare il rischio di carcinoma polmonare.

4. Radon: il radon è un gas radioattivo che può essere presente nell'aria e può aumentare il rischio di carcinoma polmonare.

È importante notare che:

- La scelta degli esami per la valutazione dell'esposizione a metalli pesanti, diossine e altri inquinanti ambientali dovrebbe essere personalizzata in base alla storia clinica, agli stili di vita, all'attività lavorativa ed al luogo abitativo.

- Gli esami per la valutazione dell'esposizione a metalli pesanti, diossine e altri inquinanti ambientali non devono essere utilizzati come unico strumento di diagnosi, ma piuttosto in combinazione con altri esami diagnostici e con la valutazione clinica del paziente.

- La interpretazione dei risultati degli esami per la valutazione dell'esposizione a metalli pesanti, diossine e altri inquinanti ambientali dovrebbe essere effettuata da un professionista sanitario qualificato.

Nella Fase di prevenzione in siti inquinati conviene effettuare anche un'analisi che mostri l'eventuale accumulo nell'individuo di sostanze tossiche potenzialmente cancerogene, che hanno dimostrato evidenti correlazioni con l'insorgenza di tumori del polmone come il Cromo, l'Ittrio che possono essere causa anche di embolie polmonari, il Nickel, il Lantanio, lo Stronzio e lo Scandio, l'Alluminio, il Cadmio, l'Arsenico. Uno dei migliori strumenti di screening e di controllo per dosare la presenza di metalli pesanti, diossine, etc. in un organismo sono l'analisi del sangue, delle urine, del capello, del latte materno, del liquido seminale e di diverse altre matrici biologiche. Il capello ha la capacità di conservare una buona "memoria" delle sostanze metabolizzate dal nostro organismo per un lungo periodo di tempo ed anche le unghie.

Quindi, oltre alla diagnostica clinico-strumentale tradizionale è utile quantificare la presenza di sostanze tossiche negli abitanti di ambienti inquinati o di fabbriche oltre che in pazienti affetti da tumori o da malattie cronico-degenerative. A nostro avviso, negli ambienti inquinati tali dosaggi vanno effettuati anche su abitanti clinicamente asintomatici. Questi dosaggi sono utili sia per evidenziare o valutare determinate malattie che per valutare l'indice e il tipo di inquinamento di ambienti lavorativi ovvero di aree e le possibili correlazioni tra il tipo di inquinamento e la sintomatologia o la malattia in atto.

CONSIDERAZIONI: Il biomonitoraggio è uno strumento indispensabile e ben validato per valutare il rischio di esposizione ed il possibile accumulo individuale di queste sostanze tossiche con campioni biologici e quindi il relativo rischio di ammalarsi. Questo metodo consente la pianificazione di misure e di programmi di prevenzione primaria e secondaria in aree a rischio ambientale per il tipo di inquinamento.

Popolazioni e matrici biologiche vanno selezionate in base agli obiettivi ed ai criteri scientifici prefissi, nell'ambito di protocolli di studio stabiliti con i ricercatori, le istituzioni e le comunità. I risultati ottenuti con il biomonitoraggio degli ambienti inquinati e delle comunità valutate ivi presenti, purtroppo sono limitati per la scarsità delle risorse messe a disposizione per la realizzazione della ricerca, ovvero per la scarsa disponibilità di laboratori attrezzati per tali programmi e per i pochi ricercatori competenti ed esperti. Superare tali difficoltà dovrebbe essere interesse non solo della politica, ma anche del sistema sanitario e del mondo della ricerca e della formazione. Possiamo così sintetizzare un programma o Check-list per la realizzazione di studi scientifici con biomonitoraggio:

- Un protocollo di ricerca deve prevedere un background con una progettazione ed un'attenta analisi dei punti di partenza, degli obiettivi, dei metodi, dei risultati e dei possibili rischi attesi.
- L'approvazione C.E., una campagna di comunicazione diretta agli abitanti o ai lavoratori interessati ed il consenso informato.
- Una logistica necessaria per la raccolta della campionatura ed un laboratorio accreditato.
- Un know-how adeguato all'analisi, alla valutazione ed all'interpretazione dei risultati.
- I fondi per l'esecuzione dello studio, spesso difficili da ottenere.

Oggi è possibile effettuare una valutazione dell'inquinamento ambientale e delle sorgenti inquinanti, con successiva valutazione del tipo di esposizione, identificazione e quantificazione degli inquinanti nell'ambiente esterno o in ambienti interni, delle diverse matrici ambientali, alimenti, di oggetti, etc., che ci possono condurre ad una successiva valutazione indiretta della salute degli abitanti di quell'ambiente. L'identificazione e la quantificazione degli inquinanti o dei loro metaboliti nelle matrici biologiche di una persona, è un meccanismo di valutazione diretta ovvero di biomonitoraggio all'esposizione ad inquinanti di un luogo. Ciò è fondamentale per la valutazione degli effetti all'esposizione e dei possibili danni ai meccanismi fisiopatologici con successiva osservazione della possibile insorgenza o progressione di malattia e quindi della raccolta dei dati epidemiologici.

La diagnostica genetica, la determinazione dei metalli pesanti, delle diossine, dei PCB, etc. nelle diverse matrici biologiche possono essere d'aiuto sia nella cura che nella prevenzione non solo dei tumori, ma anche di altre malattie. Purtroppo, sono poche le strutture sanitarie che effettuano questi esami e di conseguenza sono pochi i medici che li consigliano e pochissimi quelli che sono a conoscenza della giusta interpretazione clinica dei valori.

Atto importante nella valutazione del binomio ambiente-salute, sono lo studio delle cause e del tipo di esposizione, nonché l'identificazione, la quantificazione e la caratterizzazione delle sostanze tossiche e delle successive possibili modifiche genetiche correlate al tipo di inquinamento.

In conclusione, possiamo dire che l'incremento del carcinoma polmonare registrato attualmente è sostenuto da una combinazione di fattori di rischio comportamentali ed ambientali. Tra i fattori di rischio comportamentali oltre l'età, ci sono quelli collegati allo stile di vita, come il fumo di tabacco, il tipo di dieta, il consumo di alcool e di droghe. La salute dei cittadini non è solo collegata all'assenza di malattia, ma è un difficile equilibrio tra le problematiche collegate agli stili di vita, allo stato di benessere fisico, psichico, socioeconomico, ed all'inquinamento ambientale, tutto ciò è funzione dell'organizzazione sanitaria del luogo. Lo sviluppo tecnologico ha migliorato la nostra qualità di vita, ma è stato causa di enormi danni ambientali, sollevando timori e perplessità per l'impatto negativo oltre che sull'ambiente in cui viviamo anche sulla nostra salute per la produzione ed emissione di sostanze inquinanti, di biotossicità ambientali, di radioattività, di modifiche della biodiversità e dell'effetto serra. Gli Ordini dei medici, le associazioni mediche, le organizzazioni politiche, sindacali e religiose, hanno il dovere congiuntamente di tutelare la salute dei cittadini e degli ambienti in cui vivono o lavorano, promuovendo la prevenzione di queste malattie, la tutela dell'ambiente e la bonifica dei luoghi inquinati. Purtroppo, nonostante i progressi nella diagnosi e nel trattamento con farmaci immunoterapici, il carcinoma del polmone in particolar modo il carcinoma a piccole cellule (SCLC), continua a rappresentare una sfida importante per la salute pubblica.

CAPITOLO 1

Epidemiologia del carcinoma del polmone

(O. Acquaviva)

Per molti anni il tumore del polmone ha occupato la prima posizione nella classifica dei tumori più frequentemente diagnosticati, ma il report 2020 mostra che oggi il tumore della mammella detiene questo primato. Con 2,3 milioni di nuovi casi stimati nel 2020, il tumore mammario nelle donne rappresenta infatti l'11,7% delle nuove diagnosi, seguito dal tumore del polmone (11,4%), del colon-retto (10%), della prostata (7,3%) e dello stomaco (5,6%). Se si guarda invece alla mortalità, il tumore del polmone è al primo posto (18% di tutti i decessi per cancro), seguito dal tumore colorettale (9,4%) e da quello del fegato (8,3%). Il tumore della mammella occupa il quinto posto in questa classifica (6,9%). In Italia le stime del Registro Nazionale dei Tumori del 2023 riportano i seguenti dati di mortalità: sia negli uomini che nelle donne italiane il numero osservato per morti causate da tutti i tumori nel loro complesso è stato ogni anno, dal 2007 al 2019, inferiore al numero atteso rispetto ai tassi medi del 2003-2006. Nei maschi, nel periodo 2007-2019, per tutte le sedi tumorali insieme sono state stimate in 206.238 le morti in meno rispetto a quelle attese, equivalente a una diminuzione del 14,4% delle morti oncologiche in tutto il periodo. Il numero di morti oncologiche evitate è passato da 4.143 nel 2007 a 28.952 nel 2019 negli uomini (-23,5% rispetto al numero atteso). Negli uomini i maggiori vantaggi in termini di morti evitate in tutto l'arco temporale 2007-2019 sono stati documentati per i tumori del polmone (-73.397 morti; -18,7%), della prostata (-30.745 decessi; -24,1%), dello stomaco (-25.585 morti; -25,7%) e del colon-retto (-16.188 morti, -10,8%). Un numero inferiore di morti rispetto a quello atteso è stato documentato anche per i tumori ematologici: -4,4% per quanto riguarda i linfomi non-Hodgkin ed -8,2% per le leucemie. Viceversa, per i tumori del pancreas e del melanoma il numero di morti osservate è risultato superiore a quello atteso: dal 2007 al 2019 ci sono state 1.344 morti in più rispetto al numero atteso (+1,9%) per il tumore del pancreas e 1.256 morti in più (+9,5%) per il melanoma cutaneo. Nelle donne, nel periodo 2007-2019, per tutte le sedi tumorali insieme sono state stimate in 62.233 le morti in meno rispetto a quelle attese, equivalente a una diminuzione del 6,1% delle morti oncologiche in tutto il periodo. Il numero di morti oncologiche evitate è passato da 614 (-0,9%) nel 2007 a 9.346 (-11,0%) nel 2019.

I maggiori vantaggi in termini di morti evitate in tutto l'arco temporale 2007-2019 nelle donne italiane sono stati documentati per i tumori dello stomaco (-16.724 morti; -24,1%), del colon-retto (-11.067 morti, -8,9%), e della mammella (-10.223; -6,0%). Un numero inferiore di morti rispetto a quello atteso è stato documentato anche per il tumore dell'ovaio (-3,6%) e per i tumori ematologici: -14,0% per quanto riguarda i linfomi non-Hodgkin ed -8,0% per le leucemie. Ciò è stato reso possibile perché alcune malattie hanno risposto alla terapia cronicizzando e allungando la vita dei pazienti. Viceversa per i tumori del polmone, del pancreas e per il melanoma il numero di morti osservate è risultato superiore a quello atteso: dal 2007 al 2019 ci sono state ben 16.036 morti in più dell'atteso per il tumore del polmone (+16,0%), 4.816 morti in più (+6,9%) per il tumore del pancreas e 629 morti in più (+6,6%) per il melanoma cutaneo. I dati relativi all'incidenza invece ci descrivono il seguente quadro. Per limitare almeno in parte le difficoltà ad avere stime robuste, ripetibili e tempestive sulle nuove diagnosi di tumori in Europa – Italia inclusa – l'Agenzia Internazionale per la Ricerca sul Cancro di Lione e *l'European Network of Cancer Registries* (ENCR) hanno recentemente usato i dati dei Registri Tumori di popolazione per aggiornare nel medio e lungo periodo (fino al 2040) le stime dei nuovi casi di tumore nei 27 Paesi dell'Unione Europea. In base a tali stime in Italia nel 2023 saranno 395.000 i nuovi casi di tumore (ad eccezione dei tumori della cute diversi dal melanoma), 208.000 nuovi casi nei maschi e 187.000 nelle donne. Nei prossimi due decenni il numero assoluto annuo di nuove diagnosi oncologiche in Italia aumenterà in media dell'1,3% per anno nei maschi e dello 0,6% per anno nelle donne. Un aumento che riguarderà anche i tumori più frequenti, quale il tumore della mammella nelle donne (+0,2% per anno), il tumore della prostata negli uomini (+1,0% per anno) e il tumore del polmone in entrambi i sessi (+1,3% per anno). Relativamente al numero di nuove diagnosi per le sedi neoplastiche più frequenti per gli italiani nei maschi le previsioni indicano che nel 2023 verranno diagnosticati 41.100 nuovi tumori della prostata (il tumore maschile più frequente con il 19,8% di tutti i tumori maschili), 29.800 nuovi casi di tumori del polmone (il secondo tumore più frequente negli uomini italiani con il 14,3% dei tumori maschili), 26.800 tumori del colon-retto (12,9% dei tumori maschili) e 23.700 tumori della vescica (11,4% dei tumori maschili).

Nelle donne, sempre in Italia, verranno diagnosticati 55.900 nuovi tumori della mammella, che continua a essere di gran lunga il tumore femminile più frequente rappresentando il 30,0% di tutti i tumori nelle donne. Il tumore del colon-retto con 23.700 nuovi casi (12,7% dei tumori femminili) rappresenta il secondo tumore più frequente, seguito da 14.000 nuovi casi di tumore del polmone (7,4% dei tumori femminili) e da 10.200 tumori dell'endometrio (5,5% dei tumori femminili). Anche l'immigrazione e l'emigrazione incide sulle statistiche legate ai tumori sia in maniera positiva che negativa in base alla provenienza delle popolazioni migranti. Ad esempio, popolazioni provenienti da una zona di guerra, dove sono state usate anche armi all'uranio impoverito, possono causare un aumento considerevole dell'indice di mortalità di un'area a basso tasso di inquinamento e quindi di mortalità. Infine, vivere in un luogo particolarmente inquinato è dannoso e rende spesso vano qualsiasi programma di prevenzione, anche con buoni stili di vita e con i migliori programmi di prevenzione dei tumori l'indice di mortalità può restare elevato.

Riferimenti bibliografici alla fine del libro.

CAPITOLO 2

La Classificazione

(O. Acquaviva)

I tumori possono essere classificati in base al tessuto o l'organo di origine:

- Tumori epiteliali, cioè quelli che hanno origine da epiteli di rivestimento come mucosa o cute (es. carcinoma del polmone, carcinoma del colon, della vescica o epiteliomi della cute), e ghiandolari (es. carcinoma della mammella).
- Tumori connettivali, sono tumori che hanno origine dal tessuto muscolare come miomi, rabdomioma, rabdomiosarcoma, mixoma ed ancora quelli che hanno origine del tessuto linfoide ed osseo che rientrano sempre nel tessuto connettivale.
- I tumori del tessuto connettivale-vascolare come gli angiomi e i linfangiomi.
- Tumori del tessuto nervoso come emangiomi, neurofibromi, neurinomi e altri.

2.1 CARATTERISTICHE DEL CARCINOMA DEL POLMONE

Due sono i tipi principali di carcinoma polmonare, che si comportano e rispondono al trattamento in maniera molto diversa, e precisamente:

- **carcinoma polmonare a piccole cellule:** deve il nome alle piccole dimensioni che evidenziano le cellule tumorali al microscopio. Ha una stretta relazione con il fumo e raramente si riscontra in una persona che non abbia mai fumato; è caratterizzato da spiccata aggressività e rapidità di crescita e dà origine in poco tempo a metastasi a distanza e non è operabile;
- **carcinoma polmonare non a piccole cellule:** si distinguono tre tipi istologici principali:
  - *carcinoma a cellule squamose:* origina dalle cellule che rivestono le vie respiratorie ed è spesso causato dal fumo;

- *adenocarcinoma:* si sviluppa dalle cellule che secernono il muco, le quali si possono riconoscere anche nella mucosa che riveste le vie respiratorie. È attualmente il tipo più diffuso;
- *carcinoma a grandi cellule:* il nome deriva dalle grandi dimensioni che evidenziano le cellule tumorali al microscopio.

Circa il 15-20% (circa 1 caso su 5) dei casi di carcinoma polmonare è del tipo a piccole cellule, tutti gli altri sono non a piccole cellule. In alcuni casi, tuttavia, non è possibile stabilire a quale tipo istologico appartengono le cellule neoplastiche, in particolare se la quantità di tessuto esaminata al microscopio è scarsa.

Il polmone può essere interessato anche da altri tipi di tumore quali il **carcinoide** e il sarcoma dei tessuti molli, ma sono molto meno diffusi.

Riferimenti bibliografici alla fine del libro

CAPITOLO 3

L'origine monoclonale del carcinoma polmonare

(P. Ruffolo – O. Acquaviva)

Al giorno d'oggi, stiamo passando dallo studio istologico del tumore alle modifiche genetiche delle proliferazioni cellulari di un tumore, ponendoci in una fase avanzata e strategica diversa che ci conduce ad una terapia di precisione e personalizzata. Dobbiamo partire dallo studio delle mutazioni genetiche dei tumori per poter capire perché sta cambiando l'approccio terapeutico. Per comprendere meglio le basi di questi nuovi approcci dobbiamo capire bene come si comporta il tumore nel nostro organismo. Il tumore si sviluppa quando l'equilibrio tra le diverse cellule si modifica, per cui le cellule aumentano senza controllo, quest'alterazione può avere origine o da una crescita incontrollata o da un'alterazione dei meccanismi di autodistruzione, con il conseguente aumento del numero di cellule e quindi della massa tumorale. La percentuale di cellule in mitosi è un indice importante che può essere di grande significato clinico, sia in fase di diagnosi, sia in fase di elaborazione prognostica. Ovviamente più sarà alto questo indice più il tumore sarà pericoloso ed aggressivo. Purtroppo, le cellule maligne, non solo si moltiplicano in maniera incontrollata, ma possono migrare o, più precisamente, metastatizzare in altre parti del corpo attraverso l'apparato circolatorio e/o linfatico, sviluppando la formazione di nuovi tumori secondari in altre zone del corpo. La diffusione per infiltrazione o per metastasi può avvenire con modalità diverse: per effetto della disseminazione delle cellule tumorali in una grande cavità sierosa (cavo pleurico o peritoneale) oppure, più frequentemente, per la loro penetrazione in vasi neoformati, principalmente vasi linfatici o vasi capillari. La cachessia neoplastica è dovuta, oltre al danneggiamento dell'organo colpito, anche all'infiltrazione, alla proliferazione, nonché alla disseminazione metastatica massiva con successiva immissione in circolo di sostanze tossiche elaborate dal tumore (tossine neoplastiche). I tumori sono classificati in base alla sede o all'organo da cui hanno origine, ad esempio, se un tumore alla mammella si diffonde al cervello o al polmone, la metastasi è una metastasi di natura mammaria e non polmonare o cerebrale, ovvero le cellule che si localizzano a livello polmonare o cerebrale sono sempre di origine mammaria, ovviamente "sdifferenziate" o modificate rispetto alle cellule originarie.

Quello che non è facile capire, però, è l'origine di queste cellule "impazzite". Secondo diversi studi condotti, la maggior parte dei tumori ha un'origine monoclonale e non policlonale. Infatti, si è visto che il tumore parte da un'unica cellula che dà vita a tanti cloni attraverso la mitosi che hanno le stesse sue caratteristiche maligne ed alterate. Dunque, viene esclusa l'origine policlonale in cui più cellule di uno stesso tessuto in base a determinate condizioni di alterano tutte insieme e danno vita ad una crescita incontrollata.

Questo tipo di crescita determina che, quando il tumore recidivante è spesso resistente allo stesso protocollo terapeutico, se questo viene nuovamente adottato. Questa **resistenza acquisita** è una manifestazione della selezione darwiniana, in quanto i **sottocloni**, subiscono mutazioni causate, da determinati farmaci, inducendo una **farmacoresistenza** responsabile della nuova crescita della neoplasia. Pertanto, l'evoluzione genetica e la selezione possono spiegare due delle più pericolose proprietà dei tumori, cioè la loro tendenza a diventare nel tempo più aggressivi e meno responsivi alle terapie.

In conclusione, possiamo evidenziare che i caratteri distintivi di un tumore sono:

1. Autosufficienza dei segnali di crescita
2. Elusione della morte cellulare
3. Potenziale replicativo illimitato
4. Sviluppo e mantenimento dell'angiogenesi
5. Capacità di invasione e metastatizzazione dei tessuti
6. Riprogrammazione del metabolismo energetico (caratteri distintivi dei tumori emergenti)
7. Elusione del sistema immunitario (caratteri distintivi dei tumori emergenti)
8. Irregolarità genomica (caratteristiche favorenti)
9. Infiammazione pro-tumorale (caratteristiche favorenti)

Questi cambiamenti importanti della fisiologia della cellula tumorale determinano il fenotipo maligno.

Riferimenti bibliografici alla fine del libro.

CAPITOLO 4

L'inquinamento ambientale in Italia ed in Europa

(P. Ruffolo – O. Acquaviva)

Dai recenti rapporti della Commissione Europea emerge che i suoli europei, anche quelli adibiti a coltivazioni agricole, abbondano di pesticidi, diossine e furani, metalli pesanti, come arsenico, mercurio cadmio, piombo, nichel. Infatti, risulta che dei ventisette stati dell'Unione Europea quelli con una più alta soglia d'inquinamento siano gli stati dell'Europa occidentale e gli stati che si affacciano nel Mediterraneo. In particolare, alcune regioni della Spagna, della Francia, dell'Italia, della Grecia e della ex Jugoslavia, mentre al nord diverse aree ai confini tra la Germania e la Francia ed in queste aree è presente un'alta incidenza di tumori, in particolar modo carcinomi del polmone.

4.1 L'inquinamento ambientale in Italia

Purtroppo, nel nostro "Bel Paese" oggi sono più di 40 le aree inquinate oltre i limiti normativi. Le più note si trovano in Piemonte, Lombardia, Veneto, lungo la valle del Po, Campania, Puglia, Sicilia e Basilicata. Tra queste ricordiamo: il polo petrolchimico di Porto Marghera, il complesso chimico di Val D'Ossola o Pieve Vergonte, le industrie Eternit di Casale Monferrato, le industrie Caffaro di Brescia, il polo petrolchimico di Mantova, il polo siderurgico di Taranto, il polo petrolchimico di Priolo Gargallo ed il polo petrolchimico di Gela in Sicilia, nonché l'area di Pianura e di contrada Pisani a nord di Napoli e l'area Vesuviana di Boscoreale e Castellamare a sud di Napoli. Ultimo, ma non per importanza, è il litorale domizio-agroaversano più noto come "triangolo della morte" dove sono stati accumulati, dalle cosiddette "ecomafie", enormi quantità di rifiuti: amianto, diossine, PCB (policlorobifenili), CVM (cloruro di vinile monomero), idrocarburi policiclici aromatici e fosfogessi radioattivi. Queste aree, dall'elevato inquinamento ambientale, espongono i cittadini al rischio di tante malattie, principalmente di tumori. Questi siti bonificati in parte o da bonificare, spesso sono a ridosso di aree urbane o agricole per cui all'inquinamento del sito vanno aggiunti le attività industriali ad oggi attive e l'uso di pesticidi nei terreni agricoli.

In particolare, **Napoli Est (ex-Kuwait) e Napoli Ovest (ex-Italsider), Napoli centro per la presenza di porto-aeroporto, poli industriali cancer-gas ed intenso traffico cittadino, sono causa di un incremento dei carcinomi del polmone ed anche di mesoteliomi.**

Il motivo per cui in queste aree resta così alto il numero di decessi per tumore del polmone va motivato con l'inquinamento ambientale in particolar modo atmosferico e la difficoltà di una sua diagnosi precoce, oltre all'approccio terapeutico poco efficace per alcune forme istologiche. Infatti, raramente il tumore del polmone viene diagnosticato in fase precoce, il più delle volte solo in occasione di esami effettuati per altro motivo. In molti casi resta asintomatico nelle fasi iniziali, la comparsa della sintomatologia frequentemente è segno di una malattia avanzata. I dati ci dicono che si possono raggiungere tassi di sopravvivenza a cinque anni migliori se si effettua una diagnosi precoce e la malattia si affronta con le opportune terapie farmacologiche e chirurgiche in fase iniziale.

Purtroppo, oggi, per l'inquinamento atmosferico e lavorativo, facilmente ci si può ammalare di tumore del polmone con una maggiore possibilità di danno cellulare e morte. La presenza di idrocarburi, di composti organici volatili e di perossiacetilnitrato, di derivati petrolchimici, di particolato (formato da solfati, nitrati, cloruro di sodio, ioni di ammonio, etc.) causa dei danni ai nostri organi e in particolare ai polmoni come dimostrano diversi studi. In particolare, il PM 10 colpisce prevalentemente le vie aeree superiori, il PM2,5 penetra in profondità e raggiunge i bronchioli e la componente alveolare del polmone. Questo ci fa capire che dopo il fumo, l'inquinamento ambientale rappresenta una causa di tumore del polmone conclamata, ma spesso ancora sottovalutata.

Uno studio pubblicato su The Lancet Planetary Health ha analizzato 754 gravidanze a Barcellona tra il 2018 e il 2021, esaminando l'associazione tra inquinamento atmosferico e sviluppo morfologico del cervello fetale. Le madri sono state monitorate per l'esposizione a NO_2, $PM_{2.5}$ e black carbon. La morfologia cerebrale è stata valutata nel terzo trimestre con neurosonografie transvaginali.

L'esposizione a questi inquinanti è risultata associata a:

– scissura di Silvio meno profonda (indice di ridotta maturazione corticale),

– ventricoli cerebrali anteriori e cisterna magna più ampi (aumento dello spazio del liquido cerebrospinale),

– verme e diametro trasversale del cervelletto aumentati (possibile alterazione dello sviluppo cerebellare).

Le associazioni erano più forti per il black carbon. L'effetto era maggiore nel secondo e terzo trimestre, identificati come finestre critiche di vulnerabilità. Non sono emerse differenze significative tra maschi e femmine. I risultati sono indipendenti da fumo materno, complicanze ostetriche e altri fattori confondenti. Gli autori avvertono che queste alterazioni fetali potrebbero influenzare lo sviluppo neuropsichico postnatale. Lo studio sollecita interventi urgenti per ridurre l'esposizione all'inquinamento nelle donne in gravidanza.

Riferimenti bibliografici alla fine del libro.

CAPITOLO 5

La prevenzione nei tumori del polmone

(P. Ruffolo - O. Acquaviva)

La prevenzione è la migliore arma per sconfiggere i tumori e tante altre malattie. Purtroppo, oggi si fa ancora poca prevenzione e pochissime sono le persone che la praticano perché disinformate o preoccupate e spaventate della possibile diagnosi. Alla base della prevenzione vi è l'epidemiologia e diversi studi che ci hanno permesso di correlare particolari fattori geografici e ambientali, razziali, ereditari e culturali con la comparsa di specifiche neoplasie. Alcune correlazioni ormai sono state rese chiare dall'epidemiologia, una fra tutte il fumo di sigaretta come principale causa del cancro al polmone.

5.1 Fattori geografici e ambientali

La mortalità in alcune forme di cancro si esprime sia sulla base della territorialità che sull'origine genetica, ad esempio la mortalità da cancro nella mammella è cinque volte più elevata negli Stati Uniti e in Europa rispetto al Giappone; per contro la mortalità da carcinoma gastrico è circa sette volte più elevata in Giappone. Infatti, i Nisei, giapponesi di seconda generazione che vivono negli Stati Uniti, presentano indici di mortalità di cancro intermedi tra quelli dei nativi del Giappone e tra quelli degli americani vissuti negli Stati Uniti per molte generazioni. Ciò dimostra che gli indici di mortalità diventano molto simili tra loro con il passare delle generazioni e quindi risulta evidente l'espressione tumorale territoriale degli agenti cancerogeni.

I cancerogeni ambientali sono diversi e li troviamo frequentemente nei luoghi di lavoro, negli ambienti in cui si vive, negli alimenti, nell'uso di alcuni oggetti personali, e nelle abitudini di vita: "… sembra che qualunque cosa le persone facciano per godersi la vita possa dimostrarsi non solo illegale, immorale o poco salutare, ma cosa più preoccupante, possa causare il cancro".

5.2 Età

In genere la frequenza di contrarre un tumore aumenta con l'età; infatti, si evidenziano tra i cinquantacinque e i settantacinque anni, anche se studi recenti hanno dimostrato l'abbassamento dell'età in diverse forme di tumore. In età pediatrica i tumori più frequenti sono leucemie, linfomi e sarcomi dei tessuti molli e delle ossa.

5.3 Ereditarietà

Varie evidenze indicano che per molti tipi di tumore esistono non solo fattori ambientali ma anche predisposizioni ereditarie. Ad esempio, nel cancro della mammella ormai è nota la familiarità, lo stesso dicasi per l'adenocarcinoma del colon. Alcune forme di tumori ad espressione familiare (mammella, ovaio, cervello, colon) possono mostrare una precoce età di insorgenza, la comparsa in più esponenti della stessa famiglia, una manifestazione multipla del tumore, nonché, come nel caso della mammella e dell'ovaio, anche una bilateralità. Il genotipo può incidere sulla probabilità di sviluppare tumori ambientali, ad esempio studi condotti sul cancro del polmone hanno evidenziato varianti in un recettore per l'acido nicotinico. È interessante notare che queste varianti sono risultate strettamente associate al numero di sigarette fumate, il che suggerisce che esse aumentano indirettamente il rischio di cancro del polmone potenziando la dipendenza dal fumo di sigaretta conferendo, quindi, una predisposizione genetica al cancro del polmone in soggetti con abitudini al fumo di sigaretta.

5.4 Come prevenire i tumori del polmone?

Per attuare una efficace prevenzione dovremmo identificare i soggetti predisposti all'insorgenza di un tumore, identificare le cause scatenanti il tumore (fattori ambientali) e conoscere i processi fisiopatologici dell'evoluzione del tumore in questione.

Nella teoria i passi da fare sono semplici, basta individuare la causa di un tumore ed agire su di essa. Nella realtà, però, principalmente per i tumori molto aggressivi con un esordio insidioso ed una evoluzione rapida, la prevenzione diventa un grosso problema. Infatti, spesso si ha un inizio della malattia subdolo che non coincide con il suo vero esordio. Ovvero, quando la malattia si manifesta clinicamente spesso le sue alterazioni tumorali sono già in atto da tempo, manifestando tardivamente i suoi sintomi, come avviene nel tumore del polmone. Purtroppo, quando la malattia neoplastica è già in atto da diverso tempo o quando ha una rapida insorgenza ed aggressività i programmi diagnosti-terapeuti sono di difficile attuazione. Il nostro scopo è di suggerire programmi di prevenzione mediante l'attuazione di protocolli clinico-diagnostici, di schemi di diete e di stili di vita idonei. Questo è il primo obiettivo che un individuo deve porsi per prevenire un tumore. Ciò che ci spaventa ancor di più è che oggi si ritiene che ci sia un aumento dei tumori dovuto sia ad un allungamento della vita media degli individui che ad un'esposizione all'inquinamento, nonché a stili di vita non corretti. Ad esempio, l'aumento della morbilità e mortalità nel sesso femminile per tumore al polmone è la conseguenza di un aumento di fumatori di sesso femminile. Mentre l'aumento dei tumori della cervice uterina è legato ad una maggiore diffusione del papilloma virus conseguente ad un'eterogeneità dei rapporti sessuali. È molto importante conoscere con precisione in quale fase sia l'evoluzione di un tumore poiché i provvedimenti preventivi che dovremo praticare saranno differenti e specifici a seconda delle fasi dell'evoluzione della malattia su cui dovremo attuare questa prevenzione. Quindi, la prevenzione deve essere indirizzata alle fasi che precedono l'insorgenza di un tumore e non solo quando la malattia è già manifesta. Per tale motivo possiamo distinguere tre tipi di prevenzione:

La **prevenzione primaria**, prima dell'insorgenza della malattia, si basa possibilità di individuare soggetti a rischio di tumore polmonare, valutando i fattori di rischio non modificabili: il sesso, l'età, l'anamnesi familiare e quella personale, nonché la dote genetica; e quelli modificabili: legati alle diete, agli stili di vita ed all'ambiente in cui si vive. Essa si basa prevalentemente sull'individuazione dei fattori di rischio ambientali di una popolazione nonché del singolo individuo. I fattori di rischio ambientali sono correlati principalmente all'inquinamento ambientale e quindi possono essere correlati alla presenza di metalli pesanti, diossine e furani nell'ambiente in cui si vive. Mentre quelli individuali, oltre all'inquinamento ambientale, devono tener conto delle abitudini di vita, quindi abitudini alimentari e dell'attività fisica, ma anche quelli strettamente personali quali il fumo di tabacco o l'uso di sostanze dannose ad un organismo (droghe, alcool, etc). Nella prevenzione primaria rientrano anche l'impiego di vaccini contro l'infezione da papilloma virus (HPV), da virus dell'epatite A e B, e tutte gli altri vaccini obbligatori per legge.

La **prevenzione secondaria** ha lo scopo di individuare e definire un tumore già presente, in fase precoce ovvero prima di tutte le sue manifestazioni cliniche. Essa viene adottata per una diagnosi precoce, spesso effettuata con metodiche di screening periodici, in quanto consiste nell'andare ad individuare, localizzare e definire un tumore già in atto per avviare un programma diagnostico-terapeutico. Il periodo tra l'insorgenza biologica della malattia e le manifestazioni cliniche o dei sintomi con cui il tumore si manifesta, variano da tumore a tumore oltre che da organo ad organo, se presenti le localizzazioni secondarie. Infatti, mentre per un tumore della mammella la diagnosi può essere tempestiva, solitamente per un tumore del polmone, ma anche del colon, del fegato, del rene e del sistema nervoso, la diagnosi è per lo più tardiva, ovvero, a malattia già avanzata ed in casi non rari, la diagnosi è fatta sulle manifestazioni cliniche delle metastasi. Gli screening oncologici più attivi sono quelli della mammella, della cervice uterina, della prostata e del colon retto. I programmi di prevenzione vedono più coinvolte e convinte le donne con gli screening senologici e ginecologici, un po' meno per quelli del colon retto. Quelli del polmone, della vescica, del fegato e del cavo orale vedono una minore adesione forse perché gli uomini sono meno coinvolti e convinti a partecipare.

Alcuni studi recenti hanno valutato la fattibilità degli screening al polmone e il rapporto costo beneficio mettendo a punto dei modelli di rischio per ottimizzare l'intervallo di screening, ma in Italia questa procedura non rientra ancora nella pratica clinica. Nonostante ciò, alcune regioni hanno recepito l'importanza della prevenzione attraverso lo screening e stanno iniziando ad intavolare delle iniziative autonome per disegnare dei piani triennali di lavoro in questo senso. Ancora però la politica sanitaria, nazionale e locale, non interviene efficacemente nella programmazione delle prevenzione dei tumori del polmone, limitando ed influenzando le organizzazioni sanitarie assistenziali e le risorse economiche regionali, causando (provocando) una pessima gestione della sanità pubblica con un mal funzionamento delle strutture sanitarie e con conseguenti ritardi diagnostici e terapeutici, con morti evitabili, con fuga di pazienti in altre regioni e con fuga di professionisti ospedalieri in strutture private o in altre regioni o all'estero, il tutto provocando ulteriori ritardi diagnostici e terapeutici di diversi mesi se non di anni. Quindi in alcune regioni il paziente ha un duplice problema: la malattia e la pessima organizzazione sanitaria per carenze di assistenza sia per esiguità del numero di professionisti che per mancanza o mal distribuzione di tecnologie, di farmaci innovativi o classici e di presidi sanitari.

La **prevenzione terziaria** dei tumori, si ha quando la malattia è già conclamata, per la presenza spesso di localizzazioni metastatiche, le terapie mirano a ridurre ed a prevenire ulteriori localizzazioni secondarie e possibili recidive, nonché le complicanze del tumore già trattato e comprende anche il recupero psicologico con la reintegrazione del paziente nella famiglia e nella società e nel mondo del lavoro, tenendo conto della sua dimensione emotiva e psicologica. Le aspettative sono rivolte a metodiche di facile impiego, senza dover ricorrere a metodiche strumentali che possano esporre l'individuo a radiazioni o altri rischi.

Risulta evidente come la prevenzione primaria acquisisca un ruolo sempre più rilevante nella lotta ai tumori, perché trattasi di una prevenzione mirata, che consente di individuare i soggetti a rischio, evitare una diagnosi tardiva, effettuata spesso su di una metastasi, ridurre le sofferenze del paziente, abbattere i costi diagnostico-terapeutici della sanità pubblica e privata, con conseguente riduzione della morbilità e mortalità per tumore.

Secondo quanto emerge dalla letteratura e da quanto qui riportato, sono tante le correlazioni tra tumori, metalli pesanti, diossine e furani che ci consentono di poter prospettare ed attuare un programma di prevenzione primaria, basato sulla valutazione del tipo di sostanza inquinante (metalli pesanti, diossine e furani) attraverso uno screening che preveda la ricerca delle sue concentrazioni nelle matrici organiche o annessi cutanei (capelli in particolare) di un individuo, al fine di stabilire la possibilità di contrarre un tumore, il tipo ed l'organo maggiormente a rischio.

Qui di seguito sono riportati alcuni metalli pesanti presenti nel sangue e nelle urine facilmente dosabili:

PRESENTE	NEL SANGUE	NELLE URINE
ALLUMINIO	SI	SI
ARSENICO	SI	SI
CADMIO	SI	SI
CROMO	SI	SI
ITTRIO	SI	SI
LANTANIO	SI	SI
MERCURIO	SI	SI
NICKEL	SI	SI
PIOMBO	SI	SI
RAME	SI	SI
RUTENIO	SI	SI
STRONZIO	SI	SI
ZINCO	SI	SI

In conclusione, possiamo dire che la valutazione dei rischi di cancerogenesi nell'uomo si basa sul riconoscimento di tre elementi presenti in un organismo:

- determinazione dei metalli pesanti nel sangue o nelle urine, capello, altri liquidi biologici
- determinazione delle diossine e dei furani, di cui la tetraclorodibenzo-p-diossina è quella più cancerogena e più facilmente riscontrabile,
- analisi del micronucleo nei linfociti periferici che evidenzia il danno cromosomico e quindi il rischio di malattia.

Sapere in anticipo il tipo di inquinamento ambientale ci porta a conoscere il potenziale rischio di contrarre il cancro (con la determinazione del danno cromosomico) nonché gli organi più a rischio. Così la prevenzione diventa mirata.

Riferimenti bibliografici alla fine del libro.

CAPITOLO 6

Fumo di Sigaretta, Sigari e Tumore del Polmone

(O. Acquaviva)

Il legame tra il fumo di tabacco e il tumore del polmone è tra i più studiati e documentati nella storia della medicina. Il tabacco, sotto forma di sigarette e sigari, è considerato il principale fattore di rischio per lo sviluppo di questa malattia, responsabile di oltre l'80% dei casi di carcinoma polmonare nel mondo.

6.1 Composizione del Fumo di Tabacco

Il fumo di tabacco è un complesso mix di oltre 7.000 sostanze chimiche, molte delle quali tossiche e cancerogene. Tra i principali componenti dannosi troviamo:

- **Catrame**: miscela di sostanze chimiche che si depositano nei polmoni, causando infiammazione e danni al DNA.
- **Nicotine**: sebbene non cancerogena, crea dipendenza, favorendo il consumo prolungato di tabacco.
- **Monossido di carbonio**: riduce la capacità del sangue di trasportare ossigeno.
- **Idrocarburi policiclici aromatici e nitrosamine**: noti agenti cancerogeni.

6.2 Il Meccanismo di Sviluppo del Tumore del Polmone

L'insorgenza del tumore del polmone nei fumatori è il risultato di una complessa interazione tra le sostanze cancerogene presenti nel fumo di tabacco e i processi cellulari dei tessuti polmonari. Questo processo è graduale e si sviluppa in diverse fasi, che vanno dal danno iniziale al DNA fino alla formazione di una neoplasia invasiva. Vediamo nel dettaglio le tappe principali.

6.2.1. Danno al DNA e Mutazioni Genetiche

Quando una persona inala il fumo di tabacco, le sostanze tossiche entrano in contatto diretto con l'epitelio bronchiale. Alcuni dei composti più pericolosi sono:

- **Idrocarburi policiclici aromatici (IPA)**
- **Nitrosamine specifiche del tabacco (TSNA)**
- **Benzopirene**

Queste sostanze interagiscono con il DNA cellulare, formando addotti che causano mutazioni nei geni cruciali per la regolazione della crescita cellulare. I geni più colpiti includono:

- **TP53**: oncosoppressore fondamentale, che regola l'apoptosi (morte cellulare programmata). Le mutazioni in TP53 impediscono alla cellula di riparare il proprio DNA o di auto-eliminarsi quando gravemente danneggiata.
- **KRAS**: oncogene coinvolto nella segnalazione cellulare. Le mutazioni di KRAS portano a una proliferazione incontrollata delle cellule.
- **EGFR**: recettore del fattore di crescita epidermico. Quando mutato, stimola la crescita tumorale e la resistenza ai farmaci.

6.2.2 Infiammazione Cronica e Microambiente Tumorale

L'esposizione continua al fumo di tabacco crea uno stato di infiammazione cronica nei polmoni. Le cellule immunitarie, reclutate per riparare i danni, rilasciano citochine e fattori di crescita che paradossalmente favoriscono la proliferazione cellulare e la sopravvivenza delle cellule mutate. Questo ambiente pro-infiammatorio:

- Aumenta lo stress ossidativo, che accelera l'accumulo di mutazioni.
- Favorisce l'angiogenesi (formazione di nuovi vasi sanguigni) che alimenta il tumore in crescita.
- Sopprime la risposta immunitaria contro le cellule tumorali.

6.2.3 Progressione Tumorale e Invasione

Col passare del tempo, le cellule mutate acquisiscono caratteristiche sempre più aggressive:

- **Immortalità replicativa**: grazie alla riattivazione della telomerasi, le cellule tumorali diventano capaci di replicarsi all'infinito.
- **Evasione dell'apoptosi**: le mutazioni in geni come TP53 impediscono alle cellule di auto-eliminarsi, anche quando gravemente danneggiate.
- **Invasività e metastasi**: le cellule tumorali producono enzimi che degradano la matrice extracellulare, permettendo loro di invadere i tessuti circostanti e diffondersi ad altri organi (ossa, cervello, fegato).

6.2.4 Tipi Istologici di Tumore del Polmone Associati al Fumo

Il fumo è associato a diversi tipi di carcinoma polmonare, tra cui:

- **Carcinoma a cellule squamose**: spesso localizzato nei bronchi principali, caratterizzato da lesioni precancerose visibili come displasie.
- **Carcinoma a piccole cellule (SCLC)**: estremamente aggressivo, con crescita rapida e precoce diffusione metastatica.
- **Adenocarcinoma**: più comune nei non fumatori ma comunque frequente nei fumatori, soprattutto con mutazioni in EGFR o KRAS.

6.2.5 La Dipendenza come Amplificatore del Rischio

La dipendenza da nicotina prolunga l'esposizione alle sostanze tossiche. La nicotina stessa, sebbene non cancerogena, agisce come promotore tumorale:

- Aumenta la proliferazione cellulare attraverso i recettori nicotinici dell'acetilcolina (nAChR).
- Riduce l'apoptosi, permettendo alle cellule mutate di sopravvivere più a lungo.

6.2.6 Conclusione

Il tumore del polmone nei fumatori è il risultato di un lento accumulo di danni genetici, alimentato dall'infiammazione cronica e amplificato dalla dipendenza chimica. Ogni sigaretta fumata è un ulteriore insulto ai polmoni, ma il corpo ha una straordinaria capacità di guarire: smettere di fumare, anche dopo molti anni, permette ai tessuti polmonari di iniziare un processo di rigenerazione, riducendo il rischio di sviluppare la malattia.

6.3 Sigarette vs Sigari: Differenze di Rischio

Sebbene spesso si creda che i sigari siano meno pericolosi delle sigarette, in realtà anche il loro consumo è fortemente associato al cancro del polmone e ad altre patologie. Le principali differenze tra sigarette e sigari sono:

- **Contenuto di nicotina**: i sigari contengono più nicotina rispetto alle sigarette, favorendo una maggiore dipendenza.
- **Modalità di consumo**: mentre i fumatori di sigarette inalano più profondamente, i fumatori di sigari tendono a trattenere il fumo in bocca, aumentando il rischio di tumori orali e della gola.
- **Durata della combustione**: i sigari bruciano più lentamente, esponendo il fumatore a quantità maggiori di sostanze tossiche.

6.4 Rischi per i Fumatori Passivi

L'esposizione al fumo passivo è un altro fattore di rischio significativo. Il fumo ambientale contiene le stesse sostanze tossiche e cancerogene del fumo inalato direttamente, aumentando il rischio di tumore del polmone anche nei non fumatori, specialmente nei bambini e nei soggetti vulnerabili.

6.5 Benefici della Cessazione del Fumo

Smettere di fumare, anche dopo anni di dipendenza, riduce significativamente il rischio di tumore del polmone e altre malattie. I benefici iniziano quasi immediatamente:

- Dopo **24 ore**, il monossido di carbonio nel sangue diminuisce.
- Dopo **1 anno**, il rischio di infarto si dimezza.
- Dopo **10-15 anni**, il rischio di tumore del polmone si riduce fino a livelli simili a quelli di un non fumatore.

6.6 Conclusione

Il fumo di sigarette, sigari e l'inquinamento ambientale sono i principali fattori di rischio carcinoma del polmone, ma il danno può essere ridotto con campagne di sensibilizzazione, con regolamentazioni e controlli più severi, con un supporto medico specialistico, fondamentali per ridurre l'incidenza e prevenire questa malattia devastante.

Riferimenti bibliografici alla fine del libro.

CAPITOLO 7

Forme di inquinamento ambientale

(M. Trifuoggi – F. Conte)

7.1 Introduzione

Da sempre l'uomo vive a contatto con l'ambiente e, come lui, ogni essere vivente sopravvive sul nostro pianeta interagendo adeguatamente con esso. Con il passare del tempo, con l'evolversi delle sue capacità e con il crescente desiderio di rendere l'ambiente adatto alle sue necessità, l'essere umano è stato capace di modificare gli ambienti naturali e di stravolgerne l'equilibrio provocando danni talvolta considerevoli. Ad oggi non esiste luogo della biosfera in cui l'intervento dell'uomo non sia giunto in modo diretto o indiretto, alterando equilibri consolidatisi in milioni di anni di evoluzione con una velocità molto più alta di quanto non avvenga normalmente in natura (Steffen et al., 2015).

L'alterazione degli equilibri naturali quindi non solo può incidere sulla salute del nostro pianeta, ma può avere anche delle conseguenze sull'uomo e sul suo stato di salute: infatti, l'esposizione a vari agenti, in particolare:

- biologici (quali alimenti transgenici e virus),
- fisici (quali radiazioni ionizzanti e non ionizzanti)
- chimici (pesticidi, diossine, metalli pesanti, ecc.) (Carpenter, 2011), presenti nell'ambiente, provoca bioaccumulo di elementi e molecole dannose negli esseri umani ed è causa di alterazioni genetiche che, in alcuni casi, possono essere dannose per la salute delle generazioni attuali e per quelle successive. Da quanto esposto appare evidente come i concetti di salute e benessere della popolazione mondiale siano indissolubilmente legati alla condizione di benessere ambientale, poiché un ambiente naturale in ottimo stato presenta acqua ed aria pulita e terreni fertili per una produzione alimentare sicura.

In questo contesto si introduce il concetto di inquinamento ambientale che, secondo l'Organizzazione Mondiale della Sanità (OMS), è definito come la contaminazione dell'ambiente (World Health Organization, 2016), condizione che può avvenire sia in spazi esterni sia in spazi interni, attraverso agenti chimici, fisici o biologici che alterano le caratteristiche naturali dell'atmosfera, del suolo o dell'acqua.

Dal punto di vista chimico, gli inquinanti possono essere suddivisi in due categorie principali:

- inquinanti primari
- inquinanti secondari

Gli inquinanti primari sono rilasciati direttamente nell'ambiente a causa di attività umane, come la combustione di combustibili fossili. Tra questi si trovano ilbiossido di zolfo (SO_2), i composti organici volatili (COV), gli ossidi di azoto (NOx) e il monossido di carbonio (CO) (United States Environmental Protection Agency, 2019).

Gli inquinanti secondari, invece, si formano attraverso reazioni chimiche che avvengono nell'atmosfera. Un esempio chiave è l'ozono troposferico (O_3), che si forma quando gli ossidi di azoto e i composti organici volatili reagiscono in presenza di luce solare, contribuendo all'inquinamento da smog fotochimico (European Environment Agency, 2020).

Sul piano della salute, l'inquinamento atmosferico è associato a una vasta gamma di patologie, in particolare le malattie respiratorie e cardiovascolari. Le polveri sottili e i gas come NO_2 e SO_2 sono in grado di scatenare infiammazioni croniche nei polmoni, aggravando condizioni preesistenti come l'asma e la bronchite cronica. L'Organizzazione Mondiale della Sanità (OMS) ha stimato che l'esposizione a lungo termine a livelli elevati di inquinamento atmosferico può ridurre l'aspettativa di vita, aumentando il rischio di malattie cardiovascolari come l'infarto e l'ictus, nonché malattie respiratorie croniche e cancro ai polmoni (World Health Organization, 2018). Anche i composti organici volatili (COV) come il benzene e il toluene, che evaporano facilmente a temperatura ambiente, rappresentano un pericolo per la salute umana: sono stati collegati a problemi neurologici e, in alcuni casi, a tumori (International Agency for Research on Cancer, 2013).

Al giorno d'oggi è possibile dimostrare una correlazione tra inquinamento ambientale e disfunzioni metaboliche. Inquinanti come, ad esempio, i metalli pesanti possono avere molteplici effetti sulla salute dell'uomo colpendo organi e apparati diversi quali reni, sistema nervoso centrale e periferico, sistema respiratorio, apparato gastrointestinale e altri (Tchounwou et al., 2012).

Altri tipi di inquinanti, come gli interferenti endocrini, alterano le normali funzioni biologiche e contribuiscono allo sviluppo di patologie come problemi riproduttivi, malformazioni congenite e disturbi dello sviluppo (Diamanti-Kandarakis et al., 2009).

Ancora, alcuni composti organici volatili (COV), come il benzene, sono noti agenti cancerogeni, mentre i policlorobifenili (PCB) e i pesticidi come il DDT sono stati associati a malattie croniche, tra cui disturbi neurologici, immunitari e respiratori. In particolare, l'esposizione a lungo termine può aumentare il rischio di tumori, interferendo con i meccanismi di regolazione cellulare e il sistema immunitario. Questi ultimi esempi riportati rientrano nella categoria degli inquinanti organici che verranno affrontati meglio successivamente (Carpenter, 2011).

Bibliografia consultata

Carpenter, D. O. (2011). Health effects of persistent organic pollutants: The challenge for the Pacific Basin and for the world. Reviews on Environmental Health, 26(1), 61-69. https://doi.org/10.1515/reveh.2011.009

Diamanti-Kandarakis, E., Bourguignon, J. P., Giudice, L. C., Hauser, R., Prins, G. S., Soto, A. M., Zoeller, R. T., & Gore, A. C. (2009). Endocrine-disrupting chemicals: An Endocrine Society scientific statement. Endocrine Reviews, 30(4), 293-342. https://doi.org/10.1210/er.2009-0002

European Environment Agency. (2020). Air quality in Europe — 2020 report. EEA Report No 09/2020. European Environment Agency. https://www.eea.europa.eu/publications/air-quality-in-europe-2020-report

International Agency for Research on Cancer. (2013). Outdoor air pollution a leading environmental cause of cancer deaths. IARC Press Release No. 221. International Agency for Research on Cancer. https://www.iarc.who.int

Steffen, W., Richardson, K., Rockström, J., Cornell, S. E., Fetzer, I., Bennett, E. M., Biggs, R., Carpenter, S. R., de Vries, W., de Wit, C. A., Folke, C., Gerten, D., Heinke, J., Mace, G. M., Persson, L. M., Ramanathan, V., Reyers, B., & Sörlin, S.

(2015). Planetary boundaries: Guiding human development on a changing planet. Science, 347(6223), 1259855. https://doi.org/10.1126/science.1259855

Tchounwou, P. B., Yedjou, C. G., Patlolla, A. K., & Sutton, D. J. (2012). Heavy metal toxicity and the environment. Molecular, Clinical and Environmental Toxicology, 101, 133-164. https://doi.org/10.1007/978-3-7643-8340-4_6

United Nations Scientific Committee on the Effects of Atomic Radiation (UNSCEAR). (2000). Sources and effects of ionizing radiation, UNSCEAR 2000 Report. United Nations.

United States Environmental Protection Agency. (2019). Integrated Science Assessment (ISA) for Particulate Matter (Final Report). EPA/600/R-19/188.

World Health Organization. (2016). Ambient air pollution: A global assessment of exposure and burden of disease. World Health Organization. https://www.who.in

7.2 Gli inquinanti organici

Gli inquinanti organici costituiscono un gruppo di sostanze chimiche particolarmente pericolose per l'ambiente e la salute umana a causa della loro natura persistente e della loro capacità di accumularsi negli ecosistemi e negli organismi viventi. Dal punto di vista chimico, questi composti sono caratterizzati da una struttura molecolare a base di carbonio, che li rende relativamente stabili e difficili da degradare naturalmente. Tra i principali inquinanti organici troviamo i composti organici volatili (COV), i policlorobifenili (PCB) e alcuni pesticidi come il DDT (diclorodifeniltricloroetano). I COV comprendono sostanze come il benzene, il toluene e la formaldeide, che si volatilizzano facilmente a temperatura ambiente, contribuendo significativamente all'inquinamento atmosferico e alla formazione di smog fotochimico. I PCB, invece, sono noti per essere utilizzati in apparecchiature elettriche e come additivi industriali, mentre i pesticidi organoclorurati, tra cui il DDT, sono stati ampiamente impiegati in agricoltura per il controllo dei parassiti.

Questi composti inquinanti vengono rilasciati nell'ambiente principalmente attraverso processi industriali, l'uso agricolo di pesticidi e scarichi domestici ed una delle caratteristiche più allarmanti è la loro capacità di bioaccumularsi e biomagnificarsi lungo la catena alimentare. Difatti, il bioaccumulo si verifica quando le sostanze tossiche si accumulano nei tessuti degli organismi viventi, come pesci e mammiferi, a livelli molto superiori rispetto a quelli presenti nell'ambiente circostante. Con il termine biomagnificazione, invece, si intende quel fenomeno per cui le concentrazioni di questi inquinanti aumentano ulteriormente man mano che si risale la catena alimentare, colpendo in modo più grave i predatori al vertice, inclusi gli esseri umani.

Le conseguenze ecologiche sono altrettanto gravi: l'accumulo di inquinanti organici negli ecosistemi può compromettere la biodiversità, alterando gli equilibri ecologici e mettendo a rischio intere popolazioni di specie animali e vegetali. Un esempio emblematico è il declino di molte popolazioni di uccelli predatori a seguito dell'uso del DDT, il cui impiego ha reso le uova più fragili, riducendo il successo riproduttivo.

Riferimenti bibliografici:

Jones, K. C., & de Voogt, P. (1999). Persistent organic pollutants (POPs): State of the science. Environmental Pollution, 100(1-3), 209-221. https://doi.org/10.1016/S0269-7491(99)00098-6

Tanabe, S. (2002). Contamination and toxic effects of persistent organic pollutants in marine mammals and birds. Marine Pollution Bulletin, 45(1-12), 69-77. https://doi.org/10.1016/S0025-326X(02)00236-7

United Nations Environment Programme (UNEP). (2001). Stockholm Convention on Persistent Organic Pollutants (POPs). United Nations. Retrieved from https://www.unep.org.

World Health Organization (WHO). (2010). Persistent Organic Pollutants: Impact on Child Health. WHO Press. https://www.who.int/publications

Wania, F., & Mackay, D. (1996). Tracking the distribution of persistent organic pollutants. Environmental Science & Technology, 30(9), 390A-396A. https://doi.org/10.1021/es962399q

7.3 Gli inquinanti inorganici

In contrasto con il continuo sviluppo dei composti organici di sintesi, i composti inorganici, sebbene inferiori di numero, sono inseriti nell'ecosistema globale in una moltitudine di vie e forme chimico-fisiche che ne determinano una rapida e ampia diffusione. A differenza delle sostanze organiche che possono subire degradazione, gli elementi chimici, in particolar modo i metalli, mostrano spesso una notevole tendenza all'accumulo poiché sono caratterizzati da strutture a base di carbonio che permettono loro di persistere e accumularsi negli organismi viventi.

Per tali ragioni, alcuni elementi (come piombo (Pb), mercurio (Hg), cadmio (Cd) e arsenico (As)) sono stati fra le prime sostanze ad essere identificate come pericolose per l'uomo e per l'ambiente.

Questi metalli sono particolarmente problematici a causa della loro alta tossicità e della loro capacità di accumularsi nei tessuti biologici. Il piombo, ad esempio, è noto per la sua capacità di danneggiare il sistema nervoso centrale e periferico, particolarmente nei bambini, portando a deficit cognitivi e problemi comportamentali. Il mercurio, rilasciato principalmente attraverso le emissioni industriali e la combustione di carbone, può accumularsi nei pesci e nei frutti di mare, causando danni neurologici e problemi renali agli esseri umani che consumano questi prodotti contaminati. Il cadmio e l'arsenico sono noti per i loro effetti cancerogeni e pericolosi per i reni e le ossa.

Da quanto esposto, appare evidente che il livello a cui l'uomo è esposto attraverso le vie tradizionali (es. aria, acqua, alimenti) è attualmente sufficientemente studiato e, per taluni aspetti, sottoposto ad un controllo adeguato.

Inoltre, in considerazione del fatto che le tecniche analitiche per la determinazione degli elementi si sono sviluppate storicamente prima di quelle applicate all'analisi di sostanze organiche, vi è oggi la convinzione che i livelli di esposizione ai metalli siano sufficientemente noti e sicuri. In contrasto con ciò, una serie di fonti non convenzionali di esposizione, in continuo rinnovamento, determina una ampia diffusione di elementi, spesso ignorata o sottovalutata, costituendo di fatto un fattore complementare o alternativo alle tradizionali vie. Ne consegue che, sia elementi riconosciuti come tossici (con particolare riferimento ai metalli pesanti) sia elementi essenziali, divenuti tossici per sbilanciamento dei meccanismi omeostatici che solitamente li mantengono nei limiti fisiologici, possono determinare per l'uomo potenziali situazioni di rischio.

Le fonti naturali di metalli nell'ambiente sono le acque superficiali, il suolo, la vegetazione, le attività vulcaniche e la combustione di vegetazione; alle acque, invece, i metalli pervengono dalla disgregazione rocciosa e dalla deposizione atmosferica. A volte, in condizioni particolari, sono presenti in concentrazioni variabili anche in ambienti non industrializzati, situazione questa complicante quando sia necessario effettuare una discriminazione fra i livelli naturali e di inquinamento. La geochimica degli elementi e i vari processi di trasformazione che avvengono all'interno dei diversi comparti ambientali, rivestono una fondamentale importanza nella comprensione dei fenomeni di trasferimento, accumulo e bioaccumulo di elementi tossici derivanti da attività antropogeniche. Infatti, pur esistendo una grande quantità di dati riguardanti la composizione delle rocce, dei suoli e delle acque naturali che insieme costituiscono la superficie della terra, la complessità del ciclo biogeochimico risulta ancora più evidente quando siamo costretti a considerare elementi la cui tossicità è strettamente dipendente dalle relative specie chimiche in gioco. La dispersione ambientale, oltre che da fattori estrinseci, quali le condizioni metereologiche, le modalità di emissione, le dimensioni del particolato, ecc., è influenzata dalle proprietà chimico fisiche dell'elemento, ovvero, dallo stato fisico e dalla sua capacità di adsorbirsi su particolato di piccole dimensioni. La contaminazione del suolo può avere come conseguenza anche una contaminazione dell'aria, dovuta ad esempio ad un processo di "deriva" in seguito al trattamento del suolo e della vegetazione con composti fumiganti, o al trasporto nell'aria ad opera del vento di particelle di polvere contaminata. Dal punto di vista del rischio per la salute umana, comunque, la contaminazione delle acque è una delle conseguenze più gravi e più persistenti. Infatti, un contaminante del suolo può raggiungere per lisciviazione le falde acquifere, può essere trasportato dalle acque superficiali, oppure essere assorbito dalle piante con il flusso d'acqua di traspirazione. A causa della contaminazione indiretta dell'acqua, l'uomo può così risultare esposto alla contaminazione del suolo tramite tutte le vie di assunzione possibili. La porzione di certi elementi trasportata dall'acqua, confrontata con la porzione trasportata attraverso l'atmosfera, dipende dalle proprietà fisiche dell'elemento. Infatti, alcuni elementi – quali As, Cu, Cd, Hg, Mo, Pb, Se, Sb, Zn (atmofili) – vengono maggiormente trasportati dall'atmosfera, mentre la mobilità di altri – quali alluminio (Al), cobalto (Co), cromo (Cr), ferro (Fe), nickel (Ni), manganese (Mn), vanadio (V), titanio (Ti) (litofili) – è di preferenza affidata alle acque.

Oltre ai metalli pesanti, i gas inquinanti come ossidi di azoto (NOx) e ossidi di zolfo (SO_x) sono altrettanto rilevanti. Gli ossidi di azoto, prodotti dalla combustione di combustibili fossili, reagiscono con l'ossigeno atmosferico per formare acido nitrico (HNO_3), mentre gli ossidi di zolfo si combinano con l'acqua atmosferica per generare acido solforico (H_2SO_4). Questi acidi contribuiscono al fenomeno delle piogge acide, che può alterare il pH dei suoli e delle acque, danneggiando la vegetazione e riducendo la biodiversità degli ecosistemi acquatici e terrestri.

Un'altra categoria di inquinanti inorganici è costituita dai nitrati e fosfati, che, sebbene non siano tossici per gli esseri umani a concentrazioni normali, possono causare gravi problemi ambientali quando presenti in eccesso nell'ambiente. Difatti, l'accumulo eccessivo di questi elementi nelle acque, porta a una crescita incontrollata di alghe che, a loro volta, riducono l'ossigeno disponibile per altre forme di vita, provocando la morte di pesci e altri organismi acquatici. Questo processo, che prende il nome di eutrofizzazione, altera le reti trofiche e causando la proliferazione di zone morte nei corpi idrici.

Dal punto di vista chimico, gli inquinanti inorganici possono reagire con altri composti presenti nell'ambiente, amplificando i loro effetti nocivi. Per esempio, le reazioni tra ossidi di azoto e ossidi di zolfo possono formare smog fotochimico, che può aggravare i problemi respiratori nelle persone e danneggiare la vegetazione.

Bibliografia consultata:

Alloway, B. J. (2012). *Heavy metals in soils: Trace metals and metalloids in soils and their bioavailability* (Vol. 22). Springer Science & Business Media.

Goyer, R. A., & Clarkson, T. W. (2001). Toxic effects of metals. In C. D. Klaassen (Ed.), *Casarett and Doull's Toxicology: The Basic Science of Poisons* (6th ed., pp. 811-868). McGraw-Hill.

Kabata-Pendias, A., & Pendias, H. (2011). *Trace elements in soils and plants* (4th ed.). CRC Press. https://doi.org/10.1201/b10158

Nriagu, J. O., & Pacyna, J. M. (1988). Quantitative assessment of worldwide contamination of air, water, and soils by trace metals. *Nature*, 333(6169), 134-139. https://doi.org/10.1038/333134a0

Reimann, C., & de Caritat, P. (1998). *Chemical elements in the environment: Factsheets for the geochemist and environmental scientist*. Springer.

United Nations Environment Programme (UNEP). (2002). *Global Mercury Assessment*. UNEP Chemicals.

Wuana, R. A., & Okieimen, F. E. (2011). Heavy metals in contaminated soils: A review of sources, chemistry, risks, and best available strategies for remediation. *International Scholarly Research Notices*, 2011, 1-20. https://doi.org/10.5402/2011/402647

7.4 Gli inquinanti emergenti

Gli inquinanti emergenti sono una classe crescente di contaminanti ambientali che, nonostante la loro recente identificazione e regolamentazione, stanno suscitando crescente preoccupazione per i loro effetti sulla salute umana e sugli ecosistemi. Questi inquinanti, che includono composti chimici non tradizionali e nuovi tipi di sostanze tossiche, si distinguono per la loro capacità di persistere nell'ambiente e di accumularsi nei tessuti biologici, spesso superando le capacità dei sistemi di monitoraggio e trattamento attuali.

Tra gli inquinanti emergenti più studiati ci sono i composti farmaceutici e i prodotti per la cura personale (PPCPs), come antibiotici, ormoni e antinfiammatori. Questi composti, utilizzati quotidianamente in medicina e cosmetica, entrano nell'ambiente attraverso il loro scarico nelle acque reflue e nei rifiuti solidi. Dal punto di vista chimico, molti di questi composti sono progettati per essere stabili e resistenti alla degradazione, il che li rende difficili da trattare e rimuovere dai sistemi di trattamento delle acque. Ad esempio, l'ibuprofene, un comune analgesico, e l'estrogeno, un ormone sessuale, sono noti per la loro persistenza e possono influenzare gli ormoni negli organismi acquatici, alterando le catene alimentari e provocando effetti dannosi sulla riproduzione e lo sviluppo.

Un'altra categoria significativa di inquinanti emergenti è costituita dai microplastiche, piccole particelle di plastica di diametro inferiore a 5 millimetri, che derivano dalla degradazione di materiali plastici più grandi o da prodotti cosmetici. Queste particelle sono altamente problematiche poiché sono resistenti alla degradazione e possono accumularsi in ambienti acquatici e terrestri. La loro chimica superficiale può assorbire altri inquinanti ambientali, come metalli pesanti e pesticidi, aumentando la loro tossicità. Inoltre, le microplastiche possono essere ingerite da organismi marini e terrestri, trasportando inquinanti tossici lungo la catena alimentare.

I prodotti chimici per la protezione delle colture (pesticidi) come i neonicotinoidi e i piretroidi sono altri inquinanti emergenti di crescente preoccupazione. Questi pesticidi sono progettati per essere altamente attivi contro gli insetti, ma la loro persistenza nell'ambiente e la loro capacità di bioaccumularsi possono avere effetti nocivi su insetti non target, come le api, e su altri organismi. Dal punto di vista chimico, i neonicotinoidi agiscono come agonisti dei recettori colinergici, alterando la trasmissione nervosa negli insetti, ma questa attività può anche influenzare altri sistemi biologici, inclusi quelli umani, attraverso l'esposizione ambientale.

Infine, i composti perfluorati (PFAS), come il perfluorottano sulfonato (PFOS) e il perfluorooctanoico (PFOA), sono una famiglia di sostanze chimiche sintetiche usate in una vasta gamma di applicazioni industriali e consumeristiche per le loro proprietà resistenti all'acqua e al grasso. Questi composti sono caratterizzati da lunghe catene di atomi di carbonio completamente fluorurati, che conferiscono loro una straordinaria stabilità chimica e resistenza alla degradazione. Di conseguenza, i PFAS possono persistere nell'ambiente per decenni e accumularsi negli organismi viventi. Gli effetti tossicologici dei PFAS includono potenziali danni al fegato, effetti sul sistema immunitario e aumentato rischio di alcuni tipi di cancro.

In sintesi, gli inquinanti emergenti rappresentano una sfida significativa per la gestione ambientale e la protezione della salute pubblica. La loro chimica complessa e la loro capacità di persistere e accumularsi richiedono l'adozione di tecnologie avanzate per la loro rilevazione e rimozione, nonché di regolamenti più rigorosi per limitare la loro produzione e uso. La comprensione approfondita di questi composti è essenziale per sviluppare strategie efficaci per mitigare il loro impatto e proteggere gli ecosistemi e la salute umana.

Bibliografia consultata:

Daughton, C. G., & Ternes, T. A. (1999). Pharmaceuticals and personal care products in the environment: Agents of subtle change? Environmental Health Perspectives, 107 (6), 907–938. https://doi.org/10.1289/ehp.99107s6907

Gaw, S., Thomas, K. V., & Hutchinson, T. H. (2014). Pharmaceuticals in the aquatic environment: A concise review of environmental risk assessment.

Environmental Toxicology and Chemistry, 33(7), 1557–1566. https://doi.org/10.1002/etc.2557

Hartmann, N. B., Rist, S., Bodin, J., Jensen, L. H. S., Schmidt, S. N., Mayer, P., ... & Baun, A. (2017). Microplastics as vectors for environmental contaminants: Exploring sorption, desorption, and transfer to biota. Integrated Environmental Assessment and Management, 13(3), 488–493. https://doi.org/10.1002/ieam.1904

Lu, Y., Song, S., Wang, R., Liu, Z., Meng, J., Sweetman, A. J., ... & Su, C. (2015). Impacts of soil and water pollution on food safety and health risks in China. Environment International, 77, 5–15. https://doi.org/10.1016/j.envint.2014.12.010

Richardson, S. D., & Ternes, T. A. (2014). Water analysis: Emerging contaminants and current issues. Analytical Chemistry, 86(6), 2813–2848. https://doi.org/10.1021/ac500508t

Yang, Y., Chen, Q., Wallis, S. L., & Miao, A. J. (2015). Exposure to nano and micro-plastics increases the intake of silver in the estuarine mussel Mytilus edulis. Environmental Pollution, 193, 56–63. https://doi.org/10.1016/j.envpol.2014.06.021

CAPITOLO 8

L'inquinamento dei vari comparti

(M. Trifuoggi – F. Conte)

8.1 Acqua

L'inquinamento delle acque rappresenta ad oggi una delle principali sfide ambientali globali, con effetti significativi sulla salute umana, sugli ecosistemi acquatici e sulla biodiversità.

L'acqua, per sua natura, è un eccellente solvente e, per questo motivo, può facilmente dissolvere e trasportare una vasta gamma di sostanze inquinanti. Tra i principali inquinanti delle acque si annoverano metalli pesanti, nutrienti in eccesso (come nitrati e fosfati), pesticidi, idrocarburi, microplastiche e sostanze chimiche industriali.

Gli inquinanti che contaminano le risorse idriche possono essere di origine antropica, come i rifiuti industriali, agricoli e urbani, oppure di origine naturale, come i sedimenti o i minerali. Tra i principali inquinanti delle acque figurano i metalli pesanti, i nutrienti, i pesticidi, gli idrocarburi e le sostanze chimiche organiche persistenti. L'interazione tra questi inquinanti e i corpi idrici è determinata da complessi processi fisici, chimici e biologici, che influenzano la distribuzione, il trasporto e la trasformazione delle sostanze inquinanti. L'interazione di questi inquinanti con le acque dipende da numerosi fattori chimico-fisici quali, ad esempio, la solubilità, il pH, la temperatura e la presenza di altre sostanze chimiche o particelle in sospensione. Tra questi fattori, uno dei principali da considerare è la solubilità. Gli inquinanti idrosolubili, come i nitrati e i fosfati provenienti dai fertilizzanti agricoli, si disperdono rapidamente nelle acque superficiali e sotterranee. Questo fenomeno, già citato precedentemente, noto con il nome di eutrofizzazione, può portare alla crescita eccessiva di alghe, riducendo la quantità di ossigeno disciolto nell'acqua e provocando la morte di molte specie acquatiche. L'eutrofizzazione rappresenta un problema particolarmente grave in laghi, fiumi e zone costiere, dove l'accumulo di nutrienti può portare alla formazione di zone morte (anossiche) e al degrado dell'ecosistema acquatico.

Altri inquinanti, come i metalli pesanti (piombo, mercurio, cadmio e arsenico), interagiscono con le particelle sospese nell'acqua e con la materia organica, legandosi a sedimenti o restando in sospensione sotto forma di complessi stabili. Questi composti tendono a bioaccumularsi negli organismi acquatici, entrando nella catena alimentare e rappresentando un rischio per la salute umana. Ad esempio, il mercurio, una volta entrato nell'acqua, può trasformarsi in metilmercurio attraverso processi batterici. Questo composto altamente tossico si accumula nei pesci predatori, come il tonno, e può causare gravi danni neurologici negli esseri umani se ingerito in quantità eccessive.

Gli idrocarburi, provenienti da fuoriuscite di petrolio o scarichi industriali, sono inquinanti apolari che tendono a formare film sottili sulla superficie dell'acqua. La loro bassa solubilità in acqua rende difficile la dispersione naturale, portando alla formazione di chiazze di petrolio che riducono la penetrazione della luce solare e compromettono la fotosintesi nelle piante acquatiche. Inoltre, gli idrocarburi possono aderire alle superfici degli organismi, come le piume degli uccelli marini, compromettendo la loro capacità di volare o regolare la temperatura corporea.

Le sostanze organiche persistenti (POP), come i pesticidi clorurati (ad esempio, il DDT) e i composti industriali (PCB), sono noti per la loro lunga persistenza nell'ambiente acquatico. Questi composti sono scarsamente biodegradabili e tendono ad accumularsi nei tessuti adiposi degli organismi. Anche a basse concentrazioni, possono provocare effetti tossici e cancerogeni negli esseri umani e nella fauna. La loro distribuzione nelle acque è spesso influenzata dai processi di adsorbimento su particelle di sedimento, che possono fungere da serbatoi temporanei, rilasciando gli inquinanti in condizioni ambientali alterate, come cambiamenti di pH o ossigenazione.

Oltre ai processi chimici, le interazioni biologiche giocano un ruolo cruciale nella degradazione e nella trasformazione degli inquinanti. I microrganismi presenti nelle acque, come i batteri e i funghi, possono degradare alcune sostanze organiche attraverso processi di biodegradazione, trasformandole in composti meno tossici. Tuttavia, la biodegradazione è spesso limitata dalla disponibilità di ossigeno e dalla specificità dei microrganismi per determinati inquinanti. In condizioni anaerobiche, come quelle presenti in sedimenti profondi o in zone eutrofizzate, la degradazione può avvenire molto lentamente o non avvenire affatto, favorendo la persistenza degli inquinanti.

La complessità delle interazioni tra gli inquinanti e le acque richiede una gestione integrata delle risorse idriche, basata su monitoraggi costanti, regolamentazioni rigorose e strategie di bonifica mirate poiché l'inquinamento delle acque può avere effetti indiretti notevoli sulla salute dell'uomo ed in particolare sulla salute polmonare.

Bibliografia consultata:

Carvalho, P. N., Basto, M. C. P., & Almeida, C. M. R. (2019). Water pollution and remediation strategies. In Comprehensive Analytical Chemistry (Vol. 86, pp. 263-306). Elsevier. https://doi.org/10.1016/B978-0-444-64047-4.00008-5

Cravo-Laureau, C., & Duran, R. (2014). Marine coastal sediments: Key biotopes sustaining complex hydrocarbon-degrading consortia. Current Opinion in Biotechnology, 27, 56-62. https://doi.org/10.1016/j.copbio.2013.10.001

Guo, J., Li, Q., & Zhou, L. (2018). The ecological and environmental impacts of nitrogen and phosphorus enrichment on natural waters. Water, Air, & Soil Pollution, 229(6), 171. https://doi.org/10.1007/s11270-018-3790-0

Luoma, S. N., & Rainbow, P. S. (2020). Metal contamination in aquatic environments: Science and lateral management. Cambridge University Press. https://doi.org/10.1017/9781108663053

Miao, A. J., & Schweitzer, L. (2019). Effects of persistent organic pollutants on aquatic organisms and ecosystems. In Environmental Pollution and Remediation (pp. 127-153). IntechOpen. https://doi.org/10.5772/intechopen.86365

Ramesh, A., & Manivasagan, V. (2019). Biodegradation of petroleum hydrocarbons. Handbook of Hydrocarbon and Lipid Microbiology, 85-97. https://doi.org/10.1007/978-3-319-60068-1_5

Rockström, J., Steffen, W., Noone, K., Persson, Å., Chapin, F. S., Lambin, E. F., ... & Nykvist, B. (2009). A safe operating space for humanity. Nature, 461(7263), 472-475. https://doi.org/10.1038/461472a

UNEP. (2021). Water pollution by heavy metals and microplastics: Current challenges and future perspectives. United Nations Environment Programme.

8.2 Aria

L'inquinamento dell'aria rappresenta senza dubbio uno dei maggiori rischi per la salute umana, essendo responsabile di milioni di morti premature ogni anno.

Gli inquinanti atmosferici, prodotti principalmente da attività industriali, traffico veicolare, riscaldamento domestico e processi agricoli, includono particolato fine (PM), ossidi di azoto (NOx), biossido di zolfo (SO_2), ozono troposferico (O_3), monossido di carbonio (CO), composti organici volatili (COV) e metalli pesanti. L'interazione di questi inquinanti con l'organismo umano è complessa e dipende da fattori come la concentrazione degli inquinanti, la durata dell'esposizione e le caratteristiche individuali, tra cui età, condizioni di salute preesistenti e suscettibilità genetica.

Il particolato fine (PM_{10} e $PM_{2.5}$), costituito da minuscole particelle sospese nell'aria, rappresenta uno dei principali rischi per la salute. A causa delle sue ridotte dimensioni, il $PM_{2.5}$ può penetrare profondamente nel tratto respiratorio, raggiungendo gli alveoli polmonari. Qui, queste particelle possono causare infiammazioni locali e stress ossidativo, un processo in cui i radicali liberi danneggiano cellule e tessuti. A lungo termine, l'esposizione a particolato fine è associata a un aumento del rischio di malattie respiratorie croniche, come la broncopneumopatia cronica ostruttiva (BPCO), e cardiovascolari, come infarti e ictus. Le particelle possono anche trasportare composti tossici, tra cui metalli pesanti come il piombo e il mercurio, che amplificano il danno cellulare.

Gli ossidi di azoto (NOx), in particolare il biossido di azoto (NO_2), sono emessi principalmente dai motori a combustione interna e dalle centrali elettriche. L'NO_2 irrita il tratto respiratorio superiore, causando bronchiti croniche e peggiorando condizioni preesistenti come l'asma. Inoltre, gli ossidi di azoto contribuiscono alla formazione di ozono troposferico, un inquinante secondario particolarmente dannoso. Quando inalato, l'ozono causa infiammazione delle vie respiratorie, riducendo la capacità polmonare e peggiorando patologie come asma e altre malattie polmonari. Studi epidemiologici hanno dimostrato che un'esposizione prolungata a NO_2 e ozono è correlata a una maggiore incidenza di ospedalizzazioni per problemi respiratori, soprattutto nei bambini e negli anziani.

Il biossido di zolfo (SO_2), derivante principalmente dalla combustione di combustibili fossili contenenti zolfo, come il carbone e il petrolio, può irritare le vie respiratorie e causare restringimenti dei bronchi, portando a sintomi come tosse, affanno e difficoltà respiratorie. In soggetti con malattie respiratorie croniche, come l'asma, il SO_2 può provocare attacchi acuti. Una volta nell'atmosfera, il SO_2 contribuisce alla formazione di aerosol solforici e particolato secondario, che amplificano gli effetti negativi sull'apparato respiratorio.

Il monossido di carbonio (CO), un gas incolore e inodore prodotto dalla combustione incompleta di combustibili, ha un effetto diretto sul sistema cardiovascolare. Una volta inalato, il CO si lega all'emoglobina nel sangue, formando carbossiemoglobina, un complesso che riduce la capacità del sangue di trasportare ossigeno. Questo provoca ipossia tissutale, con conseguenze gravi soprattutto per il cuore e il cervello, organi particolarmente sensibili alla carenza di ossigeno. Un'esposizione prolungata a basse concentrazioni di CO può portare a danni cerebrali permanenti, mentre esposizioni acute ad alte concentrazioni possono essere fatali.

Gli idrocarburi policiclici aromatici (IPA), rilasciati principalmente dalla combustione incompleta di carbone, petrolio e legname, sono noti per la loro capacità di interagire con il DNA cellulare, inducendo mutazioni genetiche. Diversi studi hanno dimostrato che l'esposizione cronica a IPA è associata a un aumento del rischio di sviluppare tumori polmonari e di altri organi. Questi composti si legano a particelle di particolato fine, facilitandone l'inalazione e il trasporto all'interno dell'organismo.

L'interazione tra inquinanti atmosferici e sistema immunitario è un altro aspetto di grande rilevanza. L'infiammazione cronica indotta da esposizione prolungata agli inquinanti può indebolire il sistema immunitario, aumentando la suscettibilità a infezioni respiratorie, come polmoniti e bronchiti. In particolare, i bambini, gli anziani e le persone con malattie croniche preesistenti sono più vulnerabili agli effetti nocivi dell'inquinamento atmosferico. È stato osservato, infine, che nei bambini esposti a livelli elevati di inquinanti, lo sviluppo polmonare è ridotto, con conseguente aumento del rischio di problemi respiratori nel corso della vita.

Da quanto menzionato, appare evidente come l'inquinamento atmosferico abbia un impatto diretto e significativo sulla salute umana, influenzando in particolare il sistema respiratorio e cardiovascolare rendendo urgenti politiche di controllo nonché transizione verso fonti energetiche pulite. La riduzione delle emissioni di inquinanti, attraverso politiche di controllo e la transizione verso fonti energetiche pulite dovrebbe diventare un imperativo non solo per la protezione dell'ambiente, ma anche per la salvaguardia della salute pubblica.

Bibliografia consultata:

World Health Organization. (2016). *Ambient air pollution: A global assessment of exposure and burden of disease.* World Health Organization. https://www.who.int

Pope, C. A., & Dockery, D. W. (2006). Health effects of fine particulate air pollution: Lines that connect. *Journal of the Air & Waste Management Association*, 56(6), 709-742. https://doi.org/10.1080/10473289.2006.10464485

United States Environmental Protection Agency. (2019). *Integrated Science Assessment (ISA) for Particulate Matter (Final Report).* U.S. Environmental Protection Agency, Washington, DC, EPA/600/R-19/188: https://www.epa.gov

European Environment Agency. (2020). *Air quality in Europe — 2020 report.* EEA Report No 09/2020. European Environment Agency. https://www.eea.europa.eu/publications/air-quality-in-europe-2020-report

International Agency for Research on Cancer. (2013). *Outdoor air pollution a leading environmental cause of cancer deaths.* IARC Press Release No. 221. International Agency for Research on Cancer. Disponibile su: https://www.iarc.who.int

Schraufnagel, D. E., Balmes, J. R., De Matteis, S., Hoffman, B., Kim, W. J., Perez-Padilla, R., Rice, M., & Vanker, A. (2019). Health benefits of air pollution reduction. *Annals of the American Thoracic Society*, 16(12), 1478-1487. https://doi.org/10.1513/AnnalsATS.201907-538CME

8.3 Suolo

Gli inquinanti presenti nel suolo derivano principalmente da attività industriali, agricole e urbane, che lasciano una vasta gamma di sostanze chimiche dannose. Come già discusso, i metalli pesanti rappresentano una minaccia significativa, accumulandosi negli strati del suolo e venendo assorbiti dalle radici delle piante, attraverso cui entrano nella catena alimentare. Questa persistenza, dovuta alla loro natura non biodegradabile, fa sì che il suolo resti contaminato per decenni, con gravi ripercussioni per la salute degli organismi viventi, inclusi gli esseri umani.

Un'altra fonte rilevante di contaminazione sono i pesticidi e gli erbicidi, impiegati in agricoltura per migliorare la resa delle coltivazioni e controllare infestazioni. Molti di questi composti, come il DDT, il lindano e l'atrazina, presentano caratteristiche chimiche che li rendono altamente stabili e resistenti alla degradazione. Essendo liposolubili, la preoccupazione relativa a tali inquinanti sta nel fatto che questi tendono a bioaccumularsi nei tessuti adiposi degli organismi lungo la catena alimentare, amplificando così il loro effetto tossico. Come già visto con i metalli pesanti, questo accumulo comporta rischi per gli ecosistemi e per la salute umana, inclusi disturbi endocrini e potenziale cancerogeno.

Anche i rifiuti organici, tra cui i residui delle attività agricole e i fanghi di depurazione, contengono sostanze pericolose come le diossine e i furani. Questi composti organoclorurati, prodotti anche da processi industriali e combustione, sono fortemente persistenti e tendono a legarsi stabilmente alle particelle del suolo. La loro tossicità è ben documentata, poiché possono alterare il sistema immunitario e quello endocrino; inoltre, come osservato per altri inquinanti persistenti, si ritiene che l'esposizione prolungata aumenti il rischio di tumori.

Infine, come accennato, i composti organici volatili (COV) come benzene, toluene e xilene derivano in parte da fuoriuscite industriali e smaltimenti illeciti. Questi composti tendono a volatilizzarsi, estendendo così la loro portata inquinante all'aria e aumentando l'esposizione degli esseri viventi. Molti COV sono riconosciuti come cancerogeni, capaci di innescare mutazioni genetiche e provocare danni significativi una volta metabolizzati.

Questi inquinanti, insieme a quelli già descritti, rappresentano una minaccia costante per l'ecosistema del suolo e per la salute pubblica. L'alterazione chimica del suolo compromette i cicli di nutrienti e la qualità dell'acqua sotterranea, imponendo un'urgenza nella definizione di politiche ambientali efficaci per la bonifica e la prevenzione della contaminazione del suolo.

Bibliografia consultata:

Manahan, S. E. (2017). Environmental Chemistry (10th ed.). CRC Press.

Peirce, J. J., Weiner, R. F., & Vesilind, P. A. (1998). Environmental Pollution and Control (4th ed.). Butterworth-Heinemann.

World Health Organization. (2020). Air Pollution and Health: Summary for Policy Makers. Retrieved from https://www.who.int/publications

International Agency for Research on Cancer. (2012). IARC Monographs on the Evaluation of Carcinogenic Risks to Humans: Chemical Agents and Related Occupations (Vol. 100F). Lyon, France: IARC.

European Environment Agency. (2020). The European environment – state and outlook 2020: Knowledge for transition to a sustainable Europe. EEA Report No. 1/2020. Retrieved from https://www.eea.europa.eu/publications/

United States Environmental Protection Agency. (2019). Risk-Based Concentration Table (November 2019). Retrieved from https://www.epa.gov

8.4 Alimenti e M.O.C.A. (Materiali a contatto con gli alimenti)

Gli inquinanti presenti negli alimenti e nei materiali a contatto con gli alimenti (MOCA) sono sempre di più una preoccupazione crescente, in quanto molte sostanze chimiche possono migrare dai materiali utilizzati per il confezionamento o il trattamento dei cibi, oltre agli inquinanti ambientali che possono contaminare le filiere alimentari.

GIà precedentemente citati, tra i più comuni inquinanti alimentari vi sono metalli pesanti quali piombo, mercurio, cadmio e arsenico, che tendono a legarsi con gruppi tiolici nelle proteine e a inibire numerosi enzimi cellulari. Alcuni studi dimostrano come il piombo sia un noto neurotossico che può accumularsi negli alimenti come frutta e verdura coltivati in terreni contaminati, mentre il mercurio si accumula nei pesci predatori come il tonno, sotto forma di metilmercurio, altamente tossico e capace di attraversare la barriera emato-encefalica.

Un altro gruppo di inquinanti rilevante sono i composti organici persistenti (POP), tra cui diossine e bifenili policlorurati (PCB), che si formano durante processi industriali e possono bioaccumularsi nella catena alimentare, soprattutto in alimenti grassi come carne, latte e pesce. Gli idrocarburi policiclici aromatici (IPA), derivati dalla combustione incompleta durante la cottura di carne alla griglia o affumicata, sono anch'essi inquinanti noti per la loro capacità di intercalare il DNA, inducendo mutazioni. In campo agroalimentare, pesticidi come il clorpirifos e il glifosato, utilizzati per proteggere le colture, possono rimanere come residui chimici sugli alimenti, contribuendo all'esposizione umana a lungo termine a molecole potenzialmente tossiche, che spesso hanno strutture organofosfate o aminofosfati capaci di inibire importanti funzioni enzimatiche come la colinesterasi.

Per quanto riguarda i MOCA, i plastificanti come gli ftalati e il bisfenolo A (BPA) sono tra i principali inquinanti che possono migrare dai contenitori alimentari in plastica o lattine. Gli ftalati, usati per rendere flessibili le plastiche, e il BPA, impiegato nella produzione di policarbonato e resine epossidiche, sono noti per la loro capacità di agire come interferenti endocrini. Chimicamente, gli ftalati sono esteri dell'acido ftalico, mentre il BPA è un difenolo, e la loro struttura li rende in grado di mimare l'azione degli ormoni naturali come gli estrogeni, alterando le normali funzioni endocrine. Tali sostanze possono migrare in alimenti acidi o grassi, come oli o latticini confezionati in materiali plastici. A livello legislativo, il Regolamento (CE) n. 1935/2004 disciplina l'idoneità dei MOCA, stabilendo che i materiali non devono trasferire sostanze agli alimenti in quantità tali da mettere in pericolo la salute umana. Inoltre, il Regolamento (UE) n. 10/2011 specifica i requisiti per i materiali plastici destinati a venire a contatto con gli alimenti, fissando limiti per la migrazione specifica di sostanze come BPA e ftalati.

In aggiunta, per garantire la sicurezza e la conformità dei MOCA, esistono standard internazionali come la norma ISO 22000, che stabilisce i requisiti per i sistemi di gestione della sicurezza alimentare, e le norme ISO 22391, che trattano i requisiti per i materiali plastici. Inoltre, la norma ISO 17427 copre gli aspetti della migrazione di componenti chimici nei MOCA. Queste normative sono fondamentali per limitare la contaminazione chimica negli alimenti e assicurare che i processi produttivi rispettino elevati standard di sicurezza e qualità.

Bibliografia consultata:

European Food Safety Authority. (2020). Contaminants in Food: Regulatory Framework. Retrieved from https://www.efsa.europa.eu

World Health Organization. (2011). Guidelines for Evaluating and Monitoring Pesticide Residues in Food. Retrieved from https://www.who.int

International Organization for Standardization. (2018). ISO 22000:2018 - Food Safety Management Systems — Requirements for any Organization in the Food Chain. Geneva, Switzerland: ISO.

International Organization for Standardization. (2020). ISO 17427:2020 - Requirements for Plastic Materials in Contact with Food. Geneva, Switzerland: ISO.

International Agency for Research on Cancer. (2012). IARC Monographs on the Evaluation of Carcinogenic Risks to Humans: Chemical Agents and Related Occupations (Vol. 100F). Lyon, France: IARC.

Agency for Toxic Substances and Disease Registry. (2022). Toxicological Profile for Polycyclic Aromatic Hydrocarbons (PAHs). Retrieved from https://www.atsdr.cdc.gov

United States Environmental Protection Agency. (2020). Health Effects of Heavy Metals in Food. Retrieved. https://www.epa.gov

8.5 Tessuti e abbigliamento

L'inquinamento derivante dai tessuti sintetici rappresenta una sfida crescente, sia per l'ambiente che per la salute umana. I tessuti sintetici più comuni, come il nylon, l'acrilico e il poliestere, sono materiali polimerici che derivano dalla lavorazione di idrocarburi fossili, in particolare del petrolio. Questi materiali possiedono una struttura molecolare stabile che li rende difficili da degradare naturalmente, garantendo loro una notevole persistenza nell'ambiente. La produzione e l’uso di tessuti sintetici comportano vari impatti negativi, a partire dal rilascio di sostanze chimiche durante la loro fabbricazione fino ai residui che rimangono nell'ambiente dopo il loro smaltimento.

Entrando più nel dettaglio:

La struttura chimica dei tessuti sintetici è basata su lunghe catene di carbonio, idrogeno e altri elementi come azoto o ossigeno, che conferiscono loro proprietà specifiche, come resistenza, elasticità e impermeabilità. Tuttavia, queste caratteristiche derivano spesso dall'aggiunta di additivi chimici, inclusi plastificanti, stabilizzatori e coloranti, molti dei quali sono tossici o irritanti per la pelle e le vie respiratorie. Tra gli additivi più discussi ci sono gli ftalati, utilizzati per rendere i tessuti più flessibili e morbidi. Gli ftalati sono noti interferenti endocrini, in grado di alterare il sistema ormonale umano, causando problemi di fertilità, obesità e diabete, e possono interferire con la maturazione degli spermatozoi, influenzando negativamente la riproduzione.

Uno degli effetti immediati dei tessuti sintetici sul corpo umano riguarda la traspirazione cutanea. A differenza dei materiali naturali come cotone e lana, che consentono alla pelle di respirare, i tessuti sintetici tendono a bloccare o limitare l'evaporazione del sudore. Questo può causare un accumulo di umidità sulla pelle, favorendo lo sviluppo di dermatiti e irritazioni cutanee, e predisponendo a infezioni batteriche o fungine. Nei casi più gravi, possono verificarsi lesioni cutanee croniche, specialmente in persone con pelle sensibile o allergie.

Un aspetto particolarmente dannoso dei tessuti sintetici è il rilascio di microplastiche durante il lavaggio. Le microplastiche sono minuscoli frammenti plastici che si staccano dai tessuti quando vengono lavati, entrando nei sistemi idrici e finendo negli oceani, dove vengono ingerite da organismi marini. Questa diffusione nell'ecosistema acquatico porta alla bioaccumulazione di particelle tossiche nella catena alimentare, colpendo non solo la fauna, ma anche l'uomo. Le microplastiche possono assorbire contaminanti ambientali, come pesticidi e metalli pesanti, amplificando la loro tossicità. Ingerire pesce o molluschi contaminati con microplastiche significa quindi assumere indirettamente sostanze potenzialmente pericolose.

Durante il lavaggio e l'asciugatura dei tessuti sintetici, si possono liberare composti organici volatili (COV), tra cui formaldeide, acetaldeide e benzene. Questi composti, che spesso derivano dal processo di produzione o da residui di additivi, si volatilizzano a temperatura ambiente e contribuiscono all'inquinamento indoor. L'inalazione di COV può irritare le vie respiratorie e causare mal di testa, nausea e, nei casi cronici, aumentare il rischio di patologie respiratorie e cardiovascolari. Inoltre, questi composti contribuiscono alla formazione di smog fotochimico, aggravando i problemi di qualità dell'aria urbana.

I gas inquinanti, come gli ossidi di azoto (NOx) e gli ossidi di zolfo (SOx), rappresentano un'altra categoria di contaminanti associati alla produzione di tessuti sintetici, specialmente nelle fasi di lavorazione e colorazione. Questi gas reagiscono nell'atmosfera con l'acqua per formare acidi come acido nitrico e acido solforico, contribuendo al fenomeno delle piogge acide. Le piogge acide possono alterare il pH dei suoli e delle acque, causando danni alla vegetazione, acidificazione dei corpi idrici e una drastica riduzione della biodiversità, sia negli ecosistemi acquatici che in quelli terrestri.

I tessuti sintetici, attraverso i processi di produzione e trattamento, possono anche contribuire all'eccesso di nitrati e fosfati nell'ambiente. Questi elementi, sebbene non tossici a basse concentrazioni, possono causare danni significativi quando si accumulano in corpi idrici, portando al fenomeno dell'eutrofizzazione. L'eutrofizzazione è un processo in cui un'elevata concentrazione di nutrienti in un ambiente acquatico stimola una crescita eccessiva di alghe. Quando queste alghe muoiono e si decompongono, consumano l'ossigeno disponibile, creando zone ipossiche o "zone morte" in cui poche forme di vita possono sopravvivere. Questo altera le reti trofiche e riduce la biodiversità, con conseguenze significative per gli ecosistemi e per la pesca.

L'inquinamento da tessuti sintetici non si limita all'acqua e all'aria, ma si estende anche al suolo. Durante il lavaggio o l'usura, i tessuti sintetici possono rilasciare particelle contaminanti che finiscono nel suolo, per esempio attraverso i fanghi di depurazione utilizzati in agricoltura. La contaminazione del suolo può comportare una contaminazione secondaria delle acque sotterranee, poiché i contaminanti possono essere dilavati e trasportati verso le falde acquifere. L'assorbimento di questi contaminanti da parte delle piante, attraverso il flusso di traspirazione, può portare a un'esposizione indiretta dell'uomo alle sostanze tossiche tramite l'alimentazione. I metalli pesanti e altri contaminanti persistenti che derivano dai tessuti sintetici e dai loro additivi rappresentano un rischio per la salute pubblica, poiché possono accumularsi negli organi e provocare effetti tossici nel lungo termine.

I tessuti sintetici rappresentano, dunque, una fonte di inquinamento complessa con implicazioni ambientali e sanitarie significative. L'intero ciclo di vita di questi materiali – dalla produzione allo smaltimento – contribuisce a vari tipi di inquinamento, compreso il rilascio di microplastiche, COV, metalli pesanti e gas nocivi.

La crescente consapevolezza dei rischi associati richiede un ripensamento dei materiali e dei processi produttivi, con l'obiettivo di ridurre l'impatto ambientale e trovare alternative più sicure e sostenibili. La ricerca di nuovi materiali biodegradabili o il miglioramento delle tecnologie di riciclo potrebbe rappresentare un passo importante verso la diminuzione dell'impatto dei tessuti sintetici sull'ambiente e sulla salute umana.

Bibliografia consultata:

Alabi, O. A., Ologbonjaye, K. I., Awosolu, O., & Alade, G. O. (2019). Public and environmental health effects of plastic wastes disposal: A review. *Journal of Toxicology and Risk Assessment*, 5(2), 1-13. https://doi.org/10.23937/2572-4061.1510021

Dris, R., Gasperi, J., Rocher, V., Saad, M., Renault, N., & Tassin, B. (2015). Microplastic contamination in an urban area: A case study in Greater Paris. *Environmental Chemistry*, 12(5), 592-599. https://doi.org/10.1071/EN14167

Henry, B., Laitala, K., & Klepp, I. G. (2019). Microfibres from apparel and home textiles: Prospects for including microplastics in environmental sustainability assessment. *Science of the Total Environment*, 652, 483-494. https://doi.org/10.1016/j.scitotenv.2018.10.166

Jambeck, J. R., Geyer, R., Wilcox, C., Siegler, T. R., Perryman, M., Andrady, A., ... & Law, K. L. (2015). Plastic waste inputs from land into the ocean. *Science*, 347(6223), 768-771. https://doi.org/10.1126/science.1260352

Kutralam-Muniasamy, G., Pérez-Guevara, F., Elizalde-Martínez, I., & Shruti, V. C. (2020). Overview of microplastics pollution with heavy metals: Analytical methods, occurrence, transfer risks, and hazardous impacts. *Chemosphere*, 247, 125708. https://doi.org/10.1016/j.chemosphere.2020.125708

Napper, I. E., & Thompson, R. C. (2016). Release of synthetic microplastic plastic fibres from domestic washing machines: Effects of fabric type and washing conditions. *Marine Pollution Bulletin*, 112(1-2), 39-45. https://doi.org/10.1016/j.marpolbul.2016.09.025

Rocha-Santos, T., & Duarte, A. C. (2015). A critical overview of the analytical approaches to the occurrence, the fate, and the behavior of microplastics in the environment. *TrAC Trends in Analytical Chemistry*, 65, 47-53. https://doi.org/10.1016/j.trac.2014.10.011

CAPITOLO 9

L'Amianto

(R. D'Angelo)

In greco la parola amianto significa immacolato e incorruttibile e asbesto significa perpetuo ed inestinguibile.

La conoscenza delle sue particolari caratteristiche e l'utilizzo risalgono a tempi antichissimi; infatti, sono state rinvenute delle mummie egizie avvolte in teli d'amianto per proteggere il corpo dal deterioramento risalenti al 3.000 a.C.

Plinio il Vecchio (23-79 a.C.) nella sua "Naturalis Historia" la definisce sostanza rara e preziosa, adoperata dai romani per confezionare i sudari dei defunti reali da cremare che, così avvolti evitavano la contaminazione delle ceneri che risultavano più pure e chiare.

Anche Marco Polo ne "Il Milione" racconta che i cinesi filavano le fibre del minerale per ottenere delle stoffe resistenti al fuoco.

L'asbesto è stato anche usato come ingrediente nella preparazione di farmaci: la prima ricetta di cui si ha notizia, risale al '600. Il medico naturalista Boezio racconta dell'uso dell'asbesto nelle medicine dell'epoca: "Dall'asbesto si fa spesso un unguento miracoloso per le ulcerazioni delle gambe….

Inoltre, l'amianto è rimasto presente nei farmaci fino agli anni '70 per due tipologie di prodotti:

- una polvere contro la sudorazione dei piedi;
- una pasta dentaria per le otturazioni.

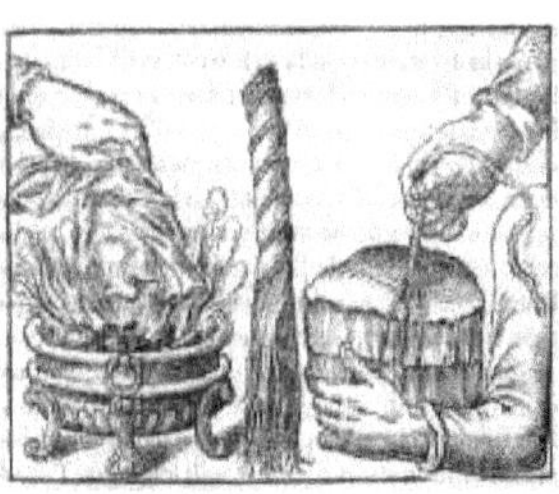

Fig. 1

L'impiego industriale dell'amianto risale agli ultimi decenni dell'Ottocento in seguito alla scoperta dei vasti giacimenti canadesi del Quebec (1877).

La successiva scoperta di importanti giacimenti anche in Sudafrica (crocidolite, crisotilo, amosite), Russia (crisotilo), Stati Uniti (crisotilo), Australia (crocidolite) e Finlandia (antofillite), ne favorì la diffusione e l'uso su vasta scala.

La actinolite e la tremolite erano meno importanti dal punto di vista commerciale.

Fino al 1930, sono state usate quantità relativamente ridotte (338.783 tonnellate nel 1930), ma i quantitativi sono andati progressivamente aumentando nei decenni successivi fino a raggiungere i 5.159.000 tonnellate nel 1978.

Nel 1969 il Canada forniva il 45,9% della produzione mondiale. Seguivano l'URSS con il 26,8%, il Sudafrica con il 7,9%, la Cina con il 5%; altri paesi seguivano con quote minori.

L'Italia è stata fino agli anni '90 tra i maggiori produttori mondiali di amianto e prima in Europa (esclusa l'ex Unione Sovietica). Dal dopoguerra sono state prodotte circa 3.800.000 tonnellate ed importate circa 1.900.00 tonnellate di amianto grezzo.

La maggior parte di asbesto è stato estratto dalla cava di Balangero (TO), attiva dal 1907 al 1990, che vantava una produzione fino a 160.000 tonnellate annue, rappresentando la più grande miniera d'Europa e, tra le prime al mondo.

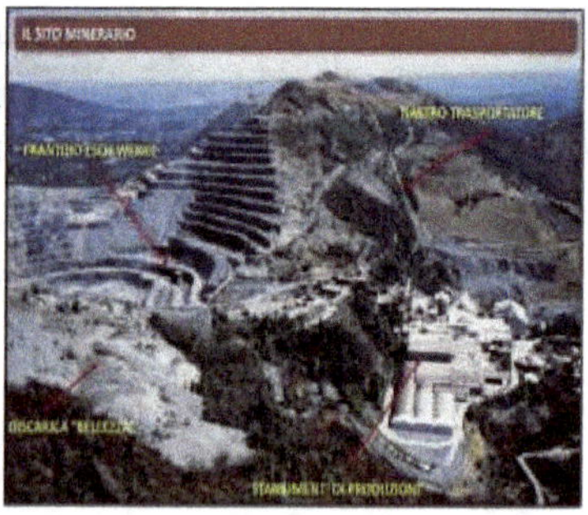

Fig. 2- Amiantifera di Balangiero

Furono tanti gli intellettuali che si occuparono di narrare le condizioni di precarietà lavorative a cui erano condannati gli operai della miniera e dello stabilimento. Tra questi, Primo Levi e Italo Calvino.

Primo Levi, neolaureato in chimica, venne assunto nel 1941 dall'Amiantifera di Balangero, sotto falso nome, per fare analisi sui campioni e verificare le possibilità di estrazione del Nichel dalla roccia di serpentino. Le memorie di quell'esperienza a tratti affascinante e misteriosa, è raccolta nel libro "Il sistema periodico. Nichel, 1975": "*In una collina tozza e brulla, tutta scheggioni e sterpi, si affondava una ciclopica voragine conica, un cratere artificiale, del diametro di 400 metri: era del tutto simile alle rappresentazioni schematiche dell'inferno, nelle tavole sinottiche della Divina Commedia. [...] L'operazione procedeva in mezzo ad un fracasso da apocalissi, in una nube di polvere che si vedeva fin dalla pianura...quel lavoro da ciclopi era strappare alla roccia un misero 2% d'amianto che vi era intrappolato...*".

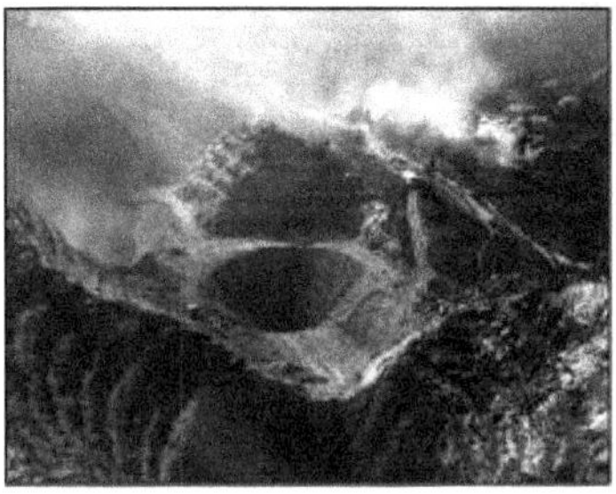

Fig. 3. *Amiantifera di Balangero, Torino, anni '40. La montagna è avvolta da una nube di polvere*

Egli documenta la condizione di insicurezza diffusa sia nella cava che nelle fabbriche destinate alla lavorazione del minerale. Non vi era alcuna percezione del pericolo in cui si era immersi: "C'era amianto dappertutto, come una neve cenerina: se si lasciava per qualche ora un libro su di un tavolo e poi lo si toglieva, se ne trovava il profilo in negativo; ...

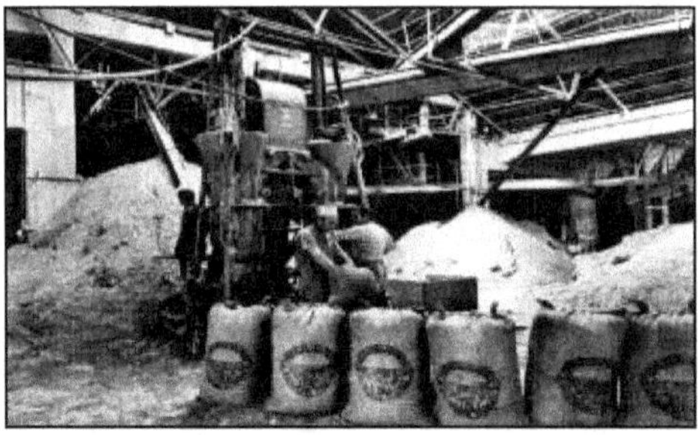

Fig.4 *- Stabilimento di Balangero, poco distante dalla cava, anni 40. Notare la totale assenza di misure di sicurezza (fonte: Vigliani, 1940)*

Italo Calvino, giunse a Balangero nel 1954, in seguito ad uno sciopero che perdurava da 40 giorni, come giovane redattore de "L'Unità", denunciò i danni ambientali e le condizioni lavorative precarie del giacimento amiantifero torinese. Nel suo lungo reportage intitolato *"la fabbrica della montagna*", egli descrisse la mastodontica cava con "*quelle gradinate grigie, lucide ad anfiteatro tagliate nella montagna rossiccia di cespugli invernali; la montagna scendeva pezzo a pezzo nei frantoi della fabbrica e veniva risputata in enormi cumuli di scorie, a formare un nuovo, ancora informe sistema montuoso grigio opaco." Un pezzo di montagna, che ha ormai perduto la sua originaria naturalezza, dove "non ce n'è di lepri nel bosco, non crescono funghi nella terra rossa dei ricci di castagno, non cresce frumento nei duri campi dei paesi intorno, c'è solo il grigio polverone d'asbesto della cava che dove arriva brucia, foglie e polmoni, c'è la cava, l'unica così in Europa, la loro vita e la loro morte*".

L'utilizzo di amianto, dopo il riconoscimento dei gravi danni alla salute che esso provoca, ha subito un'inversione di tendenza, fino ad arrivare, almeno nei paesi occidentali, a una sua totale eliminazione a seguito dell'introduzione di normative specifiche.

In Italia dal marzo 1993 la legge 257/92 vieta:

- l'estrazione;
- l'importazione e l'esportazione;
- la commercializzazione;
- la produzione di amianto e di prodotti contenenti amianto. Attualmente maggiori produttori di amianto sono il Canada e la Russia.

L'Amianto o asbesto è presente in natura in diverse parti del globo terrestre e si ottiene facilmente dalla roccia madre (non necessariamente fibrosa) dopo macinazione e arricchimento (per trasformazione idrotermica e dinamica), in genere in miniere a cielo aperto.

L'amianto è:

- minerale naturale a struttura microcristallina
- ha aspetto fibroso
- appartiene alla classe chimica dei silicati
- appartiene alle serie mineralogiche del serpentino e degli anfiboli

Per amianto si intende una serie di silicati fibrosi che oltre alla silice possono contenere elementi quali magnesio, sodio, calcio, ferro.

La presenza di uno o più di questi elementi e la percentuale degli stessi nei vari tipi di amianto sono responsabili delle loro diverse caratteristiche, tra cui:

- il colore, che va dal bianco al grigio, dal verde al marrone, dal giallo al blu;
- la resistenza agli acidi, agli alcali e alla trazione;
- la temperatura di decomposizione e di fusione;
- la densità.

***Fig.5** – Rocce di serpentino e anfiboli*

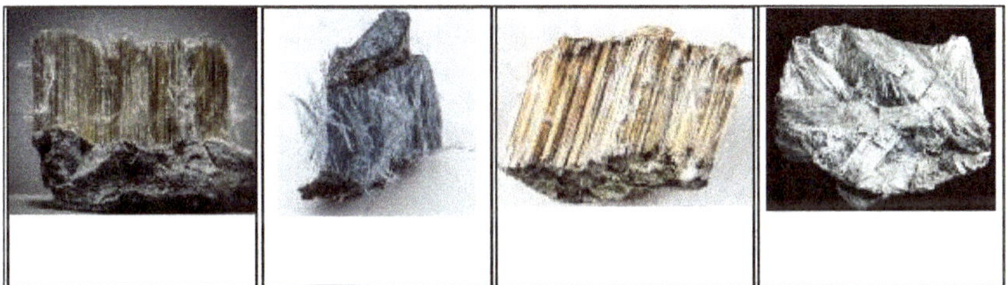

CRISOTILO	CROCIDOLITE	AMOSITE	TREMOLITE

Nell'articolo 247 del D.lgs. 81/2008 e s.m.i., il termine asbesto o amianto viene definito come un gruppo di sei minerali caratterizzati da aspetto fibroso, facenti parte degli inosilicati, rientranti nelle serie mineralogiche del serpentino e degli anfiboli (vedasi Tabella 1).

Tab.1 - *Amianti*

GRUPPO DI MINERALI	TIPO DI SILICATO	FORMULA CHIMICA	N. DI CAS	STRUTTURA
Serpentino	Crisotilo o "amianto bianco"	Mg3[Si2O5](OH)4 Silicato idrato di magnesio	12001-29-5	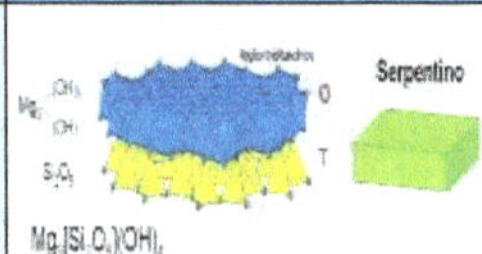
	Crocidolite o "amianto blue"	Na2Fe2(FeMg)3Si8 O22(OH)2 Silicato idrato di ferro e sodio	12001-28-4	STRUTTURA GENERALE DEGLI ANFIBOLI

Anfiboli	Amosite o “amianto bruno”	(FeMg)7Si8O22(OH)2 Silicato di ferro e magnesio	12172-73-5	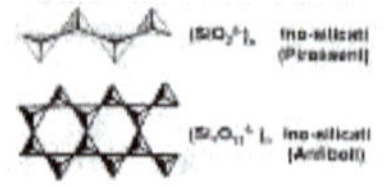
	Tremolite	Ca2Mg5Si8O22(OH)2 Silicato idrato di calcio e magnesio	77536-68-6	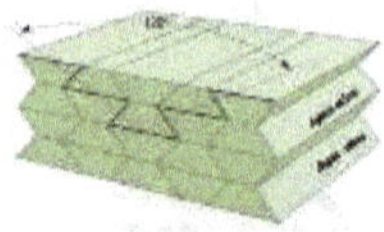 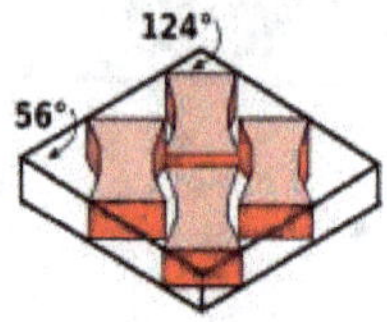
	Actinolite	Ca2(MgFe)5Si8O22(OH)2 Silicato idrato di calcio e magnesio	77536-66-4	
	Antofillite	Mg7Si8O22(OH)2 Silicato di magnesio e ferro	77536-67-5	

Per avere un'idea di quanto sia "Fibroso" si pensi che in un centimetro lineare si possono allineare fianco a fianco: 250 capelli, oppure 500 fibre di lana, oppure 1300 di nylon, oppure 335.000 fibrille di amianto. Essi risultano facilmente filabili e possono essere tessuti. Sono dotati inoltre di proprietà fonoassorbenti e termoisolanti. Si legano facilmente con altre sostanze e con alcuni polimeri. Dette caratteristiche chimico-fisiche, unitamente ai bassi costi di estrazione, lavorazione e produzione, hanno comportato un progressivo incremento dell’utilizzo di materiali contenenti amianto, con ampia diffusione a scala internazionale e nazionale.

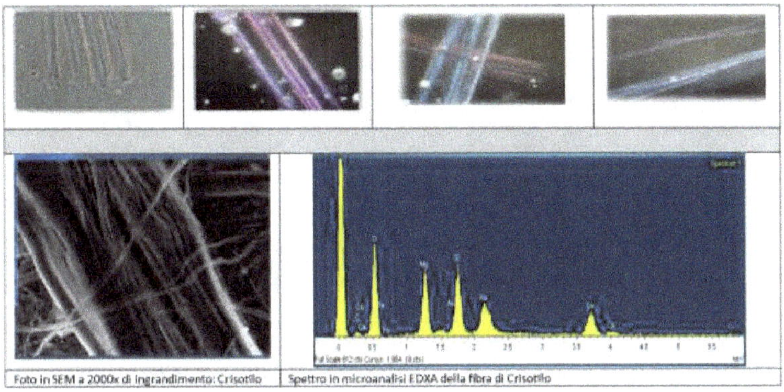

Tab. 2 *- foto e spettri FT-IR di alcune tipologie di amianto*

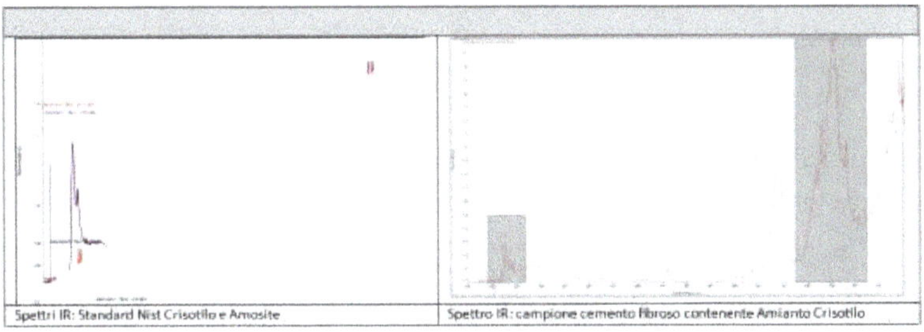

L'amianto utilizzato come materiale da costruzione

L'amianto, per via delle sue straordinarie proprietà fisiche e meccaniche, è stato utilizzato – fino alla messa al bando definitiva – in migliaia di prodotti (se ne contano circa tremila) in diversi settori commerciali, dall'edilizia all'industria navale: tegole per tetti, caminetti, tubazioni, materiali isolanti, tessuti e cordami, cosmetici, farmaci, filtri per sigarette, nonché guarnizioni e pastiglie per automobili.

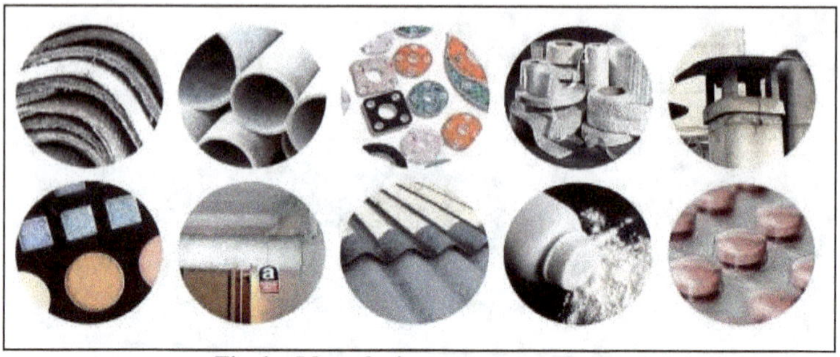

Fig.6 – Manufatti contenente amianto

Inoltre, essendo un materiale fonoassorbente e termoisolante, economico, facile da produrre, e resistente sia al fuoco che agli agenti chimici corrosivi, era stato destinato ad essere applicato in misura massiccia, un po' ovunque anche in edilizia, in combinazione con il cemento; infatti, le prime applicazioni risalgono alla fine dell'800 in Austria.

Brevettato nel 1901 da Ludwig Hatschek, l'Eternit è un composto di cemento e amianto che prende il nome dal latino aeternitas: eternità. Il che, considerando la sua letalità, a posteriori, appare quasi come una beffa. Nel 1912 un ingegnere italiano costruisce per primo una macchina per la produzione di tubi in cemento-amianto.

I prodotti e le applicazioni più diffuse nel settore edilizio comprendono:

- prodotti in cemento-amianto: lastre, tubazioni, serbatoi, canne fumarie;
- materiali spruzzati come rivestimento ignifugo;
- intonaci con impasti applicati a cazzuola;
- pavimenti in vinil-amianto (asbesto mescolato a polimeri);
- pannelli fonoassorbenti, pareti e controsoffitti;
- massetti cementizi gettati in opera;
- stucchi e collanti per pavimenti e piastrelle.

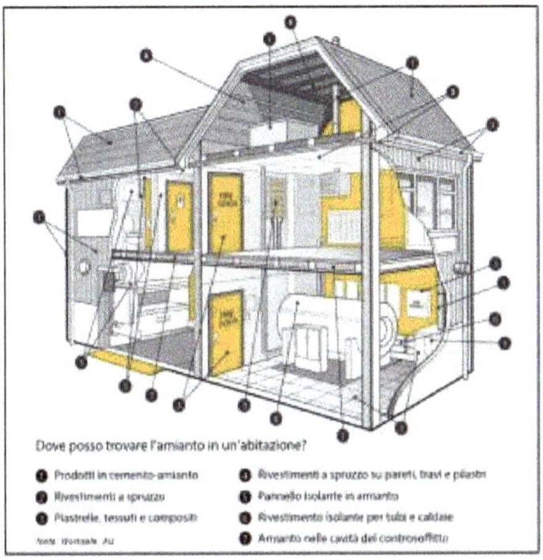
Dove posso trovare l'amianto in un'abitazione?
Prodotti in cemento-amianto
Rivestimenti a spruzzo
Piastrelle, tessuti e compositi
Rivestimenti a spruzzo su pareti, travi e pilastri
Pannello isolante in amianto
Rivestimento isolante per tubi e caldaie
Amianto nelle cavità del controsoffitto

Fig. 7 - Posizioni tipiche dei materiali contenenti amianti in un'abitazione

Il più grande stabilimento di produzione dell'Eternit in Italia è stato attivo fino al 1986 a Casale Monferrato: una fabbrica imponente che dava lavoro a migliaia di persone.

Qui le conseguenze dell'esposizione alla polvere di amianto sono pesantissime: oltre 3.000 morti su 37.00 abitanti.

Messa al bando: normativa di riferimento

Sebbene a fine 2013, più di 50 paesi, inclusi tutti gli stati membri dell'Unione Europea, hanno vietato l'uso di tutte le forme di amianto, esistono ancora Paesi in cui l'asbesto può essere estratto e lavorato per essere esportato (i maggiori utilizzatori sono i paesi in via di sviluppo).

L'Italia è stata tra i primi Paesi in Europa (dopo i paesi scandinavi), a vietare la produzione, vendita e consumo dei prodotti contenenti amianto: dal 1993 in Germania, dal 1996 in Francia e solo dal 2000 in Svizzera. Ciononostante, il problema delle malattie asbesto correlate è ancora piuttosto incombente.

Questo perché fino agli anni 90 il Belpaese era il paese maggior estrattore, produttore e utilizzatore in Europa, se si esclude l'Unione Sovietica. E perché gli effetti sulla salute si manifestano a molti anni dall'esposizione: il picco è previsto da qui al 2025.

Con la Legge 27 marzo 1992 n. 257, l'Italia mette al bando tutti i prodotti contenenti amianto, vietandone "l'estrazione, l'importazione, l'esportazione, la commercializzazione e la produzione" secondo un programma di dismissione per il quale non sono ammesse deroghe ed il cui termine ultimo è scaduto nell'aprile 1994.

Dal 1992 (data di proibizione all'uso) ad oggi, si sono succedute una serie di norme per regolamentare questo minerale, diffuso in ogni settore produttivo:

- Legge 257/1992 (Norme sulla cessazione dell'uso dell'amianto);
- D.M. 6 settembre 1994 (Decreto attuativo della legge 257/1992);
- D.M. 14/05/96 (All.4 – Amianto naturale pietre verdi) + (All.5 – Programmi accreditamento laboratori che analizzano l'amianto);
- D.lgs. 152/2006 (rifiuti e bonifiche siti contaminati);
- D.Lgs. 81/2008 (Art. 251 – Misure di prevenzione e protezione);
- Decreto Legislativo n. 121 del 3 settembre 2020 (Attuazione della direttiva (UE) 2018/850, che modifica la direttiva 1999/31/CE relativa alle discariche di rifiuti).

Il successivo Decreto Ministeriale 06 settembre 1994, decreto attuativo della legge 27 marzo 1992, n.257, stabilisce normative e metodologie tecniche per la valutazione del rischio, il controllo, la manutenzione e la bonifica di materiali contenenti amianto presenti nelle strutture edilizie.

Nel 2015 l'Italia presenta il suo Piano Nazionale Amianto, con l'obiettivo di "Migliorare la tutela della salute e la qualità degli ambienti di vita e di lavoro in relazione al rischio rappresentato dall'esposizione ad amianto". Per raggiungere gli obiettivi sono previste una serie di azioni:

- ➢ Mappatura completa della presenza di asbesto sul territorio nazionale;
- ➢ Accelerazione dell'apertura dei cantieri di bonifica (per i siti considerati più critici);
- ➢ Individuazione dei siti di smaltimento;
- ➢ Ricerca di base (trattamenti di bonifica come inertizzazione, vetrificazione).

La normativa vigente non prevede però alcun obbligo di rimozione circa i materiali contenenti amianto dagli edifici. I proprietari sono tenuti al periodico controllo e manutenzione, onde accertarsi che lo stato di conservazione dei manufatti non possa essere fonte di pericolo per la salute degli occupanti e dell'ambiente. E, solo in caso di accertato pericolo, vi è l'obbligo di procedere alle operazioni di bonifica.

A livello Europeo si segnala la seguente normativa (1) :

- direttiva 83/477/CEE del Consiglio del 19 settembre 1983 "sulla protezione dei lavoratori contro i rischi connessi con un'esposizione all'amianto durante il lavoro (seconda direttiva particolare ai sensi dell'articolo 8 della direttiva 80/1107/CEE)";
- direttiva 85/610/CE del Consiglio del 20 dicembre 1985 "recante settima modifica (amianto) della direttiva 76/769/CEE concernente il ravvicinamento delle disposizioni legislative, regolamentari e amministrative degli Stati Membri relative alle restrizioni in materia di immissione sul mercato e di uso di talune sostanze e preparati pericolosi";
- direttiva 87/217/CEE del Consiglio del 19 marzo 1987 "concernente la prevenzione e la riduzione dell'inquinamento dell'ambiente causato dall'amianto";
- La direttiva 2003/18/CE del Parlamento Europeo e del Consiglio del 27 marzo 2003 recante modifiche alla direttiva 83/477/CEE, fatte salve altre disposizioni comunitarie in materia di commercializzazione e di utilizzazione dell'amianto, disciplina le limitazioni delle attività che comportano un'esposizione all'amianto. Nello specifico, la norma impone di "escludere le attività che espongono i lavoratori alle fibre di amianto durante l'estrazione dell'amianto, la fabbricazione e la lavorazione di prodotti a base di amianto o la fabbricazione e la lavorazione di prodotti contenenti fibre d'amianto aggiunte deliberatamente, tenuto conto che il livello d'esposizione delle stesse è elevato e difficile da prevenire".

- La successiva direttiva 2009/148/CE del Parlamento Europeo e del Consiglio del 30 novembre 2009 ha per oggetto la protezione dei lavoratori contro i rischi che derivano o possono derivare per la loro salute dall'esposizione all'amianto, durante il lavoro, nonché la prevenzione di tali rischi. Il campo di applicazione sono tutte le attività nelle quali i lavoratori sono, o possono essere, esposti durante il lavoro alla polvere proveniente dall'amianto o da materiali contenenti amianto. Sono fissati i valori limite di tale esposizione e altre disposizioni specifiche. In particolare, l'articolo 6 prevede che "per tutte le attività di cui all'articolo 3, paragrafo 1, l'esposizione dei lavoratori alla polvere prodotta dall'amianto o da materiali contenenti amianto nel luogo di lavoro deve essere ridotta al minimo e in ogni caso al di sotto del valore limite fissato nell'articolo 8…". Inoltre, la norma prevede che i residui delle lavorazioni debbano essere raccolti e rimossi dal luogo di lavoro il più presto possibile in appropriati imballaggi chiusi su cui sarà apposta un'etichettatura indicante che contengono amianto. La particolarità di questo comma è che non si applica alle attività estrattive; detti residui devono essere successivamente trattati ai sensi della direttiva 91/689/CEE del Consiglio, del 12 dicembre 1991, relativa ai rifiuti pericolosi. Particolare importanza è data all'idonea formazione (articolo 14), per tutti i lavoratori esposti o potenzialmente esposti alla polvere proveniente dall'amianto o da materiali contenenti amianto, quale obbligo periodico per i datori di lavoro. Il contenuto della formazione deve essere facilmente comprensibile per i lavoratori e deve consentire loro di acquisire le conoscenze e le competenze necessarie in materia di prevenzione e sicurezza. Analogamente, l'articolo 17 prevede che siano prese misure appropriate affinché i lavoratori, nonché i loro rappresentanti nell'impresa o nello stabilimento, ricevano adeguate informazioni tecniche. Per ciò che riguarda la valutazione del rischio di esposizione alla polvere proveniente dall'amianto o da materiali contenenti amianto, è necessario stabilire la natura e il grado dell'esposizione dei lavoratori in base alle singole attività lavorative. In ogni caso, i luoghi in cui si svolgono attività che comportano esposizione ad amianto devono essere chiaramente delimitati e contrassegnati da appositi cartelli, inerenti al rischio specifico, il divieto di fumare, l'obbligo di adozione di idonei Dispositivi di protezione individuale (DPI), nonché accessibili esclusivamente ai lavoratori in funzione delle specifiche mansioni.

- Il Parlamento Europeo, nella seduta del 3 ottobre del 2023, ha adottato nuove misure preventive per salvaguardare la salute dei lavoratori europei. I deputati hanno accolto in via definitiva con 614 voti a favorevoli, 2 contrari e 4 astensioni, una direttiva, già concordata con i governi UE, che diminuirà sensibilmente i limiti di esposizione all'amianto dei lavoratori e introdurrà tecnologie più moderne e accurate per rilevare la presenza di fibre di amianto. La nuova direttiva andrà modificare la Direttiva 2009/148/CE del 30 novembre 2009. Con una nota del Parlamento europeo vengono riassunte le innovazioni apportate, tra cui:

1) riduzione dei livelli di esposizione all'amianto, con un limite 10 volte più basso rispetto al passato;
2) implementazione di tecnologie più moderne ed efficienti per la rilevazione delle fibre di amianto;
3) introduzione di nuovi requisiti relativi ai dispositivi di protezione per salvaguardare i lavoratori e prevenire l'esposizione.

L'obiettivo della legge Europea mira a ridurre l'esposizione alle fibre di amianto ad un livello più basso possibile. Il limite obbligatorio di esposizione professionale (OEL) sarà 10 volte più basso di quello attuale, poiché il valore limite sarà ridotto da 0,1 a 0,01 fibre di amianto per centimetro cubo, soglia che entrerà in vigore immediatamente, senza un periodo di transizione.

Tuttavia, entro 6 anni dall'entrata in vigore della direttiva, i Paesi dell'Unione Europea dovranno dotarsi di una tecnologia più moderna e sensibile in grado di rilevare anche le fibre, ovvero la microscopia elettronica, consentendo così la possibilità di abbassare ulteriormente il livello a 0,002 di fibre di amianto per cm^3, escluse le fibre sottili, o a 0,01 fibre di amianto per cm^3, incluse le fibre sottili.

Effetti dell'amianto

Quando oggi è noto a proposito dei vari effetti degli amianti o asbesti deriva da osservazioni clinico- epidemiologiche su popolazioni che nel passato anche recente hanno subito alte o altissime esposizioni cumulative (uno o più decenni di attività in atmosfere con polverosità superiori a 10.000 fibre/litro). Sono effetti sicuramente attribuibili agli asbesti:

- la produzione di una fibrosi interstiziale diffusa del polmone (asbestosi) e di ispessimenti benigni della pleura (placche pleuriche);
- l'effetto cancerogeno per il polmone, soprattutto quando coesista esposizione a fumo di sigarette;
- L'effetto cancerogeno per le sierose (pleura e peritoneo) con produzione di tumori maligni (chiamati mesoteliomi) nell'uomo determinati pressoché esclusivamente dagli anfiboli, in particolare crocidolite e amosite).
- Secondo la recente valutazione della letteratura mondiale compiuta dalla Health and Safety Commission Britannica, in tema di effetti patogeni della esposizione professionale ad amianto, il cancro laringeo riconosce l'esposizione ad asbesto tra i fattori eziologici accanto a tabacco e alcool, che mostrano però un ruolo eziologico assai più importante.

Per quanto riguarda tessuti diversi da polmone e seriose, in base alle più recenti acquisizioni il potere cancerogeno degli amianti risulta assai dubbio.

Uno studio dell'Istituto Superiore di Sanità (ISS) (2) ha evidenziato che il carico sanitario in Italia stimato ammonta a circa 4.400 decessi/anno dovuti all'esposizione ad amianto nel periodo 2010-2016: 3.860 uomini e 550 donne. Di questi, 1.515 sono persone decedute per mesotelioma maligno (più dell'80% dei mesoteliomi è causata dall'amianto), 58 per asbestosi (malattia polmonare causata da inalazione di fibre di amianto), 2.830 per tumore polmonare e 16 per tumore ovarico.

L'ISS ha anche analizzato i dati sulla mortalità precoce (prima dei 50 anni) per mesotelioma: nel periodo 2003- 2016 in Italia sono stati registrati circa 500 decessi. Si tratta verosimilmente di persone che da bambini hanno vissuto in aree italiane contaminate da amianto e/o che sono stati esposti indirettamente a fibre di amianto in ambito domestico a causa delle attività professionali dei genitori o connessa ad attività ricreative. Questi casi rappresentano il 2,5% del totale dei decessi per mesotelioma nello stesso periodo.

L'Italia è stata tra i primi Paesi in Europa a vietare l'utilizzo e la produzione dell'amianto nel 1992. Tra i principali interventi effettuati nel nostro Paese si ricordano:

- realizzata una mappa nazionale dei siti contaminati da amianto e sono state realizzate opere di bonifica sul territorio nazionale;

- attivato un piano di sorveglianza epidemiologica nazionale della mortalità per mesotelioma negli

8.000 comuni italiani;

- attivato dal 2002 il Registro Nazionale Mesoteliomi (ReNaM) che rappresenta uno dei più avanzati sistemi di sorveglianza epidemiologica attiva in questo settore, con oltre 30mila casi censiti;
- operativo dal 2008 il Programma nazionale di qualificazione per i laboratori che eseguono le analisi per la determinazione dell'amianto su tutto il territorio nazionale.

Amianto in Italia: diffusione e stato dell'arte

Le attività di censimento e mappatura dell'amianto previste nei piani regionali dalla Legge 257 del '92 e, successivamente, stabilite e finanziate dal DM 18 marzo 2003, n. 101. Ai fini della mappatura è stata predisposta da INAIL, su apposita convenzione con il Ministero dell'Ambiente, una "Banca Dati Amianto", di concerto con le Regioni, della mappatura completa della presenza sul territorio nazionale, il cosiddetto Piano Nazionale Amianto. Ai fini della mappatura regioni e le province autonome hanno obbligo di trasmettere al MITE i dati relativi alla presenza di asbesto entro il 30 giugno di ogni anno.

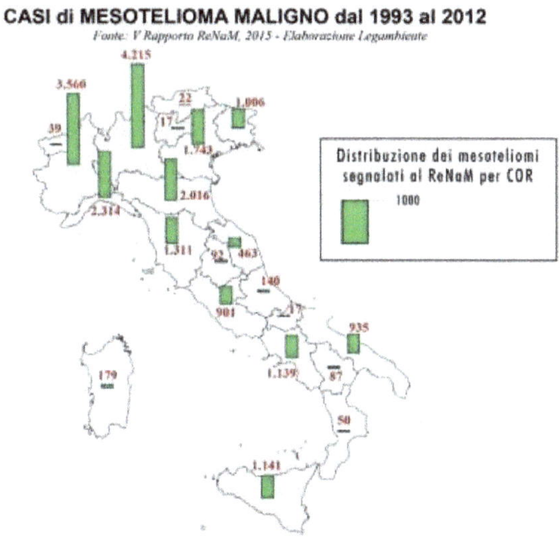

Fig. 8 - *Casi di mesotelioma maligno*

Il censimento del territorio nazionale risulta però ancora parziale: è stato completato solo da 6 Regioni su 15 (Campania, Emilia-Romagna, Marche (solo per edifici pubblici e imprese), Piemonte, Provincia Autonoma di Trento e Valle d'Aosta), mentre le restanti 9 regioni dichiarano che è in corso di completamento.

Alla data di aprile 2018, risultano censite su tutto il territorio nazionale complessivamente oltre 370 mila strutture, per un totale di quasi 58 milioni di metri quadrati di coperture in cemento amianto, così suddivise per tipologia:

- 20.296 siti industriali
- 50.744 edifici pubblici
- 214.469 edifici privati
- 65.593 coperture in cemento-amianto
- 18.945 altri tipi di siti contaminati

Secondo i dati forniti dal CNR i quantitativi di materiali contenenti amianto (MCA) presenti sul territorio italiano si aggirano intorno ai 32 milioni di tonnellate, derivanti, in gran parte, dai 2,5 miliardi di metri quadri di coperture: lastre ondulate o piane in cemento-amianto.

Secondo l'ONA (Osservatorio Nazionale Amianto), l'asbesto è presente ancora in 2.400 scuole, 250 ospedali e 300.000 km di tubature (su 500 mila) della rete idrica nazionale.

Non possiamo che augurarci di vedere presto una mappatura nazionale completa del rischio, unico strumento davvero efficace per conoscere e poter intervenire prontamente nelle aree a maggior rischio di contaminazione.

Superfici contenenti amianto: il telerilevamento per una mappatura in sicurezza

La Legge n. 93/2001 e il d.m. 101/03 stabiliscono l'obbligo della mappatura dell'amianto sull'intero territorio nazionale. Tale onere è stato affidato alle regioni che per accelerare l'acquisizione di dati su ampia scala, si stanno avvalendo sempre più di tecniche di telerilevamento per la geolocalizzazione di coperture in cemento amianto (Ca).

Gli esiti fino ad oggi registrati hanno evidenziato modalità operative difformi da Regione a Regione. Prendendo atto degli studi e sperimentazioni di telerilevamento per il rilievo a distanza e la mappatura di coperture in Ca, l'INAIL ha promosso un Bando di Ricerca in Collaborazione (Bric 57/2016) (3), con l'obiettivo di pervenire ad una valutazione delle diverse tecniche per l'identificazione e il riconoscimento delle superfici contenenti amianto sia di origine antropica che naturale, da immagini telerilevate. Il progetto, cui hanno partecipato l'Istituto Metodologie per l'Analisi Ambientale del Cnr, l'Università di Modena e Reggio Emilia, l'Istituto Nazionale Geofisica e Vulcanologia e l'Università degli Studi di Milano Bicocca, con il coordinamento del Dipartimento Innovazioni Tecnologiche e sicurezza degli impianti, prodotti e insediamenti antropici (Dit), ha portato a definire lo stato dell'arte e i migliori approcci per il telerilevamento di superfici contenenti amianto. Sulla base di questa valutazione, sono state definite delle linee di indirizzo e procedure di riferimento, utilizzabili da parte degli enti preposti e dagli operatori del settore per l'estrazione di informazioni utili alla mappatura di coperture in Ca con queste tecniche. L'Inail ha inoltre investito in tale ambito procedendo alla formazione di personale qualificato, attraverso borse di studio e dottorati di ricerca (presso l'Università degli Studi di Roma "La Sapienza").

Il telerilevamento è stato impiegato a supporto dei tradizionali metodi di censimento (ispezione visiva delle superfici e prelievo on-site di campioni da analizzare) poiché offre svariati vantaggi:

1) consente una prima individuazione a distanza di estese superfici potenzialmente contaminate;
2) riduce significativamente i tempi e i costi di esecuzione della mappatura, limitando il numero di sopralluoghi ai casi di individuazione incerta;
3) permette di effettuare in maniera speditiva i successivi aggiornamenti periodici. Per i vantaggi offerti, il telerilevamento può essere considerato uno strumento di prevenzione, perché riducendo i sopralluoghi diminuiscono i rischi per gli operatori, sia connessi a infortuni (es. cadute dall'alto), sia derivanti dall'esposizione all'agente cancerogeno amianto.

La preliminare conoscenza dei luoghi, inoltre, consente, durante sopralluoghi, la pianificazione di adeguate misure di protezione, collettive e individuali.

Un sistema di telerilevamento è costituito da un sensore montato su una piattaforma che riprende dall'alto l'area di interesse registrando la radiazione elettromagnetica proveniente dalle superfici. I dati ottenibili dal telerilevamento, utili ai fini della corretta identificazione delle superfici contenenti amianto, sono: ortofoto, immagini multispettrali, immagini iperspettrali. Le ortofoto sono fotografie geometricamente corrette che forniscono un'informazione utile solo per analisi foto interpretative basate sulle caratteristiche di colore, tessitura e geometria della scena ripresa. Le immagini multi/iperspettrali sono invece composte da più "strati" (bande), ciascuna corrispondente alla radiazione elettromagnetica misurata dal sensore in uno stretto intervallo di lunghezze d'onda. Il numero di bande corrisponde al numero di canali di acquisizione del sensore. In base al numero di bande che compongono il dataset si parla di immagini multispettrali (una decina di bande) o iperspettrali (decine/centinaia di bande). L'informazione contenuta in ogni singolo elemento dell'immagine (pixel) descrive il comportamento spettrale (spettro) della superficie corrispondente. Tale comportamento è determinato dalle proprietà chimico-fisiche del materiale. Tanto più numerose sono le bande e stretto l'intervallo spettrale di ciascuna (risoluzione spettrale), maggiore è il grado di dettaglio dello spettro e quindi la possibilità di individuare caratteristiche diagnostiche.

Il riconoscimento delle superfici nelle immagini iperspettrali si basa sulla posizione e forma spettrale delle bande diagnostiche dei materiali (firma spettrale). Osservando le lunghezze d'onda del Visibile e Infrarosso Vicino, i minerali di amianto presentano due picchi di assorbimento caratteristici intorno a 1,38 e 2,32 μm; nelle coperture in Ca il minerale è presente in una percentuale mediamente intorno al 10-20% all'interno di una matrice cementizia.

La possibilità di discriminare su base spettrale l'amianto dipende da vari fattori: la quantità e il contrasto spettrale rispetto ai materiali della matrice; il rapporto segnale/rumore dell'immagine; il disturbo introdotto dallo strato di atmosfera interposto tra superficie e sensori

L'acquisizione di dati da remoto può essere condotta impiegando diversi tipi di piattaforme: satellite, aereo/elicottero, drone, o da terra (con spettroradiometri – proximal sensing). Esse vengono scelte in base all'obiettivo e ai risultati che si vogliono ottenere, oltre che ai costi, in termini economici e di tempo. I satelliti consentono di riprendere ripetutamente vaste aree di territorio con un dettaglio (risoluzione geometrica) che per i sensori più recenti è dell'ordine del metro o inferiore, ma con una limitata risoluzione spettrale. Le piattaforme aeree vengono utilizzate per l'acquisizione di ortofoto (con risoluzione centimetrica) e per rilievi iperspettrali. Questi ultimi, con sorvoli a quote comprese mediamente tra 3000 e 1000 m, forniscono dati con risoluzione dell'ordine del metro. Con i droni è possibile ottenere una risoluzione geometrica centimetrica o addirittura millimetrica; essi, tuttavia, operano su aree di ampiezza limitata e con bassa risoluzione spettrale (ridotto numero di bande) a causa delle difficoltà nell'equipaggiarli con sensori iperspettrali

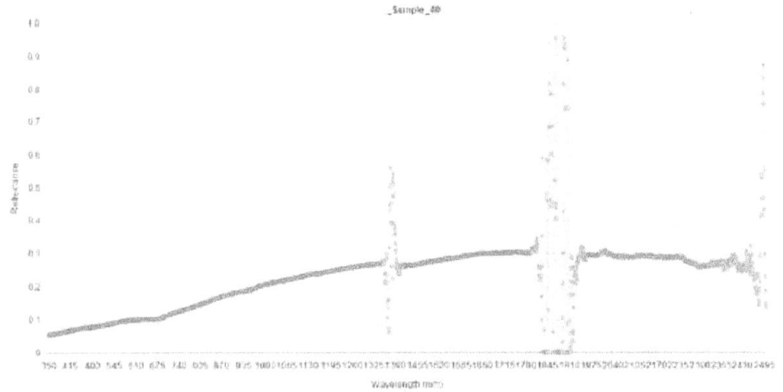

Fig. 9 *- Spettro di riflettanza acquisito dall'Istituto Nazionale di Geofisica e Vulcanologia con spettroradiometro ASD Fieldspec nell'ambito del progetto Bric 57/20*

Gli algoritmi di classificazione utilizzati nelle immagini acquisite da remoto si basano principalmente su un approccio pixel-oriented (Po) o object-oriented (Oo). Il Po consiste nel classificare ogni singolo pixel che compone l'immagine basandosi sull'informazione spettrale in esso contenuta. L'approccio Oo antepone alla classificazione una procedura di segmentazione che ha lo scopo di raggruppare i pixel in oggetti, utilizzando successivamente algoritmi che sfruttano, oltre all'informazione spettrale, altri parametri come la forma e la tessitura degli oggetti nonché il rapporto geometrico rispetto agli oggetti adiacenti; questo consente di ottimizzare l'utilizzo dei dati acquisiti dai sensori satellitari ad elevata risoluzione geometrica ma bassa risoluzione spettrale. Entrambi gli approcci sono stati sperimentati per la mappatura di coperture in Ca: l'approccio Oo è stato di recente usato più frequentemente a causa del maggior costo e minore disponibilità di dati iperspettrali con risoluzione geometrica adeguata. L'elaborazione delle immagini telerilevate richiede informazioni ausiliarie a supporto delle fasi di correzione preliminare e classificazione, nonché per la valutazione dell'accuratezza dei risultati. Tra queste:

1) misure spettrali di campo acquisite contemporaneamente al sorvolo, per migliorare la correzione atmosferica e per valutare la qualità degli spettri di riflettanza ottenuti da remoto;
2) dati di temperatura, pressione e umidità dell'aria utili alla correzione atmosferica;

3) dati cartografici e altre informazioni territoriali: es. dati catastali (utilizzabili negli algoritmi Oo), risultati dei censimenti di materiali contenenti amianto previsti per legge;
4) sopralluoghi effettuati prima, durante e dopo il sorvolo o sorvoli con droni per validare le mappe ottenute.

Il rilievo a distanza delle superfici in Ca è dunque possibile ma la qualità del risultato dipende da molteplici fattori riguardanti, tra l'altro:

- le caratteristiche del sistema di ripresa (es. risoluzione geometrica e spettrale, angolo di ripresa); le condizioni operative (es. copertura nuvolosa, umidità dell'aria, presenza di rilievo);
- le caratteristiche delle coperture (forma, dimensione, percentuale di amianto presente, stato di conservazione, contesto, etc.); la bontà delle correzioni atmosferiche;
- gli algoritmi di classificazione e il modo in cui vengono applicati (scelta dei diversi parametri).

Questi aspetti principali vanno attentamente tenuti in considerazione, perché condizionano la qualità del risultato. Pertanto, le mappe di coperture in Ca ottenute da telerilevamento devono essere accompagnate da una valutazione dell'attendibilità del risultato in termini di accuratezza della classificazione.

Va infine sottolineata la possibilità, a fronte dell'investimento richiesto agli Enti locali per la mappatura delle coperture in Ca con queste tecniche, di un riutilizzo dei dati telerilevati come fonte informativa per scopi di monitoraggio, analisi e pianificazione, sia del territorio urbanizzato che di quello naturale.

Analisi e gestione dei suoli contaminati da amianto

Il suolo può risultare contaminato da amianto sia a causa di attività antropiche (ex-stabilimenti di produzione di MCA, fenomeni di abbandono o interramento di Rifi uti Contenenti Amianto (RCA)) che di processi naturali di disgregazione di Pietre verdi (Natural Occurring Asbestos - NOA). Fenomeni naturali quali l'erosione, il trasporto, il dilavamento delle superfici, o attività antropiche quali sbancamenti e attività di scavo/estrazione possono contribuire all'alterazione del suolo ed alla sua contaminazione con tali minerali. La presenza di suoli contaminati da amianto è diffusa nel nostro Paese in maniera eterogenea, con hot-spot nelle aree industriali e nelle zone orogenetiche (Alpi e Appennini).

L'Inail è impegnato in contesti tecnici nazionali ed internazionali (UNI, ASTM, ISO, IWWG) per lo sviluppo di procedure volte alla caratterizzazione dei suoli contaminati da amianto; ciò al fine di stabilire l'effettivo grado di rischio e commisurare idonei interventi di bonifica. Il Dipartimento Innovazioni Tecnologiche e sicurezza degli impianti, prodotti e insediamenti antropici (Dit) (4) ha elaborato in proposito numerosi pareri tecnici a supporto della P.A., concernenti le procedure di caratterizzazione e bonifica per i Siti da bonificare di Interesse Nazionale (SIN) e Regionale (SIR) altamente contaminati. Tra i casi più rilevanti, si ricordano i SIN di Broni, Bagnoli, Balangero, Biancavilla e il SIR del Fiume Sarno per i quali sono state stabilite le modalità di gestione delle situazioni a rischio.

Il Dit ha inoltre in corso attività di ricerca volte alla definizione di protocolli analitici per la caratterizzazione di suoli con basse concentrazioni di amianto.

Nell'ambito del procedimento di bonifica, regolamentato dal d.lgs. 152/06, la fase di caratterizzazione del sito prevede l'esecuzione di campionamenti ed analisi strumentali, al fine di individuare le concentrazioni degli inquinanti e confrontarle con le Concentrazioni Soglia di Contaminazione (CSC). Il campionamento può essere eseguito sulla base di diversi approcci (ad es. random o a griglia) a seconda della storia del sito e della contaminazione presunta (ad es. puntuale o diffusa). In ambito nazionale ed internazionale ha avuto un notevole sviluppo il campionamento incrementale, in cui il campione è costituito prelevando più aliquote in punti diversi.

La norma tecnica di riferimento (d.lgs. 152/2006 - Allegato 2 Titolo V) prevede inoltre la separazione in campo della frazione superiore a 2 cm, tramite setacciatura.

Tale operazione tuttavia comporta dei rischi, sia per la possibilità di escludere materiali grossolani contenenti amianto dalle successive analisi, sia per il rischio di dispersione di fibre in aria. Pertanto, è consigliabile effettuare le operazioni di setacciatura on-site ad umido e con adeguati DPI per la protezione delle vie aeree e di procedere alle successive indagini in laboratorio sulla frazione inferiore a 2 mm con cappe a flusso laminare dotate di filtri assoluti. Laddove i risultati analitici riscontrino una percentuale in peso di amianto superiore allo 0,1% nei siti residenziali/industriali (Allegato 5 al Titolo V del d.lgs. 152/06) o allo 0,01%

nei siti agricoli (decreto MATTM 01/03/2019 n. 46), tali suoli sono da considerarsi contaminati e pertanto da sottoporre al procedimento di analisi di rischio per valutare le idonee procedure di bonifica. Le esperienze fi n qui maturate hanno evidenziato, tuttavia, criticità legate all'indisponibilità, sul mercato, di tecniche analitiche in grado di garantire i livelli di sensibilità citati, nonché di riproducibilità. A tal fine le analisi andrebbero effettuate presso laboratori accreditati ai sensi dell'Allegato 5 del d.m. 14/05/1996, che hanno partecipato con esito positivo al circuito di intercalibrazione coordinato dal Ministero della Salute e dall'Inail.

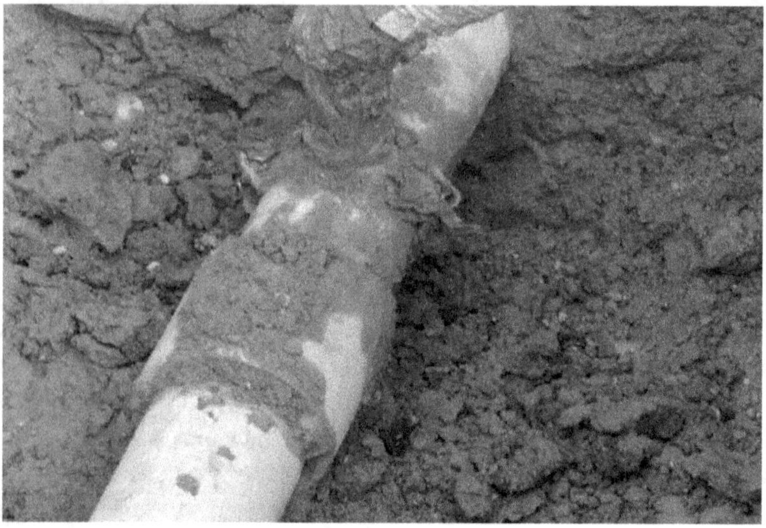

***Fig. 10** - Terreno contaminato intorno a tubazione in cemento-amianto ammalorata*

L'Allegato 5 al Titolo V del d.lgs. 152/06 stabilisce per l'analisi dell'amianto nei suoli e nei terreni l'impiego della Spettroscopia Infrarosso in Trasformata di Fourier (FTIR) e/o della Diff razione a Raggi X (DRX). L'Allegato 2 al Titolo V del d.lgs. 152/06 prescrive inoltre che tali tecniche debbano garantire una sensibilità analitica 10 volte maggiore del limite di legge, in grado quindi di rilevare lo 0,01% in peso nel caso dei siti residenziali/industriali e lo 0,001% nel caso dei suoli agricoli. Gli strumenti commerciali attualmente disponibili di rado garantiscono sensibilità superiori all'1% in peso. Tali tecniche sono vantaggiose per identificare l'amianto in concentrazioni superiori a tali limiti in modo speditivo, in quanto sono eseguibili al giorno d'oggi anche sul campo con strumentazione portatile che consente una ridotta preparativa del campione (macinazione e omogeneizzazione) e rapida analisi. Ciò permette un primo screening on site del grado di rischio e di individuare repentinamente suoli altamente contaminati.

Per fronteggiare le criticità relative alle basse concentrazioni si adottano, invece, a scala nazionale ed internazionale ulteriori tecniche analitiche quali la Microscopia Ottica in Luce Polarizzata (MOLP) e/o in Contrasto di Fase (MOCF) e la Microscopia Elettronica a Scansione (SEM) o Trasmissione (TEM) equipaggiata con Sistema di Dispersione di Energia (EDS). A tale proposito si evidenzia che le tecniche di microscopia citate permettono di visualizzare le singole fibre, classificarle con precisione e contarle; esse, sebbene abbiano una elevata sensibilità analitica, presentano complessità esecutiva, scarsa riproducibilità dell'analisi e costi rilevanti. Per la microscopia elettronica, con la quale vengono analizzate frazioni infinitesime del campione, vi è inoltre il problema della rappresentatività dell'analisi. Ma la soluzione principale alla problematica è da ricercare nell'elaborazione di procedure alternative di preparazione dei campioni, con arricchimento della frazione fibrosa; il limite principale di tali metodi è però rappresentato dalla mancata trasposizione normativa, con conseguenti difficoltà applicative sul piano degli effetti legali.

Si segnalano dunque di seguito le procedure più frequentemente applicate nei diversi Paesi per fronteggiare tali criticità:

1. nel Regno Unito si applica prevalentemente il metodo HSG248 (HSE, 2005) basato sulla MOLP, con la possibilità di affiancare la microscopia elettronica e/o effettuare le procedure di arricchimento. Tali procedure di arricchimento, simili a quelle indicate dalla norma ISO 22262 per i MCA, permettono di incrementare il limite di rilevabilità dell'analisi tramite dispersione del campione in acqua e successiva sedimentazione frazionata. Tuttavia, questi metodi di arricchimento incontrano difficoltà applicative in caso di presenza di minerali argillosi nel suolo, che presentano elevati tempi di sedimentazione;
2. in altri Paesi si applicano tecniche di arricchimento alternative, elutriatore o fluidized-bad, che separano le fibre dalla matrice e le inviano ad una batteria di testine di campionamento per successive analisi in SEM/TEM;
3. negli Usa è stata pubblicata la norma ASTM D7521-16, che prevede l'utilizzo della MOLP e facoltativamente del TEM (per la frazione fine), a seguito della sola setacciatura. La scelta di evitare la macinazione del campione permette di conservare le strutture cristalline e aumentare l'affidabilità del metodo.

Una procedura simile alla norma D7521 è stata sviluppata dall'ARPA Emilia-Romagna, che prevede la microscopia per la frazione fine e l'analisi in DRX della frazione separabile. Tecnologie avanzate, quali la spettroscopia Raman, la microfluorescenza a raggi X (XRF) e l'HyperSpectral Imaging (HSI), sono in corso di valutazione da parte dell'Inail Dit per l'identificazione (anche speditiva) delle specie minerali presenti nei campioni di suolo.

In conclusione, la caratterizzazione dei suoli contaminati da amianto risulta alquanto complessa, principalmente a causa della variabilità della matrice ospitante e delle caratteristiche fisico-chimiche dei minerali ricercati. La normativa vigente nazionale ed internazionale non tratta adeguatamente tale problematica, per cui si rileva il frequente ricorso a metodi "ibridi", che impiegano più metodiche analitiche insieme.

Incentivi per rimozione e smaltimento materiali contenenti amianto

In una recente risposta pubblicata su Fisco Oggi, l'Agenzia delle Entrate ha confermato la detraibilità delle spese sostenute per interventi, eseguiti su singole unità immobiliari e su parti comuni di edifici residenziali, finalizzati alla bonifica dall'amianto (articolo 16-bis del Testo unico delle imposte sui redditi – TUIR).

Tra i vari interventi agevolabili con il bonus ristrutturazioni ci sono anche le spese per la bonifica dall'amianto e relativo smaltimento. Parliamo di una detrazione fiscale con aliquota al 50%, da calcolare su un tetto di spesa pari a 96mila euro e fruibile in 10 rate annuali di pari importo.

Le detrazioni per la riqualificazione del patrimonio edilizio, quindi anche il bonus amianto, subiranno a partire dal 1° gennaio 2025 un abbassamento dell'aliquota al 36% e del tetto di spesa a 48mila euro.

Come precisato dall'Agenzia delle Entrate, gli interventi di bonifica risultano agevolabili:

- indipendentemente dalla categoria edilizia in cui gli stessi rientrano;
- a prescindere dalla realizzazione di un intervento di recupero del patrimonio edilizio. Ad esempio, è possibile portare in detrazione anche soltanto le spese sostenute per il trasporto dell'amianto in discarica da parte di aziende specializzate.

Si può accedere ad un bonus fiscale per la rimozione dell'amianto anche in concomitanza con lavori di efficientamento energetico agevolati con l'Ecobonus o il Superbonus.

Rientrano nell'incentivo gli interventi di rimozione dell'amianto nel caso in cui la rimozione e sostituzione dell'amianto rientri in un intervento complessivo di miglioramento energetico del condominio o dell'unità abitativa. Può quindi rientrare nelle spese – se l'intervento comporta un miglioramento termico – la rimozione dell'amianto accessoria e propedeutica alla realizzazione della nuova copertura e alla corretta coibentazione. Anche l'installazione di pannelli fotovoltaici, dopo aver rimosso dal tetto l'eternit, può essere agevolata. Per gli interventi di riqualificazione energetica globale la detrazione è del 65%, mentre l'importo massimo è di 100 mila euro.

Anche nel caso del Superbonus al 70% – che dal 2024 è limitato ai condomini e ai proprietari di edifici composti da 2 a 4 unità immobiliari – l'Agenzia delle Entrate ha chiarito che gli interventi di rimozione dell'amianto rientrano solo se si dimostra che sono strettamente collegati ai lavori incentivati (Risposta 672/2021).

La condizione principale per ottenere la detrazione è che l'intervento sia effettivamente realizzato e che un tecnico attesti la rispondenza ai requisiti richiesti, la congruità delle spese sostenute e il fatto che queste siano effettivamente strettamente collegate all'intervento agevolato.

Bando ISI dell'INAIL: incentivi alle imprese per la bonifica da materiali contenenti amianto. Annualmente l'Inail, attraverso la pubblicazione di singoli Avvisi pubblici regionali/provinciali, finanzia le imprese per gli investimenti in materia di salute e sicurezza sul lavoro.Tra i progetti ammessi a finanziamento rientrano anche quelli per la bonifica da materiali contenenti amianto. È concesso un finanziamento a fondo perduto nella misura del 65% dell'importo delle spese ritenute ammissibili. L'ammontare del finanziamento è compreso tra un importo minimo di 5mila euro e un importo massimo erogabile pari a 130mila euro.

Il Decreto FER 2 – di prossima pubblicazione – prevede incentivi per l'installazione di impianti a fonti rinnovabili che rispettano determinati requisiti dimensionali (per gli impianti a biogas, biomasse e solari termodinamici sono fissati tetti massimi in kW) e costruttivi (impianti eolici off-shore floating e su fondazioni fisse e impianti fotovoltaici floating off-shore e su acque interne).

I bandi precedenti hanno agevolato anche gli impianti fotovoltaici di nuova costruzione, con moduli installati in sostituzione di coperture di edifici e fabbricati rurali su cui è operata la completa rimozione dell'amianto (eternit). Gli impianti fotovoltaici realizzati al posto delle coperture in amianto o eternit avranno diritto, in aggiunta agli incentivi sull'energia elettrica, a un premio pari a 12 €/MWh su tutta l'energia prodotta.

Benefici previdenziali per lavoratori esposti ad amianto

La Legge 257/92 riguarda le " norme relative alla cessazione dell'impiego dell'amianto". Essa concerne il divieto per l'estrazione, l'importazione, l'esportazione, la commercializzazione e la produzione di amianto o di prodotti contenenti amianto.

Tale legge ha delle notevoli ripercussioni sociali in quanto prevede una serie di misure a sostegno, sia delle aziende impegnate nella riconversione, sia dei lavoratori del settore (prepensionamenti ecc.).

Si riassumono di seguito i riferimenti di legge ed i criteri di riconoscimento adottati dall'INAIL nelle valutazioni in questione.

L'art. 13, comma 8, così come modificato dalla Legge 271/93, stabilisce che "per i lavoratori che siano stati esposti all'amianto per un periodo superiore a dieci anni, l'intero periodo lavorativo soggetto all'assicurazione obbligatoria contro le malattie professionali derivanti dall'esposizione all'amianto, gestita dall'INAIL, è moltiplicato, ai fini delle prestazioni pensionistiche, per il coefficiente di 1,5".

L'art. 47 c.1 della Legge n.326 del 24 novembre 2003 (Conversione in legge, con modificazioni, del decreto- legge 30 settembre 2003, n. 269.) ha stabilito che "a decorrere dal 1° ottobre 2003, il coefficiente [...] è ridotto da 1,5 a 1,25. Con la stessa decorrenza il predetto coefficiente moltiplicatore si applica ai soli fini della determinazione dell'importo delle prestazioni pensionistiche e non della maturazione del diritto di accesso alle medesime".

Secondo l'art.3 c.132 della Legge n.350 del 24 dicembre 2003, "in favore dei lavoratori che abbiano già maturato, alla data del 2 ottobre 2003, il diritto al conseguimento dei benefici [...] sono fatte salve le disposizioni previgenti alla medesima data del 2 ottobre 2003". Tale disposizione si applica anche "a coloro che hanno avanzato domanda di riconoscimento all'INAIL o che ottengano sentenze favorevoli per cause avviate entro la stessa data".

Il Decreto del Ministro del Lavoro e delle Politiche sociali, di concerto con il Ministro dell'Economia e delle Finanze del 27 ottobre 2004, detta le modalità di attuazione dell'art.47 della L. 326/03, operando al contempo un raccordo tra le disposizioni citate. In particolare, "i lavoratori che, alla data del 2 ottobre 2003, sono stati esposti all'amianto per periodi lavorativi non soggetti all'assicurazione obbligatoria contro gli infortuni sul lavoro e le malattie professionali gestita dall'INAIL, hanno diritto ai benefici previdenziali derivanti da esposizione ad amianto, alle condizioni e con le modalità stabilite dal presente decreto (art.1 c.1); Il periodo di esposizione all'amianto "è moltiplicato, unicamente ai fini della determinazione dell'importo della prestazione pensionistica, per il coefficiente di 1,25" (art.2 c.1).

Ai lavoratori invece che "sono stati esposti all'amianto per periodi lavorativi soggetti all'assicurazione obbligatoria [...] gestita dall'INAIL, che abbiano già maturato, alla data del 2 ottobre 2003, il diritto al conseguimento dei benefici previdenziali [...], si applica la disciplina previgente alla medesima data". Inoltre, in base all'art.3 c.9, per tali lavoratori "continuano a trovare applicazione le procedure di riconoscimento dell'esposizione all'amianto seguite in attuazione della previgente disciplina".

La citata normativa individua pertanto due regimi, differenti sia per l'entità e la finalità dei benefici, sia per le condizioni richieste per il riconoscimento.

Criteri per il riconoscimento

Periodi lavorativi soggetti all'assicurazione obbligatoria gestita dall'INAIL

Per la gestione della problematica in esame, il Ministero del Lavoro e della Previdenza Sociale, di concerto con INPS, INAIL, INTERSIND e rappresentanti delle parti sociali, ha a suo tempo stabilito le linee-guida amministrative e tecniche, cui attenersi nell'esame delle pratiche. Le risultanze dei lavori di detta Commissione sono riportate nella nota del Servizio Normativo per le Gestioni Assicurative INAIL del 23 novembre '95 la quale ha disposto una rigida procedura per l'istruttoria dei casi di richiesta dei benefici previdenziali di cui alla Legge 257/92 e successive modifiche. Alla circolare è allegata la Nota tecnica del

26.09.95 della CONTARP Centrale relativa alle linee di condotta per il giudizio di merito.

Secondo quanto stabilito dalla Circolare e dalla Nota tecnica allegata, il riconoscimento dell'esposizione all'amianto compete a quei lavoratori che:

- hanno lavorato in aziende che hanno pagato all'Istituto il premio supplementare per asbestosi (Ipotesi A). In questo caso l'azienda deve attestare l'avvenuto pagamento del sovrappremio per lo specifico lavoratore, indicandone il periodo;
- hanno lavorato in aziende che NON hanno pagato all'Istituto il premio supplementare asbestosi, e tuttavia sono stati esposti all'amianto (Ipotesi B), a condizione che:

    1. abbiano svolto attività che comportano l'impiego di amianto come materia prima (estrazione dell'amianto; produzione di: manufatti in cemento-amianto, di freni e frizioni, di guarnizioni, di corde, di tessuti; posa in opera di coibentazione per l'edilizia, per carrozze ferroviarie, per condotte di fluidi caldi, per caldaie; lavori di demolizioni di coibentazioni nei settori edili ed industriali);
    2. abbiano svolto attività diverse da quanto sopra riportato, con esposizioni anche saltuarie all'amianto; sempre che si possa orientativamente ritenere che tale esposizione, estrapolata nell'arco dell'anno lavorativo, sia stata significativa, cioè orientativamente superiore 0.1 ff/cm^3 come valore medio su otto ore al giorno.

Tale ultimo criterio è sostanzialmente mutuato dal contenuto dell'art. 24 c.3 del D.Lgs. 277/91 che detta le soglie per l'applicazione delle misure di prevenzione nell'espletamento di lavori che espongono ad amianto.

Le disposizioni ora indicate hanno trovato conferma normativa a mezzo della Legge n.326 del 24 novembre 2003, art. 47 c.3, secondo cui i benefici di cui all'art.13, comma 8, della legge 257/92, "sono concessi esclusivamente ai lavoratori che, per un periodo non inferiore a dieci anni, sono stati esposti all'amianto in concentrazione media annua non inferiore a 100 fibre/litro come valore medio su otto ore al giorno"; il medesimo limite è indicato anche nel Decreto 27 ottobre 2004 ai fini del riconoscimento dei periodi non soggetti all'assicurazione INAIL.

In conclusione, in base alle disposizioni citate, per l'individuazione delle mansioni professionalmente esposte all'amianto, dal punto di vista tecnico è necessario analizzare le lavorazioni effettuate che comportavano l'effettivo utilizzo di materiali e/o manufatti in amianto, o che richiedevano l'intervento sugli stessi, e che effettuate con regolarità e per tempi significativi, o anche in modo limitato e non costante ma con punte espositive elevate, abbiano potuto determinare la cosiddetta "esposizione qualificata", ovvero un'esposizione personale a fibre di amianto non inferiore a 100 fibre/litro, come media sulle otto ore lavorative giornaliere e sull'intero anno di lavoro.

Di norma, invece, non risulta significativa ai fini della valutazione in esame la sola presenza di materiali e/o manufatti contenenti amianto, non soggetti a lavorazioni o interventi sugli stessi e pertanto non in grado di generare una diffusione significativa di fibre d'amianto. In tali casi, infatti, i dati di letteratura indicano livelli di inquinamento in genere piuttosto modesti, dipendenti dalla tipologia di materiale e dallo stato di conservazione, ma comunque in genere nettamente inferiori a quelli richiesti per il riconoscimento. A tal fine si riportano le concentrazioni di fibre d'amianto aerodisperse comunemente riscontrate in ambienti di vita o di lavoro per la semplice presenza di manufatti in amianto (Tabella 2).

CONCENTRAZIONI TIPICHE DI AMIANTO NELL'ARIA [100 ff/l = 0.1 ff/cm^3]

AREE EXTRAURBANE ED AGRICOLE:	0.1 -1.0 fibre/litro
AREE URBANE:	0.1 - 3.0 fibre/litro
AREE URBANE AD ALTO TRAFFICO:	2.0 - 20.0 fibre/litro
AREE INDUSTRIALI:	3.0 - 30.0 fibre/litro
AREE INDUSTRIALI CON ATTIVITÀ DI MANUTENZIONE:	5.0 - 20.0 fibre/litro
AREE MINERARIE:	2.0 - 10.0 fibre/litro
ESTERNO DI EDIFICIO CON COPERTURA IN CEMENTO AMIANTO:	0.1 - 2.0 fibre/litro
INTERNO EDIFICIO CON AMIANTO FRIABILE:	2.0 - 20.0 fibre/litro

Tabella 3 *- concentrazioni tipiche di amianto nell'aria*

Non risultano infine pertinenti alla valutazione in esame i valori limite di concentrazione a fibre d'amianto fissati per la restituibilità degli ambienti dal D.M. Sanità 6 settembre 1994 "Normative e metodologie tecniche di applicazione dell'art. 6, comma 3, e dell'art. 12, comma 2, della legge 27 marzo 1992, n. 257, relativa alla cessazione dell'impiego dell'amianto" (concentrazione delle fibre d'amianto superiore a 20 ff/l al MOCF, o a 2 ff/l in SEM, come media su almeno tre campionamenti), in quanto valori stabiliti da normativa differente e con altre finalità rispetto a quella dei benefici in esame.

I criteri di riconoscimento citati, confermati nella Circolare INAIL n. 90/2004, delineano il flusso procedurale sotteso al rilascio dei certificati di esposizione ad amianto.

Il territorio di Napoli e provincia ha una significativa storia di insediamenti produttivi ad elevato rischio di esposizione ad amianto quali la produzione di manufatti in cemento amianto (Eternit, Italtubi, Sacelit), la metalmeccanica e siderurgia (Italsider) la cantieristica navale (Fincantieri e infrastrutture portuali), la produzione e manutenzione di rotabili ferroviari (Sofer; Avis; Firema; Grandi Officine delle ex F.S). Negli anni 1950-60 vi è stato il maggior numero di assunzioni del personale che rientra nel cinquantennio di osservazione.

La CTSS ex CONTARP Campania ha rilasciato circa un migliaio di pareri a fronte delle richieste avanzate dai lavoratori per il godimento dei benefici previdenziali ex legge 257/92 e s.m.e.i.. I pareri espressi permettono di ricostruire una mappa dell'esposizione all'amianto abbastanza dettagliata. I principali settori lavorativi dei richiedenti sono quelli tradizionali e, in numero maggiore, attività per le quali i lavoratori hanno manipolato amianto presente come materiale accessorio. Tali attività riguardano prevalentemente l'edilizia e molte altre industrie del comparto manifatturiero (metalmeccanico, conserviero, cementifici etc.)

Presso i Centri medico legali dell'INAIL sono state esaminate, già a partire dagli anni 70, le denunce di malattie professionali, soprattutto asbestosi, con precise istruttorie condotte anche con indagini dell'allora Servizio Ispettivo sulla esposizione lavorativa. Gli accertamenti sanitari venivano svolti in stretta collaborazione con l'Istituto di Medicina del Lavoro della Università di Napoli, dotato all'epoca di autonomo servizio di radiologia e pneumologia. Il maggior numero di rendite INAIL per asbestosi polmonare si riscontra tra gli addetti alla produzione di manufatti in cemento amianto e in misura ridotta tra gli addetti del comparto metalmeccanico, specie nell'ambito delle attività portuali e siderurgia.

Le patologie tumorali, in particolare i mesoteliomi, riguardano prevalentemente le attività di coibentazione nella cantieristica navale e nel settore dei rotabili ferroviari.

La casistica degli esposti alla produzione dei manufatti in cemento amianto all'Eternit -Stabilimento di Bagnoli e "Italtubi" Stabilimento di Torre Annunziata è stata oggetto di attenzione e approfondimenti in diverse epoche ed ha caratteristiche che permettono di ricavare dati omogenei sull'andamento delle malattie correlate.

L'Eternit (Bagnoli) attiva dal 1938 al 1986 era ubicata nella zona costiera di Napoli, nel contesto di altri insediamenti industriali (metalmeccanico, siderurgico, chimico) dei quali erano ben note le relative condizioni di rischio, lavorativo ed ambientale. Sulle conseguenze della esposizione ad amianto si fa riferimento ad uno studio di mortalità condotto da ricercatori in campo oncologico ed epidemiologico pubblicato nel 2011 (4).

Lo studio ha riguardato la mortalità di una coorte di 1.247 lavoratori della Eternit di Bagnoli assunti dal 1950 sino al 1986, con follow up iniziato nel 1965; lo stato in vita e le cause di morte sono state accertate al 31/12/2005. Le malattie causa dei decessi riferibili più strettamente alla esposizione ad amianto erano: asbestosi n.41 (3,3%); mesoteliomi pleurici n.24, peritoneali n.9 (totale: n.2,7%); tumori del polmone, n. 84 casi (7,2%).

A commento di tali dati va considerato che l'alta incidenza di tumori del polmone tra i lavoratori dell'Eternit di Bagnoli non confrontabile con altre casistiche, potrebbe riferirsi a più agenti oncogeni cui la popolazione studiata era esposta in quel territorio.

La"Italtubi", attiva dal 1954 al 1992, ha avuto alle dipendenze circa 550 operai aventi caratteristiche omogenee per la giovanissima età alla assunzione, i tempi di esposizione, la provenienza territoriale, lo stato socioeconomico. In reparti separati avveniva la produzione di tubi, lastre, "pezzi speciali" con impiego, oltre che del crisotilo, di amianto crocidolite al 5%. Nel 1976-77, epoca in cui furono denunziati i primi casi di asbestosi, fu condotta indagine tecnico strumentale da parte della CONTARP e fu accertato che condizioni di rischio esistevano nel reparto tubi e nel locale raspatura dei pezzi speciali ma ancora di più durante le operazioni di carico-scarico della materia prima e in quelle della miscelazione dell'amianto, nella prima fase del ciclo lavorativo.

Fondo familiari vittime per esposizione amianto non professionale

Destinatari

Tutti i soggetti, indipendentemente dalla loro cittadinanza, che dall'anno 2015 risultino affetti da mesotelioma contratto per esposizione familiare a lavoratori impiegati nella lavorazione dell'amianto oppure per esposizione ambientale avvenuta sul territorio nazionale.

Caratteristiche

È una prestazione economica assistenziale di importo fisso erogata su domanda una sola volta ai malati di mesotelioma non professionale o ai loro eredi.

Dopo un periodo di sperimentazione nei trienni 2015-2017 (legge n. 190/2014) e 2018-2020 (legge n. 205/2017), la legge di bilancio 2021 (n. 178/2020) ha stabilizzato la prestazione una tantum, a decorrere dal 1° gennaio 2021 prevedendo un importo fisso pari a euro 10.000 da corrispondere in un'unica soluzione su istanza dell'interessato o degli eredi in caso di decesso.

Per i mesoteliomi non professionali accertati dal 1° gennaio 2023 la misura della prestazione è stata elevata a 15.000 euro (art. 1, comma 293, legge 197/2022 che ha modificato l'art. 1, comma 357, legge 178/2020).

L'istanza deve essere presentata a pena di decadenza entro tre anni dalla data di accertamento della malattia (prima diagnosi). La stessa norma (legge di bilancio 2021) ha previsto l'erogazione della prestazione una tantum a favore dei malati di mesotelioma o dei loro eredi in caso di decesso anche per gli eventi accertati fino al 31 dicembre 2020 e per i quali non sia decorso il termine di tre anni dalla data di accertamento della malattia, a pena di decadenza.

La data di accertamento della patologia si identifica con la data della prima diagnosi della malattia desumibile dalla documentazione sanitaria. Sulla base delle evidenze scientifiche della patologia in questione, ai fini del riconoscimento della prestazione, viene considerata una latenza di almeno dieci anni dall'inizio dell'esposizione all'amianto, avvenuta sul territorio italiano. Con riferimento all' "[...] esposizione familiare a lavoratori impiegati nella lavorazione dell'amianto [...]", la sussistenza dell'esposizione deve risultare dalla documentazione attestante la convivenza in Italia con il familiare in un periodo in cui quest'ultimo era impiegato, sempre in Italia, in una lavorazione che lo esponeva all'amianto. Anche in questo caso l'insorgenza della patologia deve essere compatibile con i periodi della convivenza.

Con riferimento all'esposizione ambientale, tenuto conto della comprovata diffusione delle fibre di amianto sul territorio nazionale, la prestazione può essere riconosciuta sulla base della documentazione attestante la residenza sul territorio nazionale del soggetto richiedente in periodi compatibili con l'insorgenza del mesotelioma.

Tale prestazione non è cumulabile con la prestazione aggiuntiva erogata dallo stesso Fondo ai lavoratori vittime dell'amianto per esposizione di natura professionale, salvo il caso in cui il diritto alla prestazione aggiuntiva derivi dalla titolarità di rendita riconosciuta quale superstite di un lavoratore vittima dell'amianto.

Per accedere alla prestazione, il malato di mesotelioma deve presentare entro tre anni dalla data di accertamento della patologia, a pena di decadenza, alla Sede territoriale Inail competente per domicilio, o trasmettere tramite raccomandata A/R o PEC, istanza con l'apposita modulistica (Mod. 190 – circolare n. 25/2021), con la quale l'avente diritto autocertifica i propri dati anagrafici, i periodi di residenza in Italia e gli elementi necessari comprovanti l'esposizione familiare e/o ambientale alle fibre di amianto sul territorio nazionale.

L'istanza deve essere corredata dalla documentazione sanitaria attestante che il soggetto è affetto da mesotelioma e contenere l'indicazione dell'epoca della prima diagnosi, ai fini della valutazione della compatibilità dei periodi di esposizione – familiare o ambientale – all'amianto con l'insorgenza della patologia.

La documentazione sanitaria deve essere rilasciata da un Ente ospedaliero pubblico o privato accreditato dal Servizio sanitario nazionale, ivi compresi gli Istituti di ricovero e cura a carattere scientifico (IRCCS). Può ritenersi valida la copia della cartella clinica, o della lettera di dimissioni, sempre che dalle stesse si riesca a desumere la diagnosi di mesotelioma e l'epoca della prima diagnosi. Le dichiarazioni rilasciate dagli interessati con l'istanza, ai sensi degli artt. 46 e 47 del d.p.r. 445/2000 e successive modificazioni, saranno oggetto dei controlli previsti dall'art. 71 dello stesso decreto, secondo le modalità già definite dall'Istituto per la generalità dei procedimenti amministrativi.

In caso di decesso del malato, l'istanza corredata di idonea documentazione deve essere presentata da uno solo degli eredi, entro tre anni dall'accertamento della patologia a pena di decadenza, utilizzando il Mod. 190 E – circolare n. 25/2021. L'istanza deve contenere l'indicazione di tutti gli eredi con relativa delega autenticata, esente da bollo, ed essere accompagnata dalla scheda di morte Istat.

Bibliografia

1. "Amianto naturale e ambienti di lavoro-Indicazioni operative per la prevenzione" - Collana Salute e Sicurezza INAIL 2021- httpps://www.inail.it.
2. Amianto: il punto a 30 anni dalla legge che lo mise al bando in Italia- Istituto superiore della Sanità (ISS)-24-3-2022- https://www.iss.it/web/guest/primopiano//asset_publisher/3f4alMwzN1 Z7 / content / id / 6818858.
3. FactSheet "Superfici contenenti amianto: il telerilevamento per una mappatura in sicurezza"- INAIL 2020- httpps://www.inail.it.
4. FacSheet "Analisi e gestione dei suoli contenenti amianto"- INAIL 2020- httpps://www.inail.it.
5. A. Balletta, G. Bonifaci, Al. Citro, R. Continiso, P. Di Palma, R. d'Angelo, P. Iacoviello "asbestos: fifty years of work exposure in campania and other italian regions through inail experience". Giornale italiano di medicina del lavoro ed ergonomia 34(3 suppl):545-51.

CAPITOLO 10

La diagnostica del carcinoma polmonare

(M. Carbone – A. Reginelli – V. Patanè)

10.1 Introduzione

Il tumore del polmone è tra le cause di mortalità più frequenti a livello mondiale. Da un punto di vista radiologico, il percorso diagnostico di pazienti affetti da tumore polmonare comincia dall'identificazione di un nodulo (Nodulo Polmonare Solitario "NPS" identificato come qualsiasi nodulo con dimensioni inferiori ai 3cm) o di una massa polmonare (definita tale quando questa supera i 3 cm di diametro massimo) tramite tomografia computerizzata (TC) o un esame radiografico del torace (RX) (**Figura 1**).

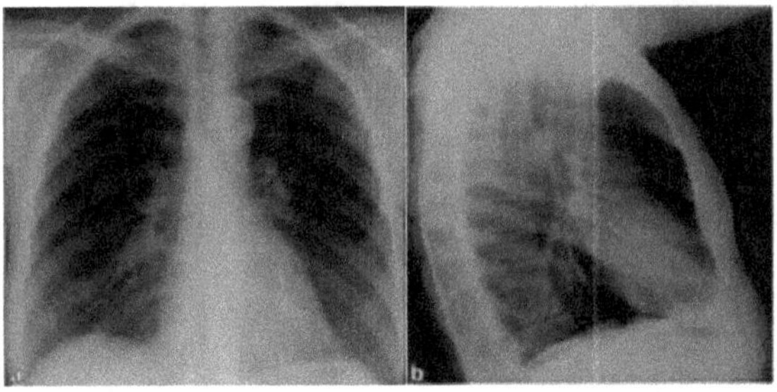

Figura 1 *- È stata eseguita una radiografia convenzionale del torace in due proiezioni standard: postero-anteriore (PA) e latero-laterale (LL). L'esame radiografico, essendo bidimensionale, richiede l'acquisizione di più immagini da diverse angolazioni per ottenere una rappresentazione più completa delle strutture anatomiche e localizzare con precisione eventuali alterazioni. La combinazione delle proiezioni PA e LL permette di evitare sovrapposizioni di strutture e di ottenere una migliore visualizzazione dell'intero torace*

I noduli polmonari (**Figura 2**) rappresentano una sfida per il radiologo chiamato in causa a discriminare tra un nodulo benigno (es. amartoma – **Figura 3**) ed uno francamente maligno: un tumore primitivo polmonare o anche secondario.

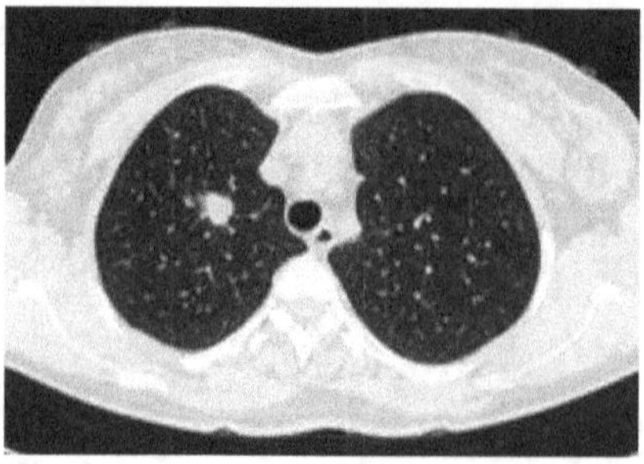

Figura 2 *- L'esame di Tomografia Computerizzata del torace ha riscontrato la presenza di un Nodulo Polmonare Solitario. Grazie alla maggiore risoluzione della TC rispetto alla radiografia tradizionale, è stato possibile analizzare attentamente le caratteristiche del nodulo. In particolare, sono stati osservati margini irregolari e una densità prevalentemente solida, elementi che suggeriscono la necessità di ulteriori indagini per differenziare un processo benigno da uno maligno.*

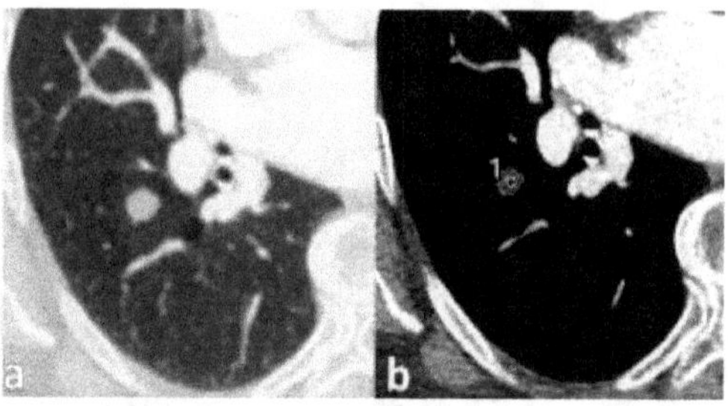

Figura 3 *- Nodulo polmonare singolo localizzato nel lobo superiore destro, caratterizzato da margini regolari e dimensioni pericentimetriche. La successiva integrazione con esame TC del torace, eseguito con e senza somministrazione di mezzo di contrasto iodato per via endovenosa, non ha evidenziato potenziamento contrastografico. I valori di Unità Hounsfield debolmente negativi hanno rilevato la presenza di tessuto adiposo intranodulare, permettendo la diagnosi radiologica di amartoma polmonare.*

I NPS hanno una probabilità del 30-40% di essere maligni. Una categorizzazione precisa di questi noduli è cruciale in quanto diversi studi hanno già dimostrato nel corso degli anni che la diagnosi precoce di malattia aumenta le possibilità di resezione chirurgica e maggiori tassi di sopravvivenza a 5 anni dalla diagnosi. A tal proposito, parallelamente all'acquisizione di queste nuove conoscenze, si stanno sviluppando una serie di programmi di screening per il tumore del polmone.

Il National Lung Screening Trial è stato il primo studio a dimostrare come la diagnosi precoce di tumore polmonare con TC torace a bassa dose (LDCT) annuale in soggetti ad alto rischio (55-74 anni, fumatori, o ex-fumatori entro 15 anni dall'arruolamento), determini una riduzione del 20% della mortalità associata a tale neoplasia, rispetto alla radiografia standard del torace. Una recente sotto-analisi di questo studio ha inoltre dimostrato come il beneficio sia superiore nei pazienti con BPCO con rapporto FEV1/FVC nei quali si è osservata una riduzione della mortalità del 37%. Questi studi hanno favorito l'introduzione di raccomandazioni per l'implementazione dello screening annuale con LDCT da parte della Task Force dei servizi di prevenzione degli Stati Uniti (USPSFT) e del National Comprehensive Cancer Network (NCCN). Recentemente la USPSFT ha aggiornato le raccomandazioni sullo screening del tumore polmonare con LDCT, in particolare ampliando il range di età dei soggetti da includere, tra 50 e 80 anni (vs tra 55 e 80 anni), e riducendo la storia di fumo a 20 pack/years (vs 30 pack-years). La diagnostica per immagini gioca un ruolo cruciale nella gestione dei pazienti affetti da patologia polmonare maligna guidando il pazienteattraverso la malattia nelle sue varie fasi: dalla diagnosi fino a tutta la durata del follow up.

10.2 SCREENING E LOW DOSE CT

Lo screening con tomografia computerizzata a bassa dose (LDCT) è l'intervento principale per la prevenzione secondaria del tumore del polmone e riduce la mortalità per tumore del polmone del 20-30%, soprattutto nelle donne. Numerosi studi italiani hanno contribuito alla letteratura sullo screening. In particolare, oltre 8.000 soggetti sono stati arruolati nei tre studi randomizzati controllati che si sono svolti in Italia dai primi anni 2000. Lo studio Multicentric Italian Lung Detection (MILD, 4.099 partecipanti) ha mostrato una riduzione statisticamente significativa del 39% della mortalità per tumore del polmone dopo 10 anni di screening, mentre il Trial ITALUNG (3.206 partecipanti) e lo studio Detection And Screening of Early Lung Cancer with Novel Imaging Technology (DANTE, 2.450 partecipanti) hanno fornito risultati simili in periodi di screening più brevi e con una minore potenza statistica. Studi non randomizzati, tra cui COSMOS e BioMILD a Milano, hanno arruolato circa 10.000 partecipanti, e lo studio bioMILD (4.119 partecipanti) ha indagato prospetticamente l'integrazione di LDCT e biomarcatori ematici per ottimizzare l'intervallo di screening prolungato a 3 anni. Un Comitato Europeo per la Valutazione delle Tecnologie Sanitarie ha concluso che "lo screening per il tumore del polmone con LDCT potrebbe avere un beneficio in termini di mortalità" e la United States Preventive

Services Task Force (USPSTF) ha recentemente ampliato i criteri di inclusione per lo screening con LDCT. Nel 2015, lo screening del tumore del polmone mediante LDCT è iniziato negli Stati Uniti rimborsato interamente da Medicare. In Europa, nonostante la disponibilità di diverse linee guida condivise, lo screening per il tumore del polmone non è ancora stato avviato. In Italia è in corso una discussione per preparare l'inclusione dello screening con LDCT nei Livelli Essenziali di Assistenza (LEA), che già include altri screening oncologici (seno, colon-retto e cervice uterina).

10.3 LOW DOSE CT: SPECIFICHE TECNICHE E PROTOCOLLO DI SCANSIONE

Lo screening mediante tomografia computerizzata a bassa dose (LDCT) è un esame radiologico semplice e rapido che non richiede la somministrazione di mezzo di contrasto. I dettagli tecnici riguardanti l'hardware, l'acquisizione e la ricostruzione delle immagini LDCT per lo screening del tumore del polmone (LCS) sono stati indicati da un gruppo di esperti radiologi toracici della European Society of Thoracic Imaging (ESTI).

La differenza fondamentale tra una Tomografia Computerizzata (TC) toracica standard e una Low Dose CT (LDCT) risiede nella dose di radiazioni a cui viene sottoposto il paziente, come suggerisce il nome stesso. Per garantire l'affidabilità della valutazione dei noduli polmonari, soprattutto di quelli subsolidi, è cruciale mantenere costanti i parametri di acquisizione e ricostruzione (come la tensione del tubo) durante gli esami di screening LDCT successivi sullo stesso paziente.

La dose di radiazioni di una LDCT toracica per screening varia a seconda delle caratteristiche fisiche del paziente (altezza e peso). L'American College of Radiology raccomanda di mantenere il volume dell'indice di dose della tomografia computerizzata (CTDIvol) al di sotto dei 2,0 mGy. Durante la configurazione del protocollo LDCT ottimizzato per lo screening del tumore del polmone, il radiologo deve assicurarsi che la qualità dell'immagine permetta di valutare non solo i noduli polmonari, ma anche altre importanti caratteristiche come l'enfisema polmonare e le calcificazioni coronariche, comunemente indicate come "BIG-3

10.4 VALUTAZIONE RADIOLOGICA

Il tempo richiesto per la lettura di un esame LDCT di screening da parte di un radiologo esperto è generalmente inferiore ai 10 minuti, ma può essere inferiore a 5 minuti in caso di test negativo. Di solito, la LDCT di screening è letta da due radiologi indipendenti. Questo metodo, simile a quello raccomandato per lo screening del seno, aumenta senza dubbio i costi dello screening per il tumore del polmone, insieme alla necessità di spazi dedicati per gli scanner TC e all'acquisizione e manutenzione del software per la valutazione volumetrica delle dimensioni dei noduli polmonari. Non sorprende quindi che venga prestata grande attenzione alla possibile implementazione dei sistemi di Diagnosi Assistita dal Computer (CAD). In uno studio nei Paesi Bassi, la lettura LDCT eseguita da un singolo radiologo supportato da un sistema CAD ha sostituito la doppia lettura. Il tempo richiesto per la refertazione dell'esame effettuato per motivi di screening varia in base all'uso del CAD come supporto al lettore e al tipo di referto (libero o strutturato). Complessivamente, l'uso del CAD per la lettura della LDCT nello screening del tumore del polmone può essere supportato, ma richiede un'adeguata formazione sulla sua funzione, forza e limiti. La LDCT per lo screening del tumore del polmone dovrebbe essere letta da radiologi specializzati in imaging polmonare e con competenze specifiche nello screening del tumore del polmone.

10.5 ESITO DEL TEST

10.5.1 DENSITÀ DEL NODULO

L'esito del test dipende dalla presenza di noduli polmonari non calcifici, dalla loro densità e dimensione, nonché dal loro possibile accrescimento nel tempo. I noduli non calcifici sono classificati in base alla loro densità in solidi (attenuazione omogenea del tessuto molle), sub solidi (opacità a vetro smerigliato: aumento sfumato dell'attenuazione nel polmone che non oscura i margini bronchiali e vascolari) o misti (nodulo misto non solido con componenti di attenuazione del tessuto molle) (**Figura 4**).

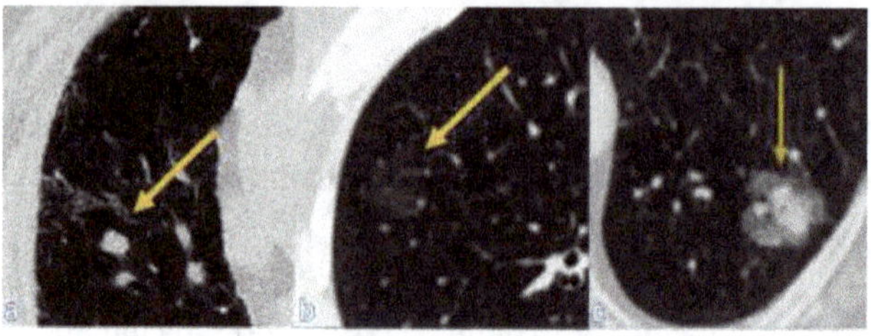

Figura 4 - Tre tipologie di noduli: a) nodulo solido subcentimetrico b) nodulo cosidetto "a vetro smerigliato" o "Ground Glass" caratterizzato da una morfologia pseudonodulare con relativa iperdensità del parenchima polmonare. A differenza del nodulo solido, è difficile da identificare, soprattutto per un osservatore poco esperto, e risulta complicato ottenere misurazioni facilmente ripetibili nei successivi esami; c) presenta una componente solida con localizzazione eccentrica e un alone di sfumata iperdensità nel parenchima polmonare circostante. In questi casi, come già evidenziato, si procede alla misurazione della componente solida.

Le misurazioni della dimensione sono destinate ai noduli solidi e alla componente solida dei noduli misti, che determinano sostanzialmente l'esito del test: maggiore è la dimensione della componente solida, maggiore è la probabilità che il nodulo sia maligno.

10.5.2 DIMENSIONE DEL NODULO

La dimensione dei noduli solidi non calcificati o della componente solida di un nodulo misto può essere valutata utilizzando una misurazione bidimensionale manuale (diametro massimo e ortogonale per il calcolo del diametro medio, con una precisione di un decimo di millimetro) o una misurazione volumetrica assistita da software.

La misurazione del volume di un nodulo solido è più riproducibile e sensibile alla crescita del nodulo rispetto alla misurazione manuale con calibro. Tuttavia, la volumetria presenta limitazioni in alcuni scenari in cui le misurazioni bidimensionali (ad esempio, diametro medio o diametro maggiore) dovrebbero essere preferite. Questi scenari includono: (1) noduli solidi adiacenti a superfici solide come pleura o vasi; (2) componente solida di un nodulo parzialmente solido; (3) noduli non solidi.

10.6 LUNG RADS

Il sistema Lung-RADS 1.1 (**Tabella 1**) è raccomandato per la classificazione dei reperti della tomografia computerizzata a bassa dose (LDCT) per lo screening del carcinoma polmonare. Questo sistema garantisce un lessico condiviso e un'interpretazione chiara dei report, fornendo un protocollo validato per l'iter diagnostico e incorporando i più recenti progressi in materia. Si prevede che la versione 2.0 del Lung-RADS includa un aggiornamento sulla classificazione e gestione delle lesioni cistiche. Questo sistema di refertazione è stato adottato nella più grande pratica di screening del carcinoma polmonare, iniziata nel 2015 negli Stati Uniti e attualmente coinvolge oltre un milione di partecipanti. Ci sono evidenze che l'uso di Lung-RADS riduca il tasso di risultati falsi positivi nello screening del carcinoma polmonare.

Secondo il sistema Lung-RADS 1.1, i noduli polmonari trovati su LDCT vengono suddivisi in 6 categorie, da 1 a 4X, basate su caratteristiche di densità, dimensione e sull'eventuale tempo di accrescimento del nodulo. Più alta è la categoria, maggiore è il rischio di malignità del nodulo. La categoria di ciascun esame LDCT deve essere codificata in base al nodulo con il grado di sospetto più elevato, noto anche come "nodulo dominante". Il sistema Lung-RADS 1.1 stabilisce la soglia dimensionale per il referto dei noduli polmonari basata sul diametro medio:

$$\frac{diametro\ massimo + diametro\ ortogonale}{2}$$

10.7 CLASSIFICAZIONE E GESTIONE

Ogni categoria prevede una gestione differente. I noduli appartenenti alle categorie 1 e 2 corrispondono a un test di screening negativo, per il quale l'ACR raccomanda un LDCT annuale programmato. Tuttavia, lo screening biennale per le categorie 1 e 2 sta guadagnando sempre più consenso insieme ai modelli di rischio integrati, e questa potrebbe diventare l'opzione preferita per ottimizzare il rapporto costo-beneficio dello screening del carcinoma polmonare. Diversamente, i noduli di categoria 3 (probabilmente benigni), categoria 4A (sospetti) e categoria 4B o 4X (molto sospetti) qualificano per un test di screening ad esito positivo.

Secondo il sistema Lung-RADS 1.1, i noduli di categoria 3 richiedono un LDCT di follow-up a 6 mesi. Questo intervallo di 6 mesi è oggetto di dibattito, poiché altre linee guida suggeriscono un controllo più breve a 3 mesi per la gestione del cosiddetto nodulo indeterminato. Un follow-up a 3 mesi potrebbe aiutare a contenere l'ansia per i risultati indeterminati e essere più conservativo. Tuttavia, un intervallo più breve è associato a un rischio maggiore che i cambiamenti dimensionali siano piccoli e inconcludenti. Questo concetto è stato recentemente rafforzato e ulteriormente esteso dalla necessità di ritardare l'attività di screening durante la pandemia di SARS-CoV-2. I partecipanti allo screening del carcinoma polmonare con un follow-up LDCT più lungo per "nodulo indeterminato" non hanno subito un cambiamento di stadio al momento della diagnosi di carcinoma polmonare.

I noduli di categoria 4A richiedono un LDCT di follow-up a 3 mesi per accertare l'evoluzione dimensionale nel tempo, mentre i noduli di categoria 4B e 4X richiedono un immediato iter diagnostico. Per i nuovi noduli di grandi dimensioni che appaiono in un round di screening programmato e che corrispondono alla categoria 4B, si raccomanda un LDCT di follow-up a 1 mese dopo terapia antibiotica per accertare condizioni infettive o infiammatorie potenziali.

L'inclusione dell'etichetta "S" alle categorie di noduli consente di indicare altri reperti clinicamente significativi o potenzialmente significativi diversi dal carcinoma polmonare.

La soglia dimensionale per i noduli solidi di categoria 4A (sospetti) è di 8 mm di diametro medio e 268 mm^3 di volume su LDCT di base e di 6 mm e 113 mm^3 per nuovi noduli apparsi in LDCT ripetuti annualmente. Per i noduli di categoria 4B (molto sospetti) si incoraggia l'uso dell'algoritmo Brock che incorpora caratteristiche non radiologiche per prevedere la malignità del nodulo.

In caso di noduli non solidi, Lung-RADS 1.1 raccomanda follow-up LDCT o interventi solo per noduli con un diametro medio ≥ 3 cm, ma anche in questo caso il dibattito è ancora aperto.

La categoria 4X (molto sospetta), che richiede un immediato iter diagnostico, può essere assegnata a piccoli noduli sulla base di caratteristiche sospette speciali come la presenza di spiculazioni nodulari o linfoadenomegalia mediastinica associata. Anche un nodulo non solido inferiore a 3 cm di dimensione (categoria 2) dovrebbe essere riclassificato a 4X se si misura una crescita durante l'intervallo.

Categoria Lung-RADS	Descrizione	Gestione
0	**Incompleto** Prevalenza stimata nella popolazione: ~1% Paragone con una TC toracica precedente; Parte o tutto il polmone non valutabile	Ulteriori immagini TC necessarie; 1-3 mesi LDCT
1	**Negativo** Prevalenza stimata nella popolazione: 39% Nessun nodulo polmonare o nodulo con caratteristiche benigne: • Calcificazioni complete, centrali, "popcorn" o a "anello concentrico" • Contenente grasso	12 mesi LDCT di screening
2	**Benigno (Figura 5)** Basato su caratteristiche o comportamento indolente Prevalenza stimata nella popolazione: 45% Nodulo giustapleurico <10 mm o nuovo; nodulo solido <6 mm; nodulo parte solida <6 mm; nodulo non solido (GGN) <30 mm, stabile o in lento accrescimento	Screening a 12 mesi con LDCT
3	**Probabilmente Benigno** Basato su caratteristiche o comportamento Prevalenza stimata nella popolazione: 9% Nodulo solido ≥ 6 a < 8 mm o nuovo di 4 a < 6 mm; nodulo parte solida ≥ 6 mm totale, componente solida < 6 mm; nodulo non solido (GGN) ≥ 30 mm	6 mesi LDCT

4 A	**Sospetto** Prevalenza stimata nella popolazione: 4% Nodulo solido ≥ 8 a < 15 mm o nuovo 6 a < 8 mm; nodulo parte solida ≥ 6 mm totale, componente solida 6 a < 8 mm	LDCT a 3 mesi; considerare PET/TC se nodulo solido ≥ 8 mm
4 B	**Molto Sospetto** Prevalenza stimata nella popolazione: 2% Nodulo solido ≥ 15 mm o nuovo/crescente ≥ 8 mm; nodulo parte solida ≥ 8 mm o nuovo/crescente ≥ 4 mm	TC toracica diagnostica con/senza contrasto; PET/TC; campionamento tessutale; valutazione clinica
4 X	Prevalenza stimata nella popolazione: < 1% Noduli delle categorie 3 o 4 con caratteristiche aggiuntive che aumentano il sospetto di tumore polmonare	Gestione basata sulla valutazione clinica, preferenze del paziente e probabilità di malignità
S	**Significativo o Potenzialmente Significativo** Prevalenza stimata nella popolazione: 10% Modificatore: può essere aggiunto alle categorie 0-4 per reperti clinicamente rilevanti o potenzialmente significativi non legati al cancro del polmone	Gestione in base alla specifica patologia riscontrata

Tabella 1 - *Quadro sinottico dei risultati dello screening polmonare secondo il Lung-RADS versione 1.1*

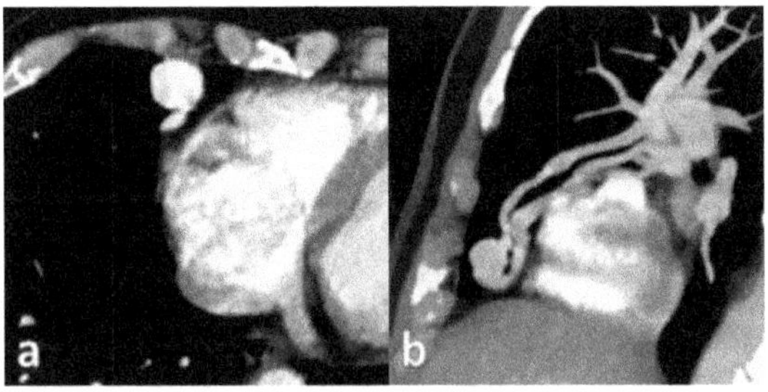

Figura 5 *- Esempio di un esame TC con evidenza di un nodulo polmonare solitario, il cui work-up diagnostico ha rivelato una patologia benigna. In particolare, durante uno screening, è stata riscontrata una nodulazione a margini regolari e attenuazione ridotta in sede paracardiaca destra. La successiva integrazione con esame TC del torace, eseguito con e senza somministrazione di mezzo di contrasto iodato per via endovenosa, ha mostrato una densitometria post-contrastografica omogenea. Le ricostruzioni multiplanari successive hanno evidenziato la continuità di tale formazione con le strutture vascolari mediastiniche. In conclusione, è stata posta la diagnosi di malformazione artero-venosa.*

10.8 MORE THAN MEETS THE EYE

Lo screening per il cancro ai polmoni con LDCT si concentra principalmente sulla rilevazione precoce del cancro ai polmoni individuando noduli polmonari e valutarne il rischio di malignità. Tuttavia, le LDCT toraciche effettuate per screening mostrano molto più dei soli polmoni, offrendo l'opportunità di valutare anche altre condizioni. La popolazione target per lo screening è composta da fumatori attuali o ex fumatori. Tale popolazione è a rischio non solo di sviluppare il cancro ai polmoni, ma anche di morire prematuramente a causa di malattie polmonari ostruttive croniche (COPD) e malattie cardiovascolari. Le calcificazioni delle arterie coronarie sono un biomarcatore prezioso per determinare il rischio di eventi cardiovascolari. La LDCT offre anche l'opportunità per la rilevazione precoce della COPD, quantificando l'enfisema, lo spessore della parete bronchiale ed i fenomeni di air-trapping, con la maggior parte dell'esperienza acquisita nella quantificazione dell'enfisema. Esiste una prova indiretta che suggerisce che l'enfisema sia un fattore predittivo per lo sviluppo del cancro ai polmoni. Affrontare i "big-3" (cancro polmonare, malattie polmonari ostruttive e malattie cardiovascolari) non solo potrebbe ridurre il carico di malattia e salvare più vite, ma potrebbe anche migliorare significativamente il costo-efficacia di un futuro programma di screening. La quantificazione dei risultati su LDCT potrebbe persino mirare a più di questi "big-3", con la possibilità di quantificare numerosi aspetti, inclusi le vie aeree, le calcificazioni vascolari, la densità ossea, la densità del seno e la densità del fegato. La quantificazione di tutte queste entità oltre ai noduli polmonari è facilitata dal crescente ruolo dell'IA. Lo sviluppo del software per la quantificazione sta facendo enormi passi avanti. Numerosi biomarcatori di imaging sono già pronti per l'uso nella pratica clinica quotidiana. Ciò che sarà molto più difficile sarà gestire questa enorme quantità di dati quantitativi e informazioni aggiuntive e come integrarle in un programma di screening senza aumentare il danno ai partecipanti. Attualmente, manca l'evidenza del beneficio dello screening in termini di qualità della vita legata alla salute, morbidità e mortalità per la maggior parte di questi biomarcatori di imaging. Sono necessari studi controllati randomizzati con inclusione di biomarcatori di imaging validati e quantificati per malattie diverse dal cancro ai polmoni in futuro.

10.9 USCENDO DALL'OSCURITA': l'INTELLIGENZA ARTIFICIALE

L'Intelligenza Artificiale (IA) sta trasformando l'assistenza sanitaria e il mondo dell'imaging. Con la radiologia che è una disciplina guidata dai dati digitali, i radiologi sono in prima linea nell'innovazione dell'IA nel settore medico. Una delle questioni logistiche e degli ostacoli per l'implementazione di programmi di screening per il cancro ai polmoni su larga scala è la capacità dei radiologi e/o di altri individui formati. Il CAD sarà necessario per alleviare la pressione sui radiologi e sui servizi di radiologia. A differenza degli esseri umani, i computer possono gestire alti volumi e sono coerenti. Gli algoritmi di IA giocheranno un ruolo in diversi compiti del processo di screening. Come discusso in precedenza, per ora il ruolo più appropriato del CAD è quello di lettore secondario, al fine di aumentare la sensibilità nella rilevazione dei noduli. Per essere di valore, è necessaria una alta sensibilità del CAD nella rilevazione dei noduli, bilanciata con un basso tasso di risultati falsi positivi. L'IA può anche avere un ruolo nella categorizzazione automatica dei noduli polmonari rilevati dallo screening. La valutazione volumetrica con il confronto con l'esame precedente e il calcolo del tempo di raddoppiamento del volume è già in uso. I sistemi di diagnosi assistita da computer (CADx) possono anche ridurre la variabilità nella valutazione e nella segnalazione del rischio di cancro ai polmoni tra i medici. Il ruolo dell'IA nello screening per il cancro ai polmoni va oltre la rilevazione dei noduli, la valutazione volumetrica e la caratterizzazione dei noduli. Attualmente, il ruolo dell'IA nella selezione dei partecipanti e nella pianificazione dello screening è meno chiaro, ma è senza dubbio che se grandi quantità di dati verranno raccolti attraverso l'implementazione dello screening nella pratica quotidiana, questo campo si svilupperà ulteriormente.

I radiologi dovrebbero essere consapevoli non solo dei vantaggi, ma anche delle limitazioni degli algoritmi di IA che utilizzano. L'IA e i radiologi dovranno collaborare strettamente, ma il formato esatto di questa collaborazione deve ancora essere ulteriormente investigato.

10.10 WORK-UP DIAGNOSTICO PER NODULI SOSPETTI O ALTAMENTE SOSPETTI

Il work-up diagnostico per noduli sospetti o altamente sospetti (categorie 4A-4X secondo il sistema Lung-RADS 1.1) con una componente solida superiore a 8 mm può essere eseguito tramite tomografia a emissione di positroni con fluorodesossiglucosio 18F (FDG-PET)/TC, agobiopsia spirazione con ago tranciante o full-core guidata da TC o con guida ecografica in caso di lesioni polmonari periferiche adese al piano pleurico, e chirurgia toracica video-assistita (VATS). La scelta della strategia di work-up riflette generalmente la disponibilità e l'esperienza locali ed è solitamente accompagnata da una TC con contrasto a dose standard per la stadiazione.

Diversamente, il follow-up con LDCT è lo strumento di gestione per i noduli indeterminati (categoria 3 secondo il Lung-RADS 1.1) rilevati al basale o nel corso di uno screening annuale ripetuto con LDCT, con l'obiettivo di accertare un'eventuale crescita del nodulo. Questa è considerata significativa quando si osserva un aumento del volume della lesione pari o superiore al 25% o un aumento del diametro medio superiore a 1,5 mm. La descrizione integrata delle dinamiche di crescita è prevista per la prossima versione Lung-RADS 2.0.

Le dinamiche di crescita delle lesioni solide possono essere stimate tramite LDCT seriali e calcolo del Tempo di Duplicazione del Volume (VDT) (**Figura 6**).

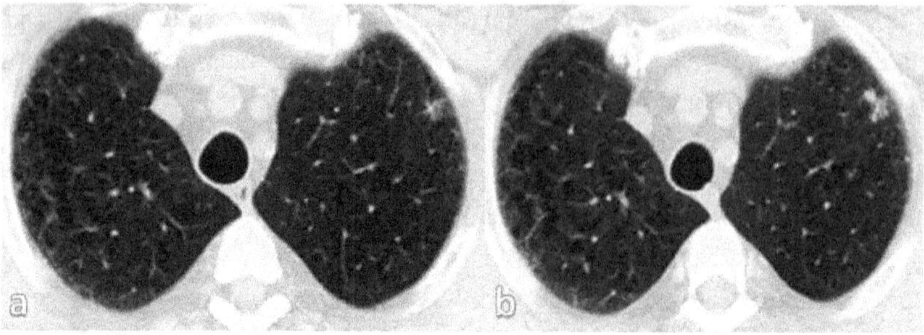

Figura 6 - Esempio di un nodulo polmonare sottoposto a follow-up con TC torace a dose standard dopo 3 mesi. Si osserva non solo un incremento dimensionale, ma anche un aumento della densità del nodulo stesso.

Un VDT pari o inferiore a 400 giorni è associato a noduli maligni. Finora, il VDT è stato validato per i noduli polmonari solidi, ma non per quelli parzialmente solidi o non solidi. Per questi ultimi due tipi di noduli, l'aumento della componente solida nei noduli misti o la comparsa di una nuova componente solida in un nodulo precedentemente non solido è considerata un segno di crescita significativa e potenziale malignità.

10. 11 DIANGNOSI ISTOLOGICA

10.11.1 INTRODUZIONE

Il carcinoma polmonare è una delle neoplasie più frequenti e letali a livello mondiale, e una diagnosi istologica precisa è fondamentale per un'adeguata gestione e trattamento della malattia. Per ottenere una diagnosi definitiva, è necessario prelevare campioni di tessuto che possano essere analizzati istologicamente. Tra le diverse tecniche disponibili, la biopsia endoscopica e la biopsia transtoracica sono le più comunemente utilizzate. Questo capitolo esamina in dettaglio queste due metodiche, analizzandone le indicazioni, i vantaggi, le limitazioni e le principali differenze.

10.11.2 BIOPSIA ENDOSCOPICA

La biopsia endoscopica è una procedura minimamente invasiva che utilizza un broncoscopio per accedere direttamente alle vie aeree e ai bronchi. Questa tecnica è particolarmente utile quando si trattano lesioni centrali o situate vicino ai bronchi principali. La procedura prevede l'inserimento di un endoscopio attraverso la bocca o il naso, che viene poi guidato fino ai bronchi per prelevare campioni di tessuto. La broncoscopia consente una visualizzazione diretta della lesione e dei tessuti circostanti, facilitando il prelievo di campioni multipli da diverse aree della stessa lesione se necessario.

Un grande vantaggio della biopsia endoscopica è la sua natura minimamente invasiva, che solitamente richiede solo sedazione e non un intervento chirurgico maggiore. Questa tecnica permette di ottenere campioni da aree specifiche della lesione e di esaminare visivamente la patologia circostante. Tuttavia, la broncoscopia ha delle limitazioni: non è sempre possibile raggiungere lesioni periferiche o di piccole dimensioni. Inoltre, la qualità e la rappresentatività dei campioni possono variare a seconda della posizione della lesione e della tecnica utilizzata. Sebbene le complicanze siano rare, possono includere sanguinamenti o, in casi più gravi, pneumotorace.

10.11.3 BIOPSIA TRANSTORACICA

La biopsia transtoracica è una procedura che utilizza un ago per prelevare campioni di tessuto direttamente dal polmone. Questo approccio è guidato da imaging TC e viene utilizzato principalmente per le lesioni periferiche o i noduli polmonari che non possono essere facilmente raggiunti tramite broncoscopia. Esistono due principali tipi di biopsie transtoraciche: la biopsia con ago sottile (FNAB) e la biopsia Core (core biopsy). La FNA è meno invasiva ma fornisce campioni di tessuto più piccoli, mentre la core biopsy offre campioni più grandi e dettagliati.

La biopsia transtoracica è particolarmente vantaggiosa per le lesioni periferiche e per i noduli di dimensioni variabili che non possono essere raggiunti con la broncoscopia. L'uso della guida per immagini, come la TC, consente una precisione elevata nel posizionamento dell'ago e nella raccolta dei campioni. Tuttavia, la biopsia transtoracica è considerata più invasiva rispetto alla broncoscopia e può comportare rischi maggiori, come pneumotorace e sanguinamento. Inoltre, richiede l'accesso a tecnologie avanzate e risorse specializzate.

10.11.4 HOW AND WHEN: VANTAGGI E SVANTAGGI

Le due tecniche di biopsia differiscono principalmente per il tipo di lesione che possono trattare e per il loro approccio. La biopsia endoscopica è preferita per le lesioni centrali o che coinvolgono le vie aeree principali, poiché consente un accesso diretto alla lesione e una visualizzazione chiara dei tessuti circostanti. Questo approccio è ideale quando la lesione è vicina ai bronchi principali e può essere raggiunta con il broncoscopio.

In contrasto, la biopsia transtoracica è fondamentale per le lesioni periferiche e i noduli polmonari che non sono accessibili tramite broncoscopia. Questa tecnica, guidata da imaging TC, è progettata per raggiungere e campionare lesioni situate lontano dalle vie aeree principali. Sebbene possa comportare rischi più elevati, come pneumotorace e sanguinamento, è essenziale per ottenere campioni dai noduli che non possono essere biopsiati per via endoscopica.

La principale differenza tra le due tecniche risiede nell'approccio anatomico e nella natura invasiva. La broncoscopia, essendo meno invasiva, è preferita per le lesioni centrali e può spesso fornire campioni adeguati senza necessitare di un intervento chirurgico maggiore. D'altra parte, la biopsia transtoracica, pur essendo più invasiva, è indispensabile per le lesioni periferiche e i noduli non raggiungibili tramite broncoscopia, offrendo campioni di tessuto più ampi e dettagliati.

10.11.5 CONCLUSIONI

La scelta tra biopsia endoscopica e transtoracica dipende da vari fattori, inclusa la posizione della lesione, la sua dimensione e la disponibilità di risorse tecniche. La biopsia endoscopica è ideale per le lesioni centrali e per le vie aeree principali, mentre la biopsia transtoracica è cruciale per le lesioni periferiche e i noduli polmonari. Entrambe le tecniche hanno un ruolo specifico e complementare nella diagnosi istologica del carcinoma polmonare, e la selezione della procedura appropriata è fondamentale per garantire una diagnosi accurata e tempestiva, essenziale per una gestione e un trattamento adeguati della malattia.

10.12 CLASSIFICAZIONE ISTOLOGICA

La classificazione istopatologica raccomandata per la diagnosi di tumore polmonare è la quinta edizione del bluebook della World Health Organization (WHO) aggiornata nel 2021. Più del 95% dei carcinomi polmonari rimane riconducibile a quattro istotipi principali: carcinoma squamoso (CS), adenocarcinoma (ADC), carcinoma a grandi cellule (CGC) e carcinoma a piccole cellule (microcitoma) (**Figura 7**). Nei paesi occidentali, la frequenza dell'ADC è in netto incremento (>50%), mentre CS e microcitoma sono in significativa riduzione [29]. Negli ultimi anni, la precisa definizione istologica dei carcinomi del polmone non-a piccole cellule (NSCLC, Non-Small Cell Lung Cancer) è divenuta critica per lo sviluppo di nuove terapie correlate con l'istotipo.

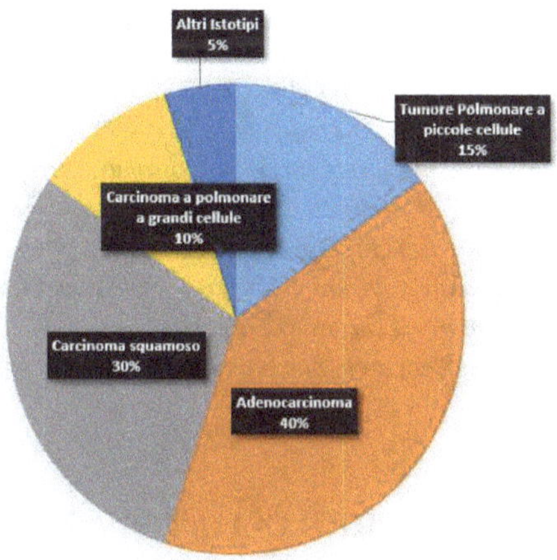

***Figura** 7 - Grafico a torta che riassume i principali istotipi polmonari con la relativa frequenza di incidenza.*

10.13 CARATTERISTICHE RADIOLOGICHE PER ISTOTIPO

10.13.1 ADENOCARCINOMA

L'adenocarcinoma rappresenta il 31% di tutti i tumori polmonari, inclusi i carcinomi broncoalveolari (**Figura 8**). Gli adenocarcinomi sono tipicamente situati in periferia e misurano <4 cm di diametro; solo il 4% mostra cavitazione. L'interessamento dell'ilo o dell'ilo e del mediastino è osservato nel 51% dei casi su radiografia toracica e uno studio recente descrive due aspetti caratteristici sulla

TAC: una opacità a vetro smerigliato localizzata che cresce lentamente (tempo di raddoppiamento >1 anno) o una massa solida che cresce più rapidamente (tempo di raddoppiamento <1 anno).

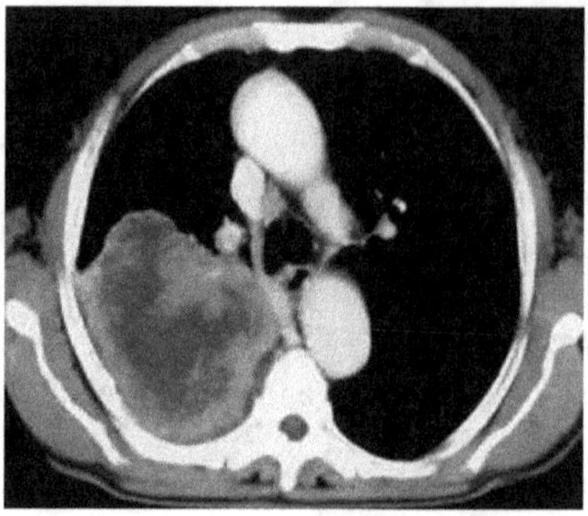

Figura 8 *- Esame TC eseguito dopo somministrazione di mezzo di contrasto iodato per via endovenosa. L'esame evidenzia una massa polmonare destra di grandi dimensioni (>6 cm nel diametro assiale massimo), caratterizzata da densità disomogenea post-contrastografica, indicativa di fenomeni necrotico-colliquativi. La massa coinvolge anche le strutture mediastiniche, senza evidenziare un chiaro piano di clivaggio rispetto al bronco principale omolaterale. Inoltre, si osserva un elemento nodulare, verosimilmente di natura linfonodale, nella finestra aorto-polmonare. Il successivo accertamento bioptico ha confermato la diagnosi istologica di adenocarcinoma polmonare scarsamente differenziato.*

10.13.2 CARCINOMA BRONCHIOLO-ALVEOLARE

Questo è considerato un sottotipo di adenocarcinoma e rappresenta il 2-10% di tutti i tumori polmonari primari. Ci sono tre presentazioni caratteristiche: la più comune è un nodulo o una massa polmonare singola nel 41% dei casi; nel 36% può esserci malattia multicentrica o diffusa; infine, nel 22% c'è un'area localizzata di consolidamento parenchimatoso. Aree a bolla di bassa attenuazione all'interno della massa sono un reperto caratteristico sulla TAC. L'adenopatia ilare e mediastinica è rara. Un consolidamento periferico persistente con noduli associati nello stesso lobo o in altri lobi dovrebbe sollevare la possibilità di carcinoma broncoalveolare.

10.13.3 CARCINOMA ADENOSQUAMOSO

Il carcinoma adenosquamoso rappresenta il 2% di tutti i tumori polmonari. Questo tipo cellulare è tipicamente identificato come un nodulo periferico solitario. Più della metà sono di dimensioni comprese tra 1 e 3 cm e la cavitazione è osservata nel 13%. Evidenze di cicatrici parenchimatosiche o fibrosi nel tumore o accanto ad esso sono osservate nel 50%.

10.13.4 CARCINOMA SQUAMOSO

Il carcinoma a cellule squamose rappresenta il 30% di tutti i tumori polmonari. Questi tumori sono più frequentemente localizzati centralmente nel polmone e possono crescere molto più grandi di 4 cm di diametro. La cavitazione è vista fino all'82%. Comunemente causano collasso segmentale o lobare del polmone a causa della loro posizione centrale e della loro frequenza relativa.

10.13.5 MICROCITOMA

Il cancro polmonare a piccole cellule (SCLC) rappresenta il 18% di tutti i tumori polmonari (**Figura 9**). L'SCLC spesso si presenta con masse ingombranti dell'ilo e dei linfonodi mediastinici. Una massa parenchimatosica non contigua può essere identificata fino al 41% nella TAC e raramente mostra cavitazione. Essi formano l'estremo maligno di uno spettro di carcinomi neuroendocrini del polmone, con i tumori carcinoidi tipici che si trovano all'estremo più benigno. Una massa nell'ilo o adiacente all'ilo è caratteristica dell'SCLC e il tumore può mostrare invasione mediastinica.

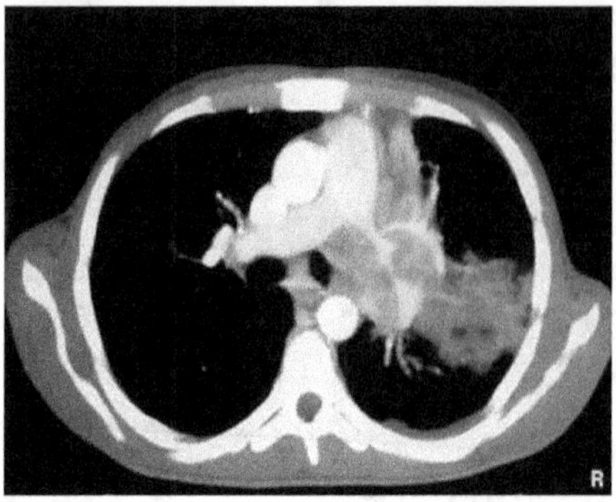

Figura 9 *- Voluminosa massa ilare sinistra con esteso coinvolgimento delle strutture ilo-mediastiniche e grossolane linfoadenopatie. L'esame istologico ha posto diagnosi di microcitoma polmonare.*

10.13.6 TUMORE CARCINOIDE

Il tumore carcinoide rappresenta l'1% di tutti i tumori polmonari. I tumori carcinoidi atipici tendono ad essere più grandi (tipicamente >2,5 cm alla TAC), mentre i tumori carcinoidi tipici sono più spesso associati a crescita endobronchiale e polmonite ostruttiva. I carcinoidi tendono a essere localizzati centralmente piuttosto che perifericamente e la calcificazione è vista nel 26-33%. La sopravvivenza a 5 anni per i carcinoidi tipici è del 95% contro il 57-66% per i carcinoidi atipici.

10.13.7 CARCINOMA A GRANDI CELLULE

Il carcinoma a grandi cellule rappresenta il 9% di tutti i tumori polmonari. Il carcinoma a grandi cellule o gigante è un carcinoma non a piccole cellule (NSCLC) scarsamente differenziato ed è diagnosticato istologicamente dopo esclusione della differenziazione adenocarcinomatosa o squamosa. Può crescere estremamente rapidamente fino a dimensioni grandi ma metastatizza precocemente al mediastino e al cervello.

10.14 STADIAZIONE TNM

L'imaging gioca un ruolo fondamentale nella stadiazone del cancro al polmone e nella guida della terapia. Una comprensione approfondita del sistema di stadiazione, inclusa la nomenclatura e gli aggiornamenti, è necessaria per adattare i piani di trattamento e ottimizzare la cura del paziente. La 9ª edizione del sistema di stadiazione TNM per il cancro al polmone non prevede modifiche per la classificazione T e suddivide le categorie N2 e M1c. Nella stadiazione nodale, l'N2 si divide in N2a, coinvolgimento della stazione mediastinica ipsilaterale singola, e N2b, coinvolgimento di più stazioni mediastiniche ipsilaterali. Nella stadiazione delle metastasi extratoraciche multiple, l'M1c si suddivide in M1c1, metastasi extratoraciche multiple in un solo sistema d'organo, e M1c2, metastasi extratoraciche multiple in più sistemi d'organo. Essere a conoscenza dei cambiamenti proposti nell'ultima classificazione TNM è essenziale per fornire un'interpretazione metodica e accurata delle immagini.

10.14.1 INTRODUZIONE

La tomografia computerizzata (TC) e la tomografia a emissione di positroni/computata (PET/TC) sono strumenti fondamentali nella stadiazione del cancro al polmone. Il sistema di stadiazione TNM valuta la diffusione anatomica della malattia, comprendendo il tumore primario (T), le metastasi nodali (N) e le metastasi in sedi intra ed extratoraciche (M), e stratifica i pazienti sulla base dei dati di sopravvivenza.

Nel 2023, è stata annunciata la 9ª ed ultima edizione del sistema di stadiazione TNM durante la World Conference on Lung Cancer, con l'implementazione prevista per gennaio 2025. Il sistema TNM viene utilizzato per la stadiazione del carcinoma polmonare non a piccole cellule (NSCLC), del carcinoma polmonare a piccole cellule e dei tumori carcinoidi bronchopolmonari.

Le modifiche proposte nel TNM includono la suddivisione delle categorie N2 e M1c. Per la stadiazione nodale, l'N2 (malattia nodale mediastinica ipsilaterale) viene suddiviso in N2a (coinvolgimento di una sola stazione linfonodale) e N2b (coinvolgimento di più stazioni N2). Per la stadiazione delle metastasi extratoraciche multiple, l'M1c è stato diviso in M1c1 (coinvolgimento di un solo sistema d'organo) e M1c2 (coinvolgimento di più sistemi d'organo).

Per determinare l'estensione della malattia e la prognosi, un'interpretazione accurata delle immagini è essenziale. Una comprensione approfondita del sistema di stadiazione TNM, comprese le nomenclature e gli aggiornamenti, è necessaria per adattare i piani di trattamento e ottimizzare la cura del paziente. In questo articolo, esamineremo le modifiche proposte alla 9ª edizione del TNM per la stadiazione del cancro al polmone, con particolare attenzione all'interpretazione delle immagini.

10.14.2 CLASSIFICAZIONE T

La classificazione T del sistema TNM descrive la dimensione del tumore, l'estensione dell'invasione locale e la presenza e localizzazione di noduli tumorali polmonari separati. Per misurare il tumore primario, l'IASLC consiglia di utilizzare sezioni contigue di 1 mm con impostazione della finestra polmonare per ridurre al minimo la media parziale e permettere misurazioni accurate e caratterizzazione dell'attenuazione del nodulo: solido, parzialmente solido o puro vetro smerigliato. L'IASLC raccomanda di misurare in qualsiasi piano che mostri il diametro massimo e di arrotondare al millimetro più vicino. La stadiazione dei tumori polmonari solidi e dei tumori a vetro smerigliato puro si basa sul diametro massimo del tumore.

Per i tumori polmonari parzialmente solidi, la lunghezza dell'asse maggiore del componente solido deve essere registrata, poiché è considerata indicativa del componente invasivo in patologia. Sebbene non sia attualmente inclusa nella stadiazione T, documentare il diametro complessivo (incluso il componente a vetro smerigliato) dei tumori parzialmente solidi potrebbe permettere ai futuri database TNM di valutare se questo parametro influisce sulla prognosi.

Le lesioni T1 sono suddivise in tre categorie: T1a (dimensioni di 1 cm o meno), T1b (più di 1 cm ma uguale o inferiore a 2 cm), e T1c (più di 2 cm ma uguale o inferiore a 3 cm). I tumori T2 sono suddivisi in due categorie: T2a (lesioni superiori a 3 cm e inferiori o uguali a 4 cm) e T2b (lesioni superiori a 4 cm e inferiori o uguali a 5 cm). Le lesioni superiori a 5 cm ma non superiori a 7 cm sono classificate come T3, mentre i tumori superiori a 7 cm sono denotati come T4.

Oltre ai parametri di dimensione, fattori che possono influenzare la classificazione T includono il sito del tumore e l'estensione dell'invasione locale. Per la designazione T1, non ci deve essere invasione del lobo o del bronco principale. L'invasione di un bronco principale, indipendentemente dalla distanza dalla carina, ma senza coinvolgimento della carina, l'atelettasia polmonare parziale o completa, la polmonite ostruttiva e l'invasione della pleura viscerale sono descrittori di T2. La classificazione T3 include malignità che hanno invaso la pleura parietale, la parete toracica (inclusi i tumori del solco superiore), il pericardio parietale o il nervo frenico. T4 indica qualsiasi tumore (indipendentemente dalla dimensione) che ha invaso il mediastino, il cuore, i grandi vasi, il diaframma, il nervo laringeo ricorrente, la carina o il corpo vertebrale.

Nel caso di noduli tumorali distinti, la localizzazione è importante. Se è presente un nodulo polmonare distinto nello stesso lobo del tumore primario, viene classificato come T3. Se un nodulo polmonare distinto si trova in un lobo diverso dal tumore primario ma all'interno dello stesso polmone, è classificato come T4. È importante notare che la presenza di noduli distinti nel polmone controlaterale al tumore primario rientra nella categoria di malattia metastatica intratoracica e viene classificata come M1a.

La PET/CT con FluoroDesossiGglucosio-18 (FDG-18) combina le immagini anatomiche e funzionali, conferendo notevoli vantaggi nella stadiazione del carcinoma polmonare. Questa modalità è particolarmente utile nella classificazione T del tumore, poiché offre capacità uniche di valutazione delle caratteristiche funzionali del tumore e delle strutture circostanti.

Uno dei punti di forza della PET/CT è la sua capacità di rilevare il coinvolgimento del nervo laringeo ricorrente, una caratteristica di stadio T4, che si manifesta come paralisi della corda vocale ipsilaterale. Quando i pazienti parlano prima o durante l'esecuzione della PET/CT, si osserva un aumento fisiologico dell'assorbimento di FDG nella corda vocale non coinvolta, mentre l'assorbimento nella corda vocale paralizzata è assente. Questo fenomeno permette di identificare in modo accurato l'invasione del nervo laringeo ricorrente, un importante indicatore di malignità avanzata.

Inoltre, la PET/CT è particolarmente utile per differenziare l'atelettasia e la polmonite post-ostruttiva dovute a un tumore centrale che ostruisce le vie aeree. Questa distinzione è fondamentale per la pianificazione della radioterapia e per guidare le decisioni relative alla biopsia. L'abilità della PET/CT di distinguere tra queste condizioni può influenzare significativamente il piano di trattamento, evitando errori diagnostici e ottimizzando la gestione terapeutica.

La PET/CT con FDG, quindi, non solo offre una valutazione della dimensione e dell'estensione del tumore, ma fornisce anche informazioni critiche sulla funzionalità e l'invasione delle strutture circostanti, migliorando notevolmente la precisione della stadiazione e della pianificazione del trattamento del carcinoma polmonare.

10.14.3 LIMITI E VANTAGGIDELL'UTILIZZO DELLA PET/CT NELLA STADIAZIONE

Nonostante i numerosi vantaggi della PET/CT con FDG nella stadiazione del carcinoma polmonare, è fondamentale essere consapevoli delle sue limitazioni. Questi limiti possono influenzare significativamente la precisione diagnostica e la gestione clinica del tumore.

Uno dei principali limiti della PET/CT con FDG è la sua limitata capacità di discriminare tra lesioni benigne e maligne in alcuni casi. Processi benigni come infezioni, amartomi, malattie granulomatose, sarcoidosi, amiloidosi, fibrosi del parenchima polmonare o pleurica e atelettasia rotonda possono mostrare un'alta captazione di FDG, rendendo difficile la distinzione tra tumori maligni e condizioni non neoplastiche. Questo può portare a risultati falsi positivi e complicare la diagnosi.

D'altro canto, tumori carcinoidi e alcuni casi di carcinoma polmonare in stadio precoce, come gli adenocarcinomi polmonari preinvasivi e minimamente invasivi, possono non essere avidi di FDG. Tumori polmonari solidi di piccole dimensioni, con diametro inferiore a 8-10 mm, adenocarcinomi pre-invasivi e minimamente invasivi, e adenocarcinomi lepidici possono anch'essi non essere avidi di FDG, rendendo difficile la loro rilevazione con questa tecnica.

Tuttavia, alcune ricerche hanno dimostrato una correlazione tra l'invasione tumorale in malignità a vetro smerigliato puro e parzialmente solida con l'avidità focale di FDG. Questo suggerisce che, sebbene la PET/CT con FDG possa non essere sempre sensibile per tutte le tipologie di tumore, in alcuni casi può ancora fornire informazioni utili riguardo all'invasione tumorale.

Recenti avanzamenti nella tecnologia PET, come la tecnologia "time of flight", rivelatori migliorati e un campo di vista assiale esteso fino a 104 cm, hanno migliorato la risoluzione della PET, portandola a 3-6 mm rispetto ai 7-8 mm delle PET convenzionali con un campo di vista assiale di 15 cm. Questi miglioramenti tecnologici hanno potenziato la capacità della PET di rilevare lesioni di dimensioni più piccole e di fornire informazioni più accurate, contribuendo così a una stadiazione e una pianificazione del trattamento più precise.

In sintesi, mentre la PET/CT con FDG-18 rappresenta uno strumento prezioso per la stadiazione del carcinoma polmonare, è essenziale considerare le sue limitazioni e le potenziali variazioni nella captazione dell'FDG. Un'interpretazione accurata e un'adeguata integrazione con altre modalità di imaging e tecniche diagnostiche sono cruciali per una valutazione completa e per la gestione ottimale dei pazienti con carcinoma polmonare.

10.14.4 CLASSIFICAZIONE N

La classificazione nodale rappresenta un indicatore prognostico cruciale, poiché delinea l'estensione regionale della malignità ai linfonodi intratoracici. Questa classificazione si basa sulla determinazione anatomica dei linfonodi metastatici e si integra con i dati raccolti da diverse tecniche di imaging e procedure diagnostiche.

Il sistema di classificazione dei linfonodi è suddiviso in quattro categorie principali: N0, N1, N2 e N3. La categoria N0 indica l'assenza di coinvolgimento dei linfonodi regionali, mentre la N1 rappresenta il coinvolgimento dei linfonodi peribronchiali, interlobari o ilari omolaterali. La categoria N2 include il coinvolgimento dei linfonodi mediastinici e/o subcarinali omolaterali, e la N3 denota il coinvolgimento dei linfonodi mediastinici controlaterali, hilares controlaterali o dei linfonodi sovraclaveari.

Nella nona edizione del sistema di stadiazione TNM, la categoria N2 è ulteriormente suddivisa in due sottocategorie: N2a e N2b. La N2a indica il coinvolgimento di un singolo stazione linfonodale, mentre la N2b si riferisce al coinvolgimento di più stazioni linfonodali. Questa distinzione è fondamentale per una valutazione più dettagliata della malattia e per la pianificazione del trattamento.

È importante sottolineare che il TNM quantifica la malattia nodale in base al numero di stazioni linfonodali coinvolte, e non al numero di linfonodi. La classificazione dei linfonodi si basa sulla mappa delle stazioni linfonodali dell'IASLC, che assegna numeri specifici alle stazioni piuttosto che utilizzare descrizioni verbali. Ad esempio, la stazione 4R si riferisce alla stazione paratracheale destra inferiore. L'uso universale dei numeri delle stazioni linfonodali facilita la comunicazione riguardante il coinvolgimento linfonodale, dai rapporti di imaging alla raccolta dei campioni per biopsia endobronchiale e chirurgica, fino ai rapporti patologici.

In sintesi, la classificazione nodale fornisce informazioni essenziali per la determinazione della prognosi e per la pianificazione terapeutica del carcinoma polmonare. La comprensione e l'applicazione corretta della classificazione N secondo il TNM sono cruciali per ottimizzare la gestione dei pazienti e migliorare i risultati clinici.

A causa delle variazioni nella disponibilità di modalità di imaging in tutto il mondo, l'IASLC non obbliga l'utilizzo di metodi avanzati per la stadiazione clinica utilizzando il sistema di stadiazione TNM. È essenziale comprendere le linee guida attuali e familiarizzare con le capacità e le limitazioni delle varie modalità di imaging. La PET/CT con FDG può essere eseguita se non vengono trovate metastasi a distanza. Il National Comprehensive Cancer Network (NCCN) raccomanda l'uso della PET/CT con FDG nella valutazione dello stato nodale.

Per identificare i linfonodi sospetti sulla TAC, il criterio di dimensione è maggiore di 1 cm in diametro dell'asse corto. Sulla PET/CT, il coinvolgimento nodale è determinato da un SUVmax di 2,5 o dalla valutazione visiva di un SUV maggiore di quello di sfondo mediastinico.

Un campo emergente e potenzialmente promettente di ricerca coinvolge le reti neurali artificiali, che sono utilizzate per replicare la precisione dei medici esperti. I lettori esperti nell'interpretare la PET/CT si basano sulla loro esperienza e sulle caratteristiche di imaging dei linfonodi (ovvero la loro dimensione, posizione, captazione di FDG e relazione con il tumore polmonare primario) per distinguere i linfonodi benigni da quelli maligni per la stadiazione del cancro al polmone. Utilizzando dati clinici e patologici facilmente accessibili e caratteristiche delle immagini PET/CT con FDG, come il SUVmax dei linfonodi, il diametro del semiasse corto dei linfonodi, il diametro del tumore primario e l'età del paziente, gli sforzi in corso sono diretti verso lo sviluppo di modelli di apprendimento automatico capaci di discernere le categorie clinicamente rilevanti N0/N1 e N2/N3.

10.14.5 CLASSIFICAZIONE M

Nei pazienti con NSCLC (carcinoma polmonare non a piccole cellule) recentemente diagnosticato, le metastasi a distanza vengono rilevate nel 21% dei casi. Nella classificazione M, l'assenza di metastasi a distanza è indicata come M0. Le metastasi intratoraciche, inclusi effusioni pleuriche/pericardiche o noduli, noduli polmonari contro laterali, o una combinazione di queste lesioni, sono considerate M1a. M1b indica una singola lesione metastatica extratoracica, ad esempio nel cervello, fegato, ossa, peritoneo, pelle, ghiandola surrenale o un linfonodo distante non regionale. Nella TNM, M1c si suddivide in M1c1 (metastasi extratoraciche multiple in un singolo sistema organico) e M1c2 (metastasi extratoraciche multiple in più sistemi organici). La malattia M1c1 dimostra una prognosi migliore rispetto alla malattia M1c2. Un sistema organico può essere singolo (ad esempio, cervello o fegato), accoppiato (ad esempio, surrenali o reni) o diffuso in tutto il corpo (ad esempio, ossa).

La capacità della PET/CT con FDG di rilevare metastasi a distanza la rende una modalità utile per la stadiazione preoperatoria del cancro al polmone, aiutando a prevenire che i pazienti subiscano trattamenti locali aggressivi non necessari.

Quando si interpreta la PET/CT con FDG per la stadiazione del cancro al polmone, è fondamentale essere consapevoli delle limitazioni riguardanti le lesioni avidi di FDG non correlate alle neoplasie polmonari, incluse le neoplasie benigne avide di FDG o i tumori secondari che imitano la malattia metastatica a distanza. Quando si seleziona un sito per la biopsia, il sito scelto dovrebbe convalidare il livello di malattia più elevato possibile e ottimizzare la quantità di tessuto prelevato.

Per quanto riguarda le tecniche in evoluzione e le direzioni future, il marcatore di fibroblast-activation protein (FAPI) con gallio 68 sta emergendo come uno strumento promettente per l'imaging dei tumori. Uno studio recente su 28 pazienti ha mostrato che FAPI ha aumentato l'accuratezza della stadiazione del cancro al polmone rispetto alla PET/CT con FDG. FAPI ha migliorato il tasso di rilevamento delle metastasi e ha identificato più metastasi nei linfonodi (53 vs. 49), pleura (8 vs. 7), fegato (4 vs. 1) e ossa (41 vs. 35).

10.14.6 RISONANZA MAGNETICA

La risonanza magnetica (RM) sta diventando sempre più disponibile, ma la pressione sul tempo di scansione RM è così intensa che viene solitamente utilizzata per risolvere problemi e nei casi in cui l'uso di mezzi di contrasto è controindicato. L'RM può essere più accurata della TAC nel separare i tumori di stadio IIIa (resecaibili) da quelli di stadio IIIb (generalmente non resecabili) in pazienti selezionati, grazie alla sua capacità di rilevare l'invasione delle principali strutture mediastiniche, ovvero la malattia T4 (**Figura 10 e 11**).

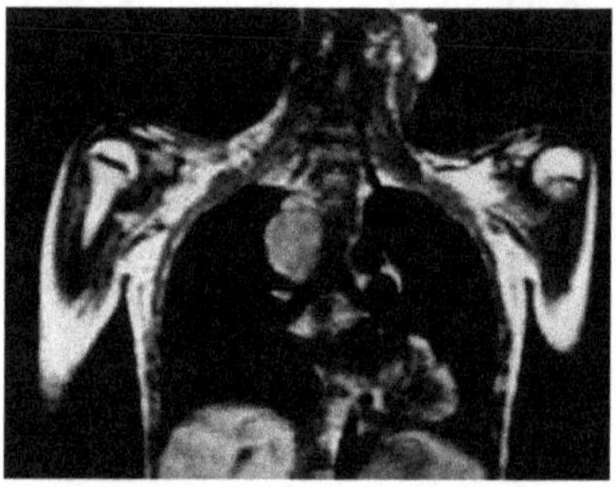

Figura 10 *- Esame RM con sequenza pesata in T1 che evidenzia tumore apicale polmonare destro con infiltrazione delle strutture mediastiniche senza tuttavia coinvolgere i tessuti della parete toracica.*

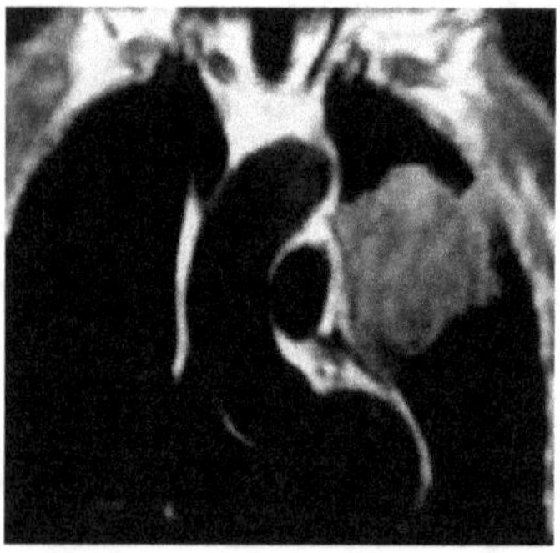

Figura 11 *- Esame RM con sequenza pesata in T1 che evidenzia tumore polmonare sinistro con infiltrazione della parete toracica.*

10.14.7 RM VS TC

- Migliore contrasto dei tessuti molli: L'RM offre un contrasto superiore dei tessuti molli rispetto alla TAC, utile per la visualizzazione dei tumori del solco superiore e per la valutazione della finestra aortopolmonare.
- Imaging multiplanare: Questa capacità consente di ottenere immagini in diverse angolazioni e piani, migliorando la valutazione delle strutture complesse.
- Gating cardiaco: Questo consente una delineazione eccellente del cuore e dei grandi vasi sanguigni e rimuove l'artefatto di pulsazione cardiaca.

L'MRI è anche utile nella valutazione dell'invasione mediastinica e della parete toracica grazie alla sua capacità di determinare l'invasione delle bande di grasso e il coinvolgimento del diaframma e del canale spinale. Inoltre, si è dimostrato utile per differenziare i linfonodi dai vasi hilar grazie al fenomeno del “flow void”.

Svantaggi dell'MRI rispetto alla TAC:

- Tempo di esecuzione più lungo e costo maggiore: L'MRI è generalmente più lenta e più costosa della TAC.
- Risoluzione spaziale inferiore: L'MRI ha una risoluzione spaziale inferiore rispetto alla TAC e fornisce informazioni limitate sul parenchima polmonare.
- Sovrastima delle dimensioni dei linfonodi: L'MRI può sovrastimare le dimensioni dei linfonodi a causa del movimento respiratorio, che può causare la sfocatura dei noduli discreti in una massa più grande e conglomerata.
- Tolleranza limitata: L'MRI è scarsamente tollerata dai pazienti claustrofobici e è controindicata in pazienti con dispositivi elettromagnetici impiantati e alcune valvole cardiache protesiche.

Sequenze utili in MRI:

- Sequenze pesate T1: Utilizzate per visualizzare i piani di grasso e per una risoluzione spaziale migliorata.
- Sequenze pesate T2: Utili per la rilevazione dell'infiltrazione tumorale ad alto segnale.
- Sequenze pesante T1 dopo somministrazione di mezzo di contrasto paramagnetico endovena: Può ulteriormente migliorare il rendimento diagnostico.

10.15 RESECABILITA'

Nella stadiazione del cancro al polmone, la valutazione della resezione è fondamentale. Per pianificare chirurgicamente, è essenziale considerare l'estensione dell'invasione dei tessuti circostanti, insieme al coinvolgimento delle vie aeree centrali e dei vasi principali quando si valuta il tumore primario. Il coinvolgimento dell'origine del bronco lobare o del bronco principale, ad esempio, può richiedere una resezione a manica o una pneumonectomia. Distinguere tra tumori resecabili e non resecabili è cruciale, poiché i tumori non adatti alla resezione possono richiedere un trattamento multimodale con chemioterapia, immunoterapia e/o radioterapia.

In generale, le lesioni T4, la malattia N3 e le metastasi a distanza rientrano nella categoria della malattia non resecabile. Sebbene le lesioni T4 della principale arteria polmonare possano essere idonee per la rimozione in alcune strutture di cura terziaria, questi tumori possono richiedere una pneumonectomia anziché una lobectomia per garantire margini chirurgici adeguati.

Secondo le recenti Linee Guida, la resezione chirurgica può essere considerata per pazienti selezionati con malattia T4N0 (per dimensioni o estensione) se ritenuta medicalmente e chirurgicamente fattibile dopo una valutazione multidisciplinare approfondita. La resezione è generalmente realizzabile per la malattia N1 (che coinvolge i linfonodi peribronchiali o ilari omolaterali). Dopo chemioterapia neoadiuvante o chemioradioterapia, i tumori con adenopatia mediastinica o subcarinale e a stazione singola ipsilaterale (N2) possono diventare idonei per l'escissione. Tuttavia, i tumori con adenopatia mediastinica controlaterale e adenopatia scalene o sopraclavicolare (N3) sono non resecabili. Le metastasi a distanza generalmente non sono resecabili. Tuttavia, per pazienti selezionati con malattia oligometastatica, definita come 1-5 lesioni metastatiche tipicamente nel cervello o nelle surrenali, possono essere considerati trattamenti locali come la chirurgia o la radioterapia.

10.17 IL FOLLOW UP E LA RIVALUTAZIONE POST TRATTAMENTO

Tradizionalmente, la risposta tumorale ai trattamenti viene valutata tramite scansione TC tenendo conto dei cambiamenti morfologici e utilizzando i Criteri di Valutazione della Risposta nei Tumori Solidi (RECIST). Tuttavia, la PET/TC con FDG fornisce informazioni funzionali e rileva i cambiamenti metabolici prima dei cambiamenti morfologici. Nei pazienti con NSCLC localmente avanzato che ricevono chemioterapia di induzione, una corretta rivalutazione è decisiva: la scansione TC ha alcune limitazioni perché i linfonodi di piccole dimensioni possono ancora ospitare malattia metastatica, mentre i linfonodi di grandi dimensioni possono essere infiammatori. Questo è rilevante per una rivalutazione accurata dopo il trattamento di induzione, dove il coinvolgimento dei linfonodi mediastinici ipsilaterali e subcarinali (malattia N2) così come per il coinvolgimento dei linfonodi ilari, mediastinici, e dei linfonodi sopclaveari ipsilaterali e controlaterali (malattia N3) è cruciale per le decisioni successive e il suo valore prognostico intrinseco.

Ad oggi, non è stato ottenuto un consenso largamente accettato sulla migliore modalità di imaging per la valutazione della risposta post-trattamento. I criteri dell'Organizzazione Mondiale della Sanità (OMS), RECIST e RECIST 1.1 sono i primi criteri ampiamente adottati nella pratica clinica e nei trial clinici per determinare la risposta al trattamento nei tumori solidi. Tuttavia, questi criteri si basano su caratteristiche morfologiche e non sono privi di errori. In primo luogo, la variabilità inter- e intra-osservatore relativa alle misurazioni delle lesioni tumorali tende a classificare erroneamente tra il 30 e il 40% dei casi di progressione tumorale. In secondo luogo, e probabilmente più importante, non possono rilevare alcun cambiamento nell'attività metabolica delle cellule tumorali, che di solito avviene prima dei cambiamenti dimensionali. Questo aspetto è particolarmente rilevante negli ultimi anni, con l'aumento dei nuovi trattamenti anticancro che stabilizzano la malattia.

D'altra parte, la valutazione della risposta basata su parametri PET/TC, come i criteri dell'Organizzazione Europea per la Ricerca e il Trattamento del Cancro (EORTC) e i Criteri di Risposta della PET nei Tumori Solidi (PERCIST), possono rilevare un cambiamento nell'attività metabolica del tumore prima della riduzione delle dimensioni del tumore. Infatti, il razionale è che la diminuzione dell'assorbimento di radiofarmaco sia associata alla perdita di cellule tumorali vitali, mentre un aumento del metabolismo del glucosio e della crescita fisica delle cellule nei tumori in progressione.

Più recentemente, sono stati proposti i criteri di Hopkins come nuovi criteri PET basati sulla risposta per il cancro ai polmoni. Questi criteri, che riproducono in qualche modo il punteggio Deauville per il linfoma, sono essenzialmente qualitativi, considerando l'assorbimento di 18F-FDG nel pool sanguigno mediastinico e nel fegato come standard di riferimento.

10.18 IL RUOLO DELLA PET/CT NELL'ERA DELL'IMMUNOTERAPIA

Negli ultimi anni, l'immunoterapia con inibitori dei checkpoint ha offerto nuove speranze ai pazienti affetti da cancro. Recentemente, tre agenti bloccanti PD-1/PD-L1 sono stati approvati per pazienti non trattati (pembrolizumab) o trattati in precedenza (nivolumab, pembrolizumab e atezolizumab). Nonostante il miglioramento dei risultati di sopravvivenza mostrato nei trial clinici principali, non tutti i pazienti traggono beneficio da questo nuovo approccio, e la valutazione della risposta a questi nuovi farmaci è ancora una sfida. Uno dei principali problemi con gli inibitori dei checkpoint è legato alle reazioni infiammatorie che richiamano neutrofili, macrofagi e attivano le cellule T sul sito tumorale. Di conseguenza, 18F-FDG non può essere considerato un marcatore specifico. In questo scenario, una tecnica di imaging recente basata su anticorpi monoclonali specifici combinati con elementi radioattivi, chiamata Immuno-PET, potrebbe aiutare nella valutazione della risposta. La maggior parte di questi nuovi radiotraccianti è ancora in fase preclinica, ma stanno tracciando la strada per una migliore valutazione della risposta durante il trattamento con inibitori dei checkpoint.

10.18 LA RADIOMICA

La radiomica offre un nuovo approccio ad alta capacità di elaborazione per interpretare i dati di imaging. Ha la notevole capacità di catturare caratteristiche tumorali mesoscopiche che sono presenti nei dati di imaging ma non immediatamente osservabili ad occhio nudo. Questo colma il divario tra imaging ('macroscopico') e istologia ('microscopico') e svela una nuova dimensione per valutare la struttura del cancro.

I trattamenti più recenti per il cancro ai polmoni includono la terapia mirata e l'immunoterapia, che mirano a specifiche mutazioni driver e recettori transmembrana, rispettivamente. La loro efficacia è quindi strettamente legata all'identificazione di tali biomarcatori per selezionare i candidati al trattamento adatti. La pratica convenzionale raggiunge questo obiettivo mediante campionamento tissutale focale seguito da IHC o test molecolari, che esaminano solo una frazione del tumore in un determinato momento; e quindi è limitata dall'eterogeneità intra-tumorale pronunciata e dalle mutazioni in evoluzione nel cancro ai polmoni. La radiomica può superare queste limitazioni valutando l'intero tumore, inclusa la regione peritumorale nella radiomica multi-regione, e in qualsiasi momento in cui venga acquisito un imaging adeguato, oltre ad essere non invasiva e a basso costo. La natura ad alta capacità di elaborazione delle caratteristiche radiomiche consente l'uso di metodi avanzati di machine learning per accelerare il flusso di lavoro.

10.19 SFIDE DELLA RADIOMICA PER IL TRATTAMENTO DEL CANCRO POLMONARE

Nonostante il suo potenziale ben consolidato per avanzare il trattamento mirato del cancro, la radiomica del cancro ai polmoni è vincolata da diversi oneri chiave. Primo, il suo fascino nella ricerca ha generato una grande quantità di letteratura negli ultimi anni, molti dei quali mancano di metodologia e reportistica standardizzate.

Il deep learning offre un'alternativa alla radiomica tradizionale. Allevia la dipendenza del modello da una segmentazione tumorale accurata e dalla definizione delle caratteristiche, migliorando così la consistenza e la riproducibilità delle caratteristiche e riducendo il carico di lavoro richiesto per la curatela dei dati. Tuttavia, la sua adozione nella letteratura attuale rimane limitata, il che potrebbe essere dovuto alla sua necessità di grandi dataset di addestramento e alla subottimale interpretabilità del modello.

10.20 PROSPETTIVE FUTURE

10.20.1 MUTAZIONIE E NUOVI AGENTI TERAPEUTICI

Nonostante siano state scoperte molte mutazioni driver nel NSCLC, solo un numero limitato di esse è attualmente un bersaglio terapeutico. Con l'emergere di nuovi agenti mirati alle mutazioni, come quelli che colpiscono le mutazioni di fusione dei neurotrofici tropomiosina-relati (NTRK), c'è spazio per sviluppare modelli predittivi basati sulla radiomica. Allo stesso modo, nel contesto del CBI (immunoterapia combinata), l'antigene dei linfociti T citotossici 4 (CTLA4) è espresso in alcuni casi e, con l'uso routinario della immunoterapia combinata CTLA4-PD-L1, la radiomica potrebbe essere esplorata per il suo ruolo nella guida di tale trattamento e nella previsione degli esiti clinici in queste situazioni.

10.20.2 BIOPSIA LIQUIDA

Le biopsie liquide sono metodi minimamente invasivi che utilizzano biomarcatori sierici per facilitare la medicina di precisione. Studi precedenti hanno esplorato la combinazione di questi metodi con la radiomica per migliorare le loro prestazioni. Il DNA a cellula libera derivato dal plasma (cfDNA) analizzato tramite PCR digitale a goccia (ddPCR) è stato integrato con caratteristiche radiomiche per la previsione della mutazione EGFR. Data la natura minimamente invasiva di entrambi i metodi, le biopsie liquide e la radiomica possono essere acquisite e utilizzate insieme una volta stabilite le loro utilità complementari e sinergiche.

10.20.3 DELTA RADIOMICA

La delta radiomica è un concetto più recente che mira alla variazione delle caratteristiche risultante da un cambiamento documentato nella malattia o nella sua gestione, come l'inizio di un trattamento o la conferma di una seconda mutazione. La delta radiomica in pazienti trattati con radioterapia è stata trovata associata a prognosi peggiori. Attualmente, ci sono pubblicazioni limitate in questo dominio, con risultati preliminari che suggeriscono un potenziale ruolo della delta radiomica nella previsione della mutazione EGFR e nella prognostica nella chemioterapia e CBI.

10.22 NUOVE FRONTIERE NELLE METODOLOGIE DIAGNOSTICHE: IDENTIFICAZIONE E DOSAGGIO DI METALLI PESANTI E DIOSSINE

Le suddette metodiche rappresentano un valido riscontro diagnostico-strumentale di una malattia già in atto, ovvero il supporto diagnostico della prevenzione secondaria e terziaria. Con la prevenzione riusciamo ad attuare una serie di provvedimenti diagnostici-strumentali utili a riconoscere in modo efficace l'insorgenza o l'evoluzione di un tumore. Ma il nostro obiettivo è diffondere una metodologia diagnostica utile, rivolta alla prevenzione primaria, andando ad individuare i soggetti a rischio che potrebbero sviluppare malattie ovvero tumori correlati all'inquinamento ambientale, attraverso il dosaggio dei metalli pesanti e delle diossine presenti nel sangue, nelle urine o in tutti i liquidi organici, nonché la determinazione del danno cromosomico con l'analisi del micronucleo nei linfociti periferici che è un segno diagnostico di cancerogenesi in atto. La loro rilevazione consente di evidenziare una correlazione tra metalli pesanti e un'eventuale malattia che si potrà manifestare nel tempo.

Nella tabella seguente vengono elencati i metalli pesanti ritenuti sospetti cancerogeni e la loro eventuale presenza, nei liquidi organici di un paziente, è indice di una elevata probabilità d' insorgenza di un tumore.

Oggi, purtroppo, sono pochi i laboratori che eseguono test per il dosaggio dei metalli pesanti e delle diossine e solo per pochissime malattie, sia con il dosaggio nel sangue che nelle urine o con il mineralogramma del capello.

Anche per i metalli pesanti è possibile riscontrare una certa specificità, in riferimento alla correlazione esistente tra metalli pesanti determinabili nei liquidi organici di un paziente e il tipo di tumore. Come riportato nella tabella successiva il cromo, l'ittrio, il lantanio e lo stronzio possono essere causa di tumore del polmone; mentre l'arsenico ed il cadmio possono indurre lo sviluppo di linfomi; così come il platino, il piombo, il cromo possono causare, oltre a danni renali, anche tumori al rene. Il rutenio ed il cadmio possono essere causa di tumori ossei; mentre il mercurio, oltre a causare danni al sistema nervoso può determinare lo sviluppo di tumori neurologici.

CAPITOLO 11

Dal modello istologico al modello mutazionale

(O. Acquaviva – P. Ruffolo)

Questi parametri analizzati in persone a rischio per età o perché fumatori potrebbe indirizzarci verso screening più approfonditi e periodici per rendere la diagnosi molto precoce.

Anche dopo un'eventuale diagnosi di carcinoma polmonare i protocolli terapeutici classici basati su radioterapia, chemioterapia e immunoterapia devono essere associati ad indagini ulteriori che ci permettono di adeguare le terapie, riuscendo a prevenire eventuali fallimenti o peggioramenti del quadro clinico del paziente. Per questo motivo riteniamo utile effettuare test di tipo genetico e genomico non solo nelle diverse matrici cellulari ma anche nel tumore stesso.

Per definizione i test genetici si utilizzano per scoprire un'eventuale predisposizione del soggetto sano ad una o più patologie tumorali, mentre i test genomici si effettuano quando la malattia è in corso per valutare l'aggressività del tumore e per capire quale terapia può dare i risultati migliori.

In primis, sono fondamentali per la diagnostica i biomarcatori tumorali che esprimono delle alterazioni genetiche: ALK, BRAF, EGFR, HER2/neu, KRAS, MET, NTRK, PIK3CA, RET, ROS1. ALK può essere messo in correlazione con l'adenocarcinoma, così anche BRAF, EGER, HER2, KRAS, MET, RET, ROS1, ancora MET può essere messo in correlazione con il carcinoma spinocellulare. I marcatori tumorali o biomarcatori tumorali sono molecole tumorali rilevabili in diverse matrici biologiche e possono evidenziare la presenza di un tumore, ma anche il tipo di tumore presente e può indirizzare anche la terapia farmacologica da praticare, usando farmaci specifici che intervengono sui geni modificati ripristinando una normale biofunzionalità.

È stato dimostrato inoltre nelle cellule tumorali polmonari metastatiche resistenti alla chemioterapia che sono presenti microRNA in eccesso che rendono la cellula resistente alla chemioterapia. Questi microRNA sintetizzano per una proteina la PD-L1 che inibisce la risposta immunoterapica. Soprattutto nei carcinomi non a piccole cellule, infatti, vengono utilizzati anticorpi monoclonali specifici, che hanno come bersaglio questa proteina over-espressa in questi pazienti. La sua neutralizzazione contribuisce a ripristinare la funzione del sistema immunitario e di conseguenza a migliorare la risposta terapeutica del paziente.

Oltre l'analisi dal punto di vista delle mutazioni è importante il passaggio sugli inquinanti che, come visto in precedenza, incidono sull'insorgenza dei tumori, ma che svolgono un ruolo altrettanto negativo nella progressione della malattia e in una eventuale mancata risposta terapeutica. Per questo motivo, proponiamo un'attenta valutazione della presenza di metalli pesanti, diossine e PCBs (PoliCloroBifenili) attraverso dosaggi specifici da effettuare nelle diverse matrici biologiche (sangue, capelli, unghie, ecc.) ma soprattutto nel tumore. È ampiamente dimostrato che queste sostanze incidano in maniera negativa sulle funzioni del nostro sistema immunitario e che quindi possano comportare una mancata risposta terapeutica. Tali analisi quindi ci permetterebbero di prevenire un fallimento delle terapie ed eventuali complicanze con individuo-specificità e organo-specificità. Tra i metalli pesanti che possono essere messi in correlazione con i tumori del polmone, i seguenti sono quelli che presentano una correlazione maggiore e con cui veniamo più facilmente a contatto:

11.1 Al Modello Mutazionale

In questo articolo il nostro obiettivo principale è quello di andare ad analizzare la presenza nel malato oncologico non solo di carenze nutrizionali ma anche di tossicità alimentare che causa accumulo di sostanze tossiche che agiscono modificando, riducendo o bloccando, la risposta immunitaria. Per tale motivo dobbiamo partire dallo studio delle mutazioni genetiche dei tumori cambiando l'approccio terapeutico. Infatti, si passa dallo studio istologico del tumore ad una fase avanzata e strategica diversa entrando in una medicina di precisione personalizzata, spostando il focus sulle modifiche genetiche e sulla proliferazione cellulare neoplastica. I programmi terapeutici, in particolar modo in oncologia, stanno subendo dei cambiamenti poiché ci troviamo in una fase di passaggio dal modello istologico al modello di mutazione genetica (mutazionale). A questo nuovo modello terapeutico, secondo i nostri studi, è fondamentale aggiungere lo studio approfondito di determinate sostanze, come metalli pesanti, diossine, PCb etc., principalmente nel tumore oltre che nelle matrici biologiche e che possano ridurre o modificare la risposta terapeutica. Quando le difese immunitarie di una persona non rispondono ad una determinata malattia è perché l'organismo non riesce a produrre o attivare linfociti ed anticorpi specifici contro quella malattia. Ciò può essere la causa della mancata risposta terapeutica o della ripresa di malattia. Ruolo fondamentale svolgono i test genomici che si effettuano direttamente sul tessuto neoplastico modificato ed il dosaggio delle sostanze tossiche (metalli pesanti, diossine, furani, PCB, etc.) analizzati "in primis" nel tumore e successivamente nelle diverse matrici biologiche (tessuti modificati, sangue, urine, capelli, unghie, latte materno, saliva, etc... annessi cutanei), oltre agli specifici test genetici. Ruolo importante è anche l'integrazione terapeutica in caso di assenza di oligoelementi utili per il metabolismo cellulare, in particolar modo per i meccanismi di difesa, quali rame, zinco, selenio, magnesio, cobalto, ferro e manganese e vitamine essenziali a migliorare o modificare la mancata risposta terapeutica.

La carenza degli oligoelementi potrebbe essere vista come una possibile "predisposizione" alla mancata risposta alle terapie immunologiche e quindi ad un maggior rischio di aggravamento della malattia per mancata risposta terapeutica. È riportato in letteratura che la carenza di selenio, zinco, rame, magnesio, manganese, ferro e cobalto sia correlabile a possibili stati di immunodeficit.

Risulta, infatti, in diversi studi che nei casi in cui si siano verificate mancate o ridotte risposte terapeutiche del malato oncologico queste sono state messe in relazione alla mancata attivazione di determinati geni correlati alle difese immunitarie, che non risultano attivati. La loro mancata attivazione potrebbe essere riferita a basse concentrazioni (o valori) in particolar modo di rame e zinco, ma anche di selenio, cobalto, manganese e ferro. Per esempio, lo zinco partecipa, in particolar modo, tramite la *Zinc Finger Protein* ai processi di riparazione del DNA e quindi di recupero delle difese immunitarie.

Addirittura, il dosaggio alterato di questi oligoelementi in diversi organi e apparati trova una corrispondenza nelle possibili complicanze organo-specifiche, dandoci la possibilità di prevedere in quali pazienti potrebbe insorgere una evoluzione rapida ed aggressiva della malattia con un individuo-specificità ed organo-specificità ed in quali pazienti una forma grave o paucisintomatica.

Il dosaggio dei metalli pesanti nel tumore e nelle diverse matrici biologiche non vuole e non può essere una metodologia di prevenzione della malattia neoplastica, ma un'ulteriore metodica utile per migliorare la risposta terapeutica.

Altro parametro da prendere in considerazione è l'iperglicemia nei soggetti diabetici che, secondo diverse ricerche scientifiche, viene considerata un fattore di rischio personale non tanto nella fase di formazione della malattia neoplastica, ma nella fase di risposta terapeutica. Studi recenti, infatti, hanno dimostrato che l'iperglicemia è causa non solo di una ritardata e ridotta risposta immunitaria ma anche di un aumento della co-morbidità e della mortalità. (Aggiornamenti della FNOMCeO).

L'iperglicemia, accompagnata da insulino-resistenza, e conseguente iperinsulinemia spingono verso una rapida proliferazione cellulare, mentre l'elevata quantità di zuccheri e di lipidi nel sangue fungono da carburante metabolico per la diffusione del tumore. Il rapporto insulina/glucosio elevato nei diabetici fa sì che alcune cellule possano perdere il controllo dei geni regolatori del DNA, avviando un meccanismo di trasformazione come avviene, in particolar modo, nei tumori dell'apparato gastroenterico. Tutto ciò è causa di un'elevata proliferazione, migrazione e infiltrazione di cellule tumorali che rendono la malattia particolarmente aggressiva.

Seguendo il nostro approccio terapeutico di tipo mutazionale va sottolineato come anche le carenze di alcune sostanze in soggetti diabetici possono non solo compromettere l'entità della risposta ma modificarla. È il caso della carenza di zinco che potrebbe danneggiare la risposta immunitaria per ridotta produzione della Zinc Finger Protein.

Secondo le nostre conclusioni quindi nel malato oncologico diabetico trattato con immunoterapia, va adeguato il programma terapeutico con il dosaggio, sia nel tumore che nelle diverse matrici biologiche, dello zinco e con un attento controllo del rapporto glucosio/insulina per evitare una ridotta o mancata risposta terapeutica.

Ancora una volta, l'inquinamento ambientale si è dimostrato essere un serio pericolo per la salute dell'uomo, poiché sono tante le malattie neoplastiche che hanno mostrato una maggiore incidenza, diffusione, aggressività e mortalità nelle aree più inquinate.

Questa ricerca, ancora in una fase iniziale, necessita di considerevoli risorse e vuole essere un ulteriore invito ad avviare un programma clinico-scientifico multicentrico per uno studio più ampio sui metalli pesanti, le diossine, gli IPA, i policlorobifenili nei pazienti oncologici, però studiandoli insieme alle mutazioni genetiche dei tumori, ovvero passando dal modello istologico al modello di mutazione genetica (mutazionale) sia nel tumore che nelle diverse matrici biologiche, in modo da cambiare l'approccio terapeutico, passando, come detto in precedenza, in una fase avanzata e strategica diversa entrando in una medicina di precisione personalizzata e spostando il focus dallo studio tissutale del tumore alla modifica e proliferazione cellulare neoplastica.

Riferimenti bibliografici alla fine del libro.

CAPITOLO 12

I test genetici

(O. Acquaviva – P. Ruffolo)

Sono analisi non solo del DNA ma anche RNA, di parte di cromosomi, proteine, metaboliti e servono ad evidenziare mutazioni e patologie ereditabili. Si effettuano con un semplice campione di sangue o tampone salivare. I test genetici non possono essere usati di norma come screening di massa ma come indagini di secondo livello da utilizzare quando ci sono gravi sospetti di rischio di familiarità per tumore, meno per un rischio lavorativo o abitativo. Infatti, non avrebbe senso fare questo screening senza una familiarità frequente e precoce o in assenza di una sintomatologia specifica in atto. La presenza di questi geni aumenta il rischio di ammalarsi, ma non aumenta la mortalità ed avere una predisposizione genetica non significa necessariamente ammalarsi di tumore. Infatti, per la multifattorialità della malattia, il rischio individuale di ammalarsi di tumore va valutato tenendo presente una serie di fattori: anamnesi familiare e personale (in particolar modo il luogo abitativo e lavorativo), fattori metabolici ed endocrinologici, abitudini alimentari, stili di vita, dosaggi ematochimici, metalli pesanti inclusi, esami diagnostico-strumentali e test genetici.

I test genetici più frequentemente richiesti sono:

- Tumori del colon e poliposi adenomatosa familiare: gene hMSH2, hMLH1, hPMS1, hPMS2
- Tumori della mammella o dell’ovaio: geni BRCA1 e gene BRCA2.
- Tumori della tiroide: gene RET.

Esiste, però, un oncotest che studia più di 100 mutazioni genetiche ereditarie, ma, si ribadisce, la presenza o positività di una o più mutazioni genetiche non indica una certezza di ammalarsi di tumore ma solo una probabilità di contrarre la malattia.

I test per le firme epigenetiche analizzano le modificazioni epigenetiche, ovvero i cambiamenti ereditabili nell'espressione dei geni senza alterare la sequenza del DNA. Queste modificazioni, chiamate anche "marcatori epigenetici", possono influenzare la salute, la predisposizione a malattie e l'invecchiamento. I test possono utilizzare diversi campioni, come il DNA salivare o i bulbi capillari, e i risultati possono aiutare a comprendere come l'ambiente e lo stile di vita influenzino la salute.

Cos'è l'epigenetica?

L'epigenetica è la disciplina che studia come i geni si esprimono, senza alterare la sequenza del DNA. Le modificazioni epigenetiche possono influenzare la salute, la predisposizione a malattie e l'invecchiamento,

Cosa si analizza nei test per le firme epigenetiche?

I test analizzano le modificazioni epigenetiche, come la metilazione del DNA e l'acetilazione degli istoni, che possono influenzare l'espressione dei geni. Queste modificazioni possono essere influenzate da fattori ambientali, dieta, stile di vita e altri fattori.

Riferimenti bibliografici alla fine del libro.

CAPITOLO 13

L'insufficienza respiratoria nel tumore del polmone

(G. Adiletta – V. Adiletta – C. Sofia)

Nei pazienti affetti da neoplasia polmonare, l'insufficienza respiratoria acuta (IRA) è la causa più comune di ricovero in terapia intensiva ed è generalmente associata a una prognosi sfavorevole, specialmente in quei pazienti che richiedono ventilazione meccanica per una grave lesione polmonare acuta. Le cause di IRA possono essere molteplici e la sua eziopatogenesi può essere ricondotta a fattori direttamente correlati alla malattia o ad eventi secondari sottostanti. Nei pazienti con diagnosi di tumore del polmone, l'IRA è considerata una complicanza potenzialmente fatale, pertanto è fondamentale un tempestivo inquadramento diagnostico ed un adeguato trattamento, anche in considerazione della fragilità del paziente.

Tabella 1 *- Possibili cause di IRA in pazienti con tumore del polmone.*

Disordini della pleura	*Alterazioni vascolari*	*Ostruzioni delle vie aeree*	*Danni al parenchima polmonare*	*Alterazioni neurologiche dei centri del respiro*
- Versamento pleurico maligno - Pneumotorace	- TEP - Sindrome della vena cava superiore	- Metastasi endobronchiali - Compressione esterna delle vie aeree - Crescita endobronchiale	- Infiltrazione diretta del parenchima polmonare - Polmonite (da infezioni, chemioterapia, radioterapia, aspirazione) - ALI/ARDS - Linfangite carcinomatosa - Metastasi polmonari	- Metastasi cerebrali - Sindromi paraneoplastiche (es., s. Lambert-Eaton)

ALI, danno polmonare acuto; ARDS, sindrome da distress respiratorio acuto; TEP, tromboembolia polmonare.

13.1. Cause dirette di insufficienza respiratoria acuta

Differenti processi diretti possono contribuire allo sviluppo dell'insufficienza respiratoria in pazienti con neoplasia polmonare, tra cui:

- *Infiltrazione del parenchima polmonare*: l'estensione neoplastica a livello polmonare può determinare un'alterazione della fisiologica omeostasi alveolare, con conseguente compromissione degli scambi gassosi, talvolta in maniera irreversibile
- *Ostruzione dell'albero tracheo-bronchiale*: la presenza di una localizzazione endobronchiale o la compressione estrinseca da parte del tumore può determinare un'ostruzione meccanica delle vie aeree e successiva atelettasia lobare o polmonare;
- *Versamento pleurico maligno*: può presentarsi a causa di una diffusione a livello pleurico della neoplasia, con conseguente ostacolo all'espansione del polmonare e quindi alla ventilazione;
- *Linfangite carcinomatosa*: l'estensione delle cellule tumorali alle strutture linfonodali determina una alterazione della funzionalità drenante del sistema linfatico, da cui ne deriva una progressiva alterazione della diffusione alveolo-capillare dei gas;
- *Sindrome della vena cava superiore*: è legata ad un rallentamento del deflusso di sangue tramite la vena cava superiore per invasione o compressione della vena da parte della neoplasia. Questo può determinare da un lato un accumulo di liquidi nei tessuti delle vie aeree superiori con conseguente edema laringeo/tracheale, dall'altro compromettere il drenaggio venoso polmonare con conseguente congestione polmonare e compromissione degli scambi alveolo-capillari.
- *Metastasi polmonari*: le metastasi polmonari, derivanti da neoplasie primitive di altre sedi, possono compromettere la funzione polmonare in modo analogo ad un tumore primitivo.

13.2 Cause indirette di insufficienza respiratoria acuta

Eventi secondari al tumore al polmone possono causare o peggiorare l'insufficienza respiratoria. Tra queste, possiamo annoverare:

- *Infezioni secondarie*: la sovrapposizione di un'infezione microbica ad una neoplasia polmonare può causare o aggravare l'insufficienza respiratoria e, nei casi più gravi, portare allo sviluppo di polmoniti e in alcuni casi alla formazione di ascessi polmonari;
- *Tromboembolia polmonare (TEP)*: lo stato di ipercoagulabilità, tipicamente associato alle neoplasie, può determinare la comparsa di TEP che può a sua volta causare o aggravare l'insufficienza respiratoria di questi pazienti;
- *Alterazioni della funzione cardiaca:* il legame anatomico e funzionale cuore-polmone rende possibile che le neoplasie polmonari interferiscano con l'attività cardiaca. Il coinvolgimento del cuore può derivare da una infiltrazione diretta del tumore nelle strutture adiacenti, provocando versamento pericardico con possibile tamponamento cardiaco, oppure da alterazioni della cinesi o dell'attività elettrica del cuore. Inoltre, in alcuni pazienti si può manifestare un quadro di ipertensione polmonare secondaria che, oltre ad alterare ulteriormente gli scambi respiratori, può determinare la comparsa di scompenso cardiaco destro.
- *Malnutrizione e stato cachettico*: l'indebolimento generale del paziente oncologico può nel tempo determinare una riduzione dell'efficacia della muscolatura respiratoria fino ad un quadro di esaurimento muscolare che può essere causa di insufficienza respiratoria.
- *Coinvolgimento neurologico*: metastasi cerebrali o sindromi neurologiche paraneoplastiche (es. sindrome di Lambert-Eaton) possono compromettere i centri respiratori alterando la ventilazione polmonare.
- *Effetti avversi dei trattamenti antitumorali*: i trattamenti disponibili per la cura del tumore al polmone quali radioterapia, chemioterapia, immunoterapia e chirurgia, possono essere a loro volta causa di compromissione della funzione polmonare e quindi causa di insufficienza respiratoria.

13.3 Differenze anatomiche

Nei pazienti affetti da neoplasia polmonare, la causa dell'insufficienza respiratoria può variare in funzione della localizzazione della lesione e delle strutture coinvolte.

Dal punto di vista anatomico, le maggiori dimensioni del polmone destro rispetto al sinistro conferiscono a quest'ultimo un ruolo di maggiore rilevanza nella ventilazione polmonare totale, per cui una neoplasia localizzata a destra può avere un impatto più significativo sulla funzione respiratoria. Inoltre, le caratteristiche del bronco principale destro, più corto, più ampio e più verticale rispetto al controlaterale, lo rendono più suscettibile a fenomeni di ostruzione. Il bronco principale sinistro, più lungo e più angolato, può avere invece un coinvolgimento più tardivo, sebbene le ridotte dimensioni rendano la ventilazione globale più vulnerabile in caso di una sua compromissione.

Le neoplasie polmonari possono coinvolgere il mediastino e le strutture interessate variano a seconda che la massa sia localizzata a destra o a sinistra.

Ad esempio, nelle neoplasie del polmone destro, la stretta vicinanza alla vena cava superiore aumenta significativamente il rischio di sindrome della vena cava superiore. Pertanto, nei pazienti con insufficienza respiratoria associata a segni di congestione venosa, come edema del viso, del collo e/o degli arti superiori (sindrome della vena cava superiore), occorre indagare la possibile presenza di un tumore polmonare destro.

Nelle neoplasie del polmone sinistro, visti i rapporti anatomici con il cuore e i grandi vasi, l'insufficienza respiratoria può essere causata o aggravata da un coinvolgimento cardiologico, come l'infiltrazione cardiaca o il versamento pericardico. Inoltre, la stretta vicinanza tra il polmone sinistro e l'esofago espone i pazienti a un rischio maggiore di compressione o infiltrazione esofagea, da cui ne può derivare la comparsa di disfagia, rischio di aspirazione e possibile sviluppo di polmonite ab ingestis.

13.4 L'insufficienza respiratoria acuta post trattamento

L'insufficienza respiratoria può essere considerata non soltanto una complicanza legata alla presenza della neoplasia polmonare ma anche una conseguenza degli annessi approcci terapeutici.

Per tale motivo, un'accurata valutazione preliminare è fondamentale per individuare i fattori di rischio ed ottimizzare la terapia medica, al fine di condurre il paziente al trattamento al massimo della sua condizione fisica.

13.4.1 IRA post trattamento chirurgico

L'IRA rappresenta una delle complicanze più temute dopo una resezione chirurgica del polmone. La sua eziologia è varia, si può associare a patologie croniche preesistenti, in particolar modo polmonari o cardiache, alla riduzione volumetrica del polmone con inevitabile riduzione della funzione polmonare residua (ad esempio, da atelettasia, da iper-espansione del parenchima polmonare residuo), oppure allo sviluppo di complicanze chirurgiche (disfunzione del nervo frenico, infezioni, versamento pleurico massivo, emorragie, ecc.).

Ad oggi, la chirurgia rappresenta per i pazienti affetti da tumore al polmone l'opzione terapeutica associata ad una migliore sopravvivenza a lungo termine. Pertanto, è fondamentale individuare il maggior numero possibile di pazienti destinati ad approccio chirurgico mediante un'accurata valutazione preoperatoria, che deve considerare i seguenti fattori:

- Età e comorbidità (in particolare, patologie cardiovascolari e metaboliche);
- Pneumopatie preesistenti (es., patologie ostruttive, fibrosi polmonare).
- Tipo di trattamento ed impatto sulla funzione polmonare

Lo studio della funzionalità polmonare riveste un ruolo fondamentale nella valutazione preoperatoria. La misurazione del FEV_1 e della DLCO permette di individuare i pazienti in cui è necessario ottimizzare la terapia medica e di calcolare i valori funzionali post-operatori a seconda del tipo di resezione previsto. Qualora i valori post-operatori previsti non fossero inizialmente compatibili con un approccio chirurgico, una valutazione della tolleranza allo sforzo fisico mediante test del cammino e della funzionalità cardiovascolare mediante test da sforzo cardiorespiratorio sarà opportuna per definire il più appropriato approccio terapeutico.

Dal punto di vista procedurale, la resezione polmonare comporta l'apertura della cavità toracica (toracotomia) a cui segue l'asportazione di una porzione di parenchima polmonare di varia dimensione a seconda del tipo di intervento (resezione segmentaria, lobectomia, pneumonectomia). Gli effetti della toracotomia sulla funzionalità respiratoria hanno variabilità individuale e sono legati a diversi fattori tra cui l'impatto sulla compliance della gabbia toracica, l'interruzione dell'anatomia muscolare, la possibile compromissione delle strutture nervose a cui si aggiunge il controllo del dolore post-operatorio che, se non adeguatamente controllato, può contribuire ad alterare la meccanica ventilatoria.

Tra gli interventi chirurgici previsti per il trattamento della neoplasia polmonare, la pneumonectomia totale è l'approccio con maggior impatto sull'anatomia e sui rapporti funzionali toraco-polmonari; di conseguenza, si correla ad un maggior rischio di evoluzione in IRA. Le complicanze post-pneumonectomia vengono suddivise in polmonari, dello spazio pleurico e cardiovascolari, tutte potenzialmente causa d'insufficienza respiratoria.

Complicanze polmonari

- Edema polmonare post-pneumonectomia: è tre volte più frequente nella pneumonectomia destra rispetto alla sinistra. Sebbene non sia nota la patogencsi, potrebbe essere rapportata ad una forma di sindrome da distress respiratorio acuto (ARDS). L'esordio si verifica generalmente dopo 72 ore dall'intervento chirurgico e può essere prevenuta dalla somministrazione intraoperatoria di corticosteroidi.
- Sindrome post-pneumonectomia: causata da una compressione estrinseca della trachea distale e del bronco principale, per dislocazione del mediastino e iperinflazione del polmone rimanente. È più comune nei pazienti operati durante l'infanzia ed è quasi esclusivamente osservata dopo una pneumonectomia destra.

Complicanze pleuriche

- Empiema: può complicare circa il 5% degli interventi di pneumonectomia. Si può distinguere in:

    - Precoce: si manifesta entro 10-14 giorni dall'intervento, comunemente associato a una fistola broncopleurica;
    - Tardivo: si manifesta dopo 90 giorni dalla pneumonectomia ed è spesso associato ad un'infezione acquisita per via ematogena.

In entrambi i casi, i microrganismi più comuni sono lo *Staphylococcus aureus* e lo *Pseudomonas aeruginosa*; tuttavia, quasi il 50% dei casi è di natura polimicrobica.

- Fistola broncopleurica: insorge in genere a distanza di almeno una settimana dalla chirurgia; i fattori di rischio per la sua formazione includono procedure a carico del polmone destro, moncone bronchiale di grande diametro (>25mm), presenza di tumore residuo, radioterapia o chemioterapia concomitante, età superiore ai 60 anni, ventilazione post-operatoria prolungata.

- Fistola esofagea: si sviluppa circa un anno dopo la pneumonectomia e può essere causata da una recidiva tumorale che invade l'esofago.
- Chilotorace: compare in genere 15 giorni dopo dalla chirurgia e più spesso nei pazienti sottoposti a concomitante linfadenectomia.
- Emotorace acuto: può manifestarsi entro 24 ore dall'intervento ed è più comune dopo una pleuropneumonectomia o una pneumonectomia per malattia polmonare suppurativa.
- Pneumotorace controlaterale: complicanza rara, spesso compare nell'immediato post-operatorio e può essere secondario a danni intraoperatori alla pleura mediastinica controlaterale, rottura di bolle preesistenti, o spazio pleurico singolo anche detto "buffalo chest".

Complicanze cardiovascolari

Anche le complicanze cardiovascolari rappresentano una causa d'insufficienza respiratoria acuta post-pneumonectomia. L'eziologia è quella comune a qualsiasi altro intervento chirurgico (infarto del miocardio, aritmie, embolia polmonare, etc). Tuttavia, cause cardiovascolari strettamente correlate all'intervento di pneumonectomia sono:

- shunt intracardiaco: è uno shunt destro-sinistro che si sviluppa per la presenza di forame ovale pervio o di un difetto del setto atriale.
- erniazione cardiaca: consiste nell'erniazione del cuore attraverso un difetto del pericardio nello spazio pleurico.

Nonostante i progressi nelle tecniche chirurgiche, nella gestione anestesiologica e nella valutazione preoperatoria, la mortalità e la morbilità dopo interventi di resezione polmonare rimangono significative con tassi di mortalità che possono variare dal 4 al 9% in seguito a pneumonectomia e dall' 1 al 3% dopo una lobectomia.

13.4.2 IRA post trattamento radioterapico

Nei pazienti candidati a trattamento radioterapico, l'utilizzo di radiazioni note come RILI (Radiation-Induced Lung Disease) può causare un danno polmonare che in alcuni casi può evolvere fino a determinare insufficienza respiratoria acuta e/o cronica. La loro incidenza varia a seconda del regime di radioterapia utilizzato e del campo di irradiazione. Fattori di rischio legati allo sviluppo delle RILI:

- volume di polmone irradiato: il rischio di RILI è direttamente correlato al volume del polmone irradiato;
- dose di radiazioni utilizzate: le RILI sintomatiche sono più frequenti in pazienti che hanno ricevuto più di 20 Gy (V20);
- fattore tempo-dose: una stessa dose di radiazioni somministrata in due sedute piuttosto che in singola somministrazione sembrerebbe ridurre il rischio RILI;
- metodo di irradiazione;
- necessità di chemioterapia induttiva;
- chemioterapia concomitante: diversi agenti chemioterapici quali doxorubicina, taxani, dactinomicina, bleomicina etc, sono noti sensibilizzanti alla radioterapia. Tuttavia, i pazienti trattati con questi farmaci hanno un maggior rischio di sviluppare RILI. Inoltre, alcuni di questi farmaci sono loro stessi associati ad un potenziale danno polmonare;
- interstiziopatie polmonari sottostanti: la presenza di malattie interstiziali polmonari (ILD) sottostanti rappresenta uno dei maggiori predittori per lo sviluppo di RILI. Infatti, la presenza di ILD è stata associata ad un rischio significativo di sviluppare insufficienza respiratoria o morte da polmoniti da radiazioni.

Tra gli altri fattori di rischio ricordiamo: precedente irradiazione toracica, giovane età, storia di fumo, basso performance status pretrattamento, ridotta funzione polmonare, BPCO, genere femminile e sospensione dei glucocorticoidi durante la radioterapia.

La diagnosi di RILI si basa su un approccio integrato che comprende la valutazione della sintomatologia, il timing, la dose e la localizzazione della radioterapia, l'imaging radiologico compatibile e l'esclusione di altre cause quali infezioni, scompenso cardiaco, embolia polmonare, sanguinamento e progressione della neoplasia primitiva.

In un paziente sottoposto a radioterapia, il sospetto clinico di RILI dovrebbe insorgere alla comparsa di dispnea, tosse, febbre, malessere, crepitii al torace o sfregamenti pleurici nei mesi successivi alla radioterapia. La TC del torace è l'imaging di riferimento e mostra tipicamente consolidazioni localizzate nel campo di irradiazione. Un'eccezione è rappresentata dalla polmonite organizzativa associata a radiazioni, caratterizzata da consolidazioni periferiche, spesso al di fuori dell'area irradiata, che possono coinvolgere anche il polmone controlaterale.

Il trattamento in questi pazienti è guidato dalla gravità della sintomatologia e dalle alterazioni della funzione polmonare. Nei pazienti asintomatici o con sintomi lievi, si predilige un trattamento volto alla gestione dei sintomi. Per i pazienti con sintomi da moderati a gravi o con alterazioni della funzione polmonare, è raccomandato l'utilizzo di corticosteroidi quali il prednisone ad una dose di 0,75 mg/kg fino a 60 mg/die per due-quattro settimane, seguita da una riduzione graduale basata sulla risposta del paziente. Nei casi di polmonite organizzativa associata a radiazioni, si adotta lo stesso schema terapeutico previsto per la polmonite organizzativa criptogenetica (COP). Al contrario, nei pazienti che sviluppano fibrosi secondaria a irradiazione, il trattamento con glucocorticoidi non sembra apportare benefici. Per quanto riguarda invece l'utilizzo di farmaci antifibrotici, alcuni studi hanno dimostrato che l'utilizzo di nintedanib sarebbe in grado di prevenire l'insorgenza e/o ridurre la recidiva di polmoniti da radiazioni se associati a glucocorticoidi. Tuttavia, i dati disponibili non sono ancora sufficienti per poter introdurre questi trattamenti nella pratica clinica.

13.4.3 Post-chemioterapia, terapie mirate e immunoterapia

La scelta del trattamento sistemico (chemioterapia, terapia mirata o immunoterapia) dipende dall'istotipo della neoplasia polmonare, dallo stadio di malattia, dalle caratteristiche molecolari (presenza di mutazioni di EGFR, ALK, ROS1) e dalle condizioni cliniche generali del paziente (performance status, comorbidità). Alcuni chemioterapici come gli agenti alchilanti (ad esempio, ciclofosfamide), gli antimetaboliti (ad esempio, metotrexato), gli inibitori della topoisomerasi (ad esempio, irinotecan) e alcuni agenti mirati (ad eempio, gli inibitori di EGFR o ALK), possono causare tossicità polmonare, così come le più recenti immunoterapie (pembrolizumab). In alcuni casi, l'entità del danno polmonare può essere severo, tanto da condurre il paziente a una progressiva insufficienza respiratoria che, nei casi più complessi, può anche risultare fatale.

La diagnosi di danno polmonare nei pazienti sottoposti a terapie sistemiche può non essere di facile intuizione, poiché le modalità di insorgenza e il timing delle manifestazioni cliniche sono molto variabili. Nell'attuale panorama di continua evoluzione dei trattamenti sistemici, strumenti come Pneumotox.com si rivelano essenziali nell'identificazione dei farmaci che potrebbero essere associati a tossicità polmonare, permettendo di valutare i rischi e adattare il trattamento per minimizzare le complicanze.

13.5 Trattamento dell'insufficienza respiratoria

Il trattamento dell'insufficienza respiratoria ha l'obiettivo di garantire adeguati scambi respiratori, trattare le cause sottostanti (qualora reversibili) e controllare i sintomi associati nel paziente con tumore del polmone.

13.5.1 Supporto respiratorio

L'obiettivo primario dell'approccio dei pazienti oncologici con insufficienza respiratoria rimane quello di correggere l'ipossiemia, in secondo luogo prevenire o trattare l'eventuale ipercapnia. Anche nell'immediato postoperatorio, i pazienti ricevono generalmente ossigeno supplementare, soprattutto se somministrati in precedenza farmaci sedativi, oppiacei o anestetici. I pazienti in respiro spontaneo con ridotta necessità di ossigeno (ad es., $\leq$6 L/min) possono beneficiare di ossigeno supplementare con sistemi a basso flusso tramite cannule nasali, maschera semplice o maschera Venturi. È possibile somministrare anche flussi maggiori (10-15 litri/min) utilizzando un sistema a basso flusso, sebbene la determinazione della frazione inalata di ossigeno (FiO2) potrebbe risultare inaccurata. I pazienti che necessitano di supporto respiratorio maggiore possono beneficiare di sistemi sistemi di erogazione di ossigenoterapia più avanzati quali ossigenoterapia ad alti flussi (High Flow Nasal Cannula, HFNC), ventilazione non invasiva (NIV) o ventilazione meccanica invasiva.

13.5.2 Controllo dei sintomi

I pazienti affetti da neoplasia polmonare possono beneficiare di un trattamento palliativo volto al controllo della sintomatologia clinica (dispnea, ansia, fatica respiratoria etc.), soprattutto nelle fasi terminali della malattia. Tra questi ricordiamo:

- Ossigenoterapia, per la correzione dell'ipossiemia ed un potenziale effetto placebo;
- Broncodilatatori, in caso di BPCO o asma sottostanti;
- Corticosteroidi, soprattutto nel danno polmonare da radioterapia o per linfangite carcinomatosa;
- Terapie ansiolitiche o analgesiche;
- Oppioidi, per il controllo della tosse e del dolore intenso.

13.5.3 Trattamento del versamento pleurico maligno

L'indicazione principale per il trattamento di un versamento pleurico maligno è il controllo della dispnea. Il versamento può essere studiato tramite radiografia del torace o mediante ecografia del torace per determinare se si tratta di versamenti libero, settato, corpuscolato etc. Qualora il polmone fosse incarcerato per danni parenchimali o pleurici, la procedura di toracentesi potrebbe risultare inefficace. L'evacuazione tramite toracentesi non dovrebbe superare di volta in volta un volume di 1-1,5 L. In caso di ricomparsa di versamento pleurico, gli approcci più comuni prevedono una toracentesi terapeutica intermittente (da preferire nei pazienti terminali) oppure il posizionamento di un drenaggio toracico, seguito da eventuale pleurodesi (per pazienti con maggiore aspettativa di vita).

13.5.4 Tecniche broncoscopiche disostruttive

L'esame broncoscopico consente di evidenziare un eventuale stenosi delle vie aeree dovute alla crescita tumorale intraluminale o da compressione ab estrinseco da parte della neoplasia. Il trattamento tramite broncoscopia può prevedere diverse tecniche, tra cui riduzione della lesione tumorale (*debulking*) tramite broncoscopia rigida, posizionamento di stent endobronchiali, dilatazione con palloncino, fotocoagulazione laser, elettrocoagulazione, crioterapia, coagulazione con argon plasma (APC), brachiterapia, terapia fotodinamica. Queste procedure richiedono personale esperto e strumentazione avanzata.

13.5.5 Terapie farmacologiche di cause reversibili

Alcune cause di insufficienza respiratoria nei pazienti con tumore del polmone sono reversibili se trattate tempestivamente.

Nei casi di polmonite, occorre un adeguato trattamento antibiotico secondo le linee guida internazionali e i dati epidemiologici regionali per i patogeni comuni. La causa più frequente di polmonite batterica è rappresentata dallo Pseudomonas (circa il 40% dei casi). Utile, inoltre, un esame microbiologico dell'escreato o del lavaggio bronchiale tramite broncoscopia per una terapia mirata.

L'embolia polmonare è un'altra causa potenzialmente reversibile di insufficienza respiratoria. La terapia anticoagulante ne rappresenta il trattamento di scelta.

Per i casi di riacutizzazione bronchiale, nei pazienti con sovrapposta BPCO, occorre una terapia con broncodilatatori e corticosteroidi ottimizzata.

13.6 Prevenzione e gestione dell'insufficienza respiratoria post resezione polmonare

Nei pazienti candidabili a chirurgia, la riabilitazione respiratoria è un valido supporto sia nella fase preoperatoria che post-operatoria ed è fondamentale per migliorare la ventilazione, prevenire le complicanze respiratorie post-operatorie e ridurre la durata della degenza ospedaliera.

Ai pazienti da sottoporre a chirurgia toracica si raccomanda un trattamento fisioterapeutico nel periodo preoperatorio e post-operatorio. Un'adeguata educazione sugli esercizi riabilitativi non solo migliora la fiducia dei pazienti in sé stessi e nelle proprie capacità, ma li rende anche autonomi nell'eseguirli correttamente durante il recupero post-operatorio.

13.6.1 Esercizi e tecniche preoperatorie

Respirazione diaframmatica

Aiuta la rimozione delle secrezioni, promuove la mobilità toracica, riduce la frequenza respiratoria e, prolungando la fase espiratoria, diminuisce l'output simpatico, ridistribuisce l'aria nella parte bassa del polmone sostenendo l'espansione attraverso le vie collaterali, mette in risalto il rilassamento generale ed il controllo della dispnea;

Esercizi di mobilizzazione toracica e rinforzo muscolare

*C*omprendono il ricorso a diverse tecniche quali l'uso di fasce elastiche (thera band), ginnastica posturale, kinesio taping.

Allenamento aerobico

Può prevedere l'utilizzo di cicloergometro o tapis roulant per aumentare la resistenza allo sforzo fisico;

Devices incentivanti

- spirometri incentivanti: con l'utilizzo di un feedback visivo e\o sonoro, migliorano l'escursione inspiratoria
- dispositivi a pressione positiva espiratoria: migliorano gli scambi gassosi permettendo di trattare anche la periferia polmonare mediante la mobilizzazione delle secrezioni in periferia e favorendone l'espettorazione;

13.6.2 Esercizi e tecniche post-operatorie

L'anestesia generale induce depressione della funzione tonica muscolare, alterazione nella produzione di surfactante, diminuzione del movimento ciliare, riduzione dei volumi polmonari con ridotta compliance toraco-polmonare e incremento delle resistenze. Inoltre, induce alterazioni della funzione respiratoria con riduzione della FRC > chiusura delle piccole vie aeree > riduzione della ventilazione regionale > alterazione del rapporto ventilazione/perfusione > ipossiemia.

In tale ottica, il mobilizzare precoce è di grande rilevanza nei pazienti sottoposti a intervento di chirurgia toracica per prevenire le complicanze post-operatorie, ricorrendo a tutte le tecniche riabilitative disponibili al fine di riespandere il polmone e facilitare la rimozione delle secrezioni.

Tra le tecniche/metodiche di riabilitazione post-chirurgica ricordiamo: deep breating (respirazione profonda), spirometria incentivante, CPAP (Continous Positive Airway Pressure), assistente alla tosse.

Inoltre, una precoce mobilizzazione del paziente e una corretta gestione del dolore post-operatorio possono essere considerati un ulteriore strumento a supporto della gestione dei pazienti nel post-operatorio.

BIBLIOGRAFIA

1. Beckles, M. A., Spiro, S. G., Colice, G. L., & Rudd, R. M. (2003). Initial evaluation of the patient with lung cancer: symptoms, signs, laboratory tests, and paraneoplastic syndromes. Chest, 123(1), 97S-104S.
2. Scagliotti, G. V. (2001). Symptoms, signs and staging of lung cancer. European Respiratory Monograph, 6, 86-119.
3. Gerber, R. B., Mazzone, P., & Arroliga, A. C. (2002). Paraneoplastic syndromes associated with bronchogenic carcinoma. Clinics in chest medicine, 23(1), 257-264.
4. Lumb, A.B. (2019). Nunn's Applied Respiratory Physiology - seventh edition: Elsevier.
5. Grippi, M. A. (1990, January). Clinical aspects of lung cancer. In Seminars in roentgenology (Vol. 25, No. 1, pp. 12-24). WB Saunders.

6. Arcasoy, S. M., & Jett, J. R. (1997). Superior pulmonary sulcus tumors and Pancoast's syndrome. New England Journal of Medicine, 337(19), 1370-1376.
7. Light, R. W. (2001). Pleural diseases. Baltimore: Lippincot, Williams and Wilkins. pp 151–181.
8. Panadero, F. R. (1995). Lung cancer and ipsilateral pleural effusion. Annals of oncology, 6, S25-S27.
9. Andersen, H. A., & Prakash, U. B. (1982, January). Diagnosis of symptomatic lung cancer. In Seminars in Respiratory Medicine (Vol. 3, No. 03, pp. 165-175). Copyright© 1982 by Thieme Medical Publishers, Inc...
10. Myers, K. A., & Farquhar, D. R. (2001). Does this patient have clubbing?. Jama, 286(3), 341-347.
11. Dulu, A., Pastores, S. M., Park, B., Riedel, E., Rusch, V., & Halpern, N. A. (2006). Prevalence and mortality of acute lung injury and ARDS after lung resection. Chest, 130(1), 73-78.
12. Mehran, R. J., & Deslauriers, J. (1999). Late complications. Postpneumonectomy syndrome. Chest surgery clinics of North America, 9(3), 655-73.
13. Valji, A. M., Maziak, D. E., Shamji, F. M., & Matzinger, F. R. (1998). Postpneumonectomy syndrome: recognition and management. Chest, 114(6), 1766-1769.
14. Sakiyalak, P., & Vigneswaran, W. T. (2003). Postpneumonectomy syndrome in single lung transplantation recipient following previous pneumonectomy. The Annals of thoracic surgery, 75(3), 1023-1025.
15. Kelly, R. F., Hunter, D. W., & Maddaus, M. A. (2001). Postpneumonectomy syndrome after left pneumonectomy. The Annals of thoracic surgery, 71(2), 701-703.
16. Boffa, D. J., Allen, M. S., Grab, J. D., Gaissert, H. A., Harpole, D. H., & Wright, C. D. (2008). Data from The Society of Thoracic Surgeons General Thoracic Surgery database: the surgical management of primary lung tumors. The Journal of thoracic and cardiovascular surgery, 135(2), 247-254.
17. Deslauriers, J., Ginsberg, R. J., Piantadosi, S., & Fournier, B. (1994). Prospective assessment of 30-day operative morbidity for surgical resections in lung cancer. Chest, 106(6), 329S-330S.
18. Ginsberg, R. J., Hill, L. D., Eagan, R. T., Thomas, P., Mountain, C. F., Deslauriers, J., ... & Pearson, F. G. (1983). Modern thirty-day operative

mortality for surgical resections in lung cancer. The Journal of thoracic and cardiovascular surgery, 86(5), 654-658.

19.LaPar, D. J., Bhamidipati, C. M., Lau, C. L., Jones, D. R., & Kozower, B. D. (2012). The Society of Thoracic Surgeons General Thoracic Surgery Database: establishing generalizability to national lung cancer resection outcomes. The Annals of thoracic surgery, 94(1), 216-221.

20.Self, R. J., & Vaughan, R. S. (1999). Acute cardiac herniation after radical pleuropneumonectomy. Anaesthesia, 54(6), 564-566.

21.Shimizu, J., Ishida, Y., & Terada, T. (2003). Cardiac herniation following intrapericardial pneumonectomy with partial pericardiectomy for advanced lung cancer. Annals of thoracic and cardiovascular surgery, 9(1), 68-72.

22.Veronesi, G., Spaggiari, L., Solli, P. G., & Pastorino, U. (2001). Cardiac dislocation after extended pneumonectomy with pericardioplasty. European journal of cardio-thoracic surgery, 19(1), 89-91.

23.Marks, L. B., Bentzen, S. M., Deasy, J. O., Bradley, J. D., Vogelius, I. S., El Naqa, I., ... & Jackson, A. (2010). Radiation dose–volume effects in the lung. International Journal of Radiation Oncology* Biology* Physics, 76(3), S70-S76.

24.Graham, M. V., Purdy, J. A., Emami, B., Harms, W., Bosch, W., Lockett, M. A., & Perez, C. A. (1999). Clinical dose–volume histogram analysis for pneumonitis after 3D treatment for non-small cell lung cancer (NSCLC). International Journal of Radiation Oncology* Biology* Physics, 45(2), 323-329.

25.Roach 3rd, M., Gandara, D. R., Yuo, H. S., Swift, P. S., Kroll, S., Shrieve, D. C., ... & Phillips, T. L. (1995). Radiation pneumonitis following combined modality therapy for lung cancer: analysis of prognostic factors. Journal of clinical oncology, 13(10), 2606-2612.

26.Bledsoe, T. J., Nath, S. K., & Decker, R. H. (2017). Radiation pneumonitis. Clinics in chest medicine, 38(2), 201-208.

27.Taghian, A. G., Assaad, S. I., Niemierko, A., Kuter, I., Younger, J., Schoenthaler, R., ... & Powell, S. N. (2001). Risk of pneumonitis in breast cancer patients treated with radiation therapy and combination chemotherapy with paclitaxel. Journal of the National Cancer Institute, 93(23), 1806-1811.

28.Rancati, T., Ceresoli, G. L., Gagliardi, G., Schipani, S., & Cattaneo, G. M. (2003). Factors predicting radiation pneumonitis in lung cancer patients: a retrospective study. Radiotherapy and oncology, 67(3), 275-283.

29. Hensley, M. L., Hagerty, K. L., Kewalramani, T., Green, D. M., Meropol, N. J., Wasserman, T. H., ... & Schuchter, L. M. (2009). American Society of Clinical Oncology 2008 clinical practice guideline update: use of chemotherapy and radiation therapy protectants. Journal of clinical oncology, 27(1), 127-145.
30. Ueki, N., Matsuo, Y., Togashi, Y., Kubo, T., Shibuya, K., Iizuka, Y., ... & Hiraoka, M. (2015). Impact of pretreatment interstitial lung disease on radiation pneumonitis and survival after stereotactic body radiation therapy for lung cancer. Journal of Thoracic Oncology, 10(1), 116-125.
31. Bahig, H., Filion, E., Vu, T., Chalaoui, J., Lambert, L., Roberge, D., ... & Campeau, M. P. (2016). Severe radiation pneumonitis after lung stereotactic ablative radiation therapy in patients with interstitial lung disease. Practical radiation oncology, 6(5), 367-374.
32. Palma, D. A., Senan, S., Haasbeek, C. J., Verbakel, W. F., Vincent, A., & Lagerwaard, F. (2011). Radiological and clinical pneumonitis after stereotactic lung radiotherapy: a matched analysis of three-dimensional conformal and volumetric-modulated arc therapy techniques. International Journal of Radiation Oncology* Biology* Physics, 80(2), 506-513.
33. Dy, G. K., Prasad, D., Kumar, P., Attwood, K., & Adjei, A. A. (2021). A phase 2 randomized, double-blind, placebo-controlled study evaluating nintedanib versus placebo as prophylaxis against radiation pneumonitis in patients with unresectable NSCLC undergoing chemoradiation therapy. Journal of Thoracic Oncology, 16(3), e19-e20.
34. Rimner, A., Moore, Z. R., Lobaugh, S., Geyer, A., Gelblum, D. Y., Abdulnour, R. E. E., ... & Paik, P. K. (2023). Randomized phase 2 placebo-controlled trial of nintedanib for the treatment of radiation pneumonitis. International Journal of Radiation Oncology* Biology* Physics, 116(5), 1091-1099.
35. Thomas, J. R., & von Gunten, C. F. (2002). Clinical management of dyspnoea. The Lancet. Oncology, 3(4), 223–228.
36. Campbell, M. L. (2004). Terminal dyspnea and respiratory distress. Critical care clinics, 20(3), 403-417.
37. Kvale, P. A., Simoff, M., & Prakash, U. B. (2003). Palliative care. Chest, 123(1), 284S-311S.
38. American Thoracic Society. (1999). Dyspnea-mechanism, assessment, and management. A consensus statement. Am J Respir Crit Care Med, 159, 321-340.

39.Colt, H. G., & Harrell, J. H. (1997). Therapeutic rigid bronchoscopy allows level of care changes in patients with acute respiratory failure from central airways obstruction. Chest, 112(1), 202-206.

40.Thomas, J. R., & von Gunten, C. F. (2002). Clinical management of dyspnoea. The Lancet. Oncology, 3(4), 223–228.

41.Morice, R. C., Ece, T., Ece, F., & Keus, L. (2001). Endobronchial argon plasma coagulation for treatment of hemoptysis and neoplastic airway obstruction. Chest, 119(3), 781-787.

42.Cavaliere, S., Venuta, F., Foccoli, P., Toninelli, C., & La Face, B. (1996). Endoscopic treatment of malignant airway obstructions in 2,008 patients. Chest, 110(6), 1536-1542.

43.Carratalà, J., Rosón, B., Fernández-Sevilla, A., Alcaide, F., & Gudiol, F. (1998). Bacteremic pneumonia in neutropenic patients with cancer: causes, empirical antibiotic therapy, and outcome. Archives of internal medicine, 158(8), 868-872.

44.Boyd, K. J., & Kelly, M. (1997). Oral morphine as symptomatic treatment of dyspnoea in patients with advanced cancer. Palliative medicine, 11(4), 277-281.

45.O'Driscoll, B. R., Howard, L. S., Earis, J., & Mak, V. (2017). BTS guideline for oxygen use in adults in healthcare and emergency settings. Thorax, 72(Suppl 1), ii1-ii90.

46.Raupach T, Bahr F, Herrmann P, et al. Slow breathing reduces sympathoexcitation in COPD. Eur Respir J. 2008;.

47.Van Weert E, Hoekstra-Weebers JEHM, May AM, Korstjens I, Ros WJG. The development of an evidence-based physical self-management rehabilitation programme for cancer survivors. Patient Educ Couns 2008;71(2):169-190. doi:10.1016/j.pec.2007.11.027.

48.Effects of Presurgical Exercise Training on Cardiorespiratory Fitness Among Patients Undergoing Thoracic Surgery for Malignant Lung Lesions Lee W. Jones, 2007 American Cancer Society

49.Magnusson L Spahn D.L. 2003

50.Effects Of Joint Passive Manual Stimulation On Restriction Of Movement Before Thoracic Surgery: Single Blind Controlled Randomized Clinical Trial Rosa Grazia Bellomo, Giovanni Barassi, Antonella Di Iulio, Achille Lococo, Piera Attilia Di Felice, Loris Prosperi, Raoul Saggini Adv Sci Med 2016; 1(2): 31-36

51.Given the site and extend of the surgery, paients are at high risk for developing post pulmonary complications (PPC). Pryor and Prasad 2008.

52. AARC Clinical Practice Guideline Incentive Spirometry: 2011
53. An Official American Thoracic Society/European Respiratory Society Statement: Key Concepts And Advances In Pulmonary Rehabilitation Respir Crit Care Med Vol 188, Iss. 8, pp e13–e64, Oct 15 2013 by the American Thoracic Society.

CAPITOLO 14

Dagli Approcci Terapeutici Tradizionali Alle Nuove Terapie

(L. Maiorino)

Esistono, come detto, due forme principali di tumore polmonare e la più frequente è il carcinoma polmonare non a piccole cellule (NSCLC) l'altra è il carcinoma a piccole cellule o microcitoma (SCLC).

Quando diagnosticati in fase iniziale la terapia chirurgica ha dato grossi risultati positivi con le varie tecniche di exeresi sia "atipica" che "tipica".

Purtroppo, in molti casi la diagnosi avviene in fase avanzata e quindi bisogna ricorrere ad una terapia farmacologica e/o radioterapica.

Nella cura del cancro al polmone non a piccole cellule, i derivati del platino - quali cisplatino e carboplatino - sono fra i farmaci maggiormente usati; a questi possono essere associati:

- Docetaxel, principio attivo appartenente alla classe dei taxani;
- Gemcitabina, antineoplastico ad azione citotossica;
- Irinotecan, un inibitore della topoisomerasi;
- Topotecan, un altro inibitore della topoisomerasi;
- Alcaloidi della vinca ad azione antimitotica, come vinorelbina, vindesina e vincristina;
- Paclitaxel, un altro principio attivo appartenente alla classe dei taxani;
- Antibiotici ad azione antitumorale, come doxorubicina, epirubicina, mitomicina e gemcitabina.

Prima di iniziare un programma di cura ci sono vari aspetti possono aiutare a valutare la fattibilità di un approccio terapeutico che miri all'ottimizzazione dei trattamenti sulla base di alcuni marcatori biologici.

La terapia medica oncologica viene erogata in base al tipo di trattamento e in base alle caratteristiche del paziente stesso non tralasciando anche alla possibilità di altri trattamenti come radioterapia, radiofrequenza ed altre.

E stata dimostrata, ad esempio, una correlazione significativa tra i livelli di ERCC1, un gene che codifica per un enzima coinvolto nella riparazione del DNA, e la risposta al Platino, e quindi una valutazione prospettica dei livelli di ERCC1 può definire meglio le varie associazioni.

Un valore simile è stato attribuito ai polimorfismi genici della Timidilato Sintetasi (TS) e la risposta a Platino.

Nell'ambito dei tumori del polmone sono state studiate e ricercate specifiche caratteristiche istologiche, immunologiche e genomiche e le differenze non riguardano solo l'istologia ma anche il DNA (materiale genetico delle cellule tumorali).

Una percentuale rilevante dei tumori polmonari può presentare alterazioni genetiche specifiche come mutazione o traslocazione a carico di diversi geni: EGFR, KRAS, BRAF, ALK, RET, MET, NTRK1.

La presenza di mutazioni può essere un'opportunità terapeutica grazie all'utilizzo di farmaci specifici (farmaci a bersaglio molecolare) che hanno la capacità di bloccare la crescita neoplastica e diventano molto efficaci con una tossicità decisamente minore rispetto ai classici farmaci utilizzati.

Queste funzioni vengono svolte dall'immunoterapia che ha notevolmente cambiato il percorso di cura, essa è infatti è in grado di riattivare il sistema immunitario così che possa riconoscere le cellule tumorali presenti nell'organismo e quindi aggredirle e distruggerle.

I farmaci immunoterapici utilizzati possono essere anticorpi monoclonali che si legano a recettori quali CTLA-4, PD1 o PD-L1 contrastando l'interazione tra la cellula tumorale e i loro siti recettoriali con la conseguenza di riattivare il linfocita T nei confronti del tumore, oppure ci possono essere farmaci che agiscono come inibitori di crescita tumorale.

In particolare, i farmaci monoclonali si distinguono in:

- Inibitori CTLA-4 (Ipilimumab)
- Inibitori PD1 (Nivolumab, Pembrozilumab)
- Inibitori PD-L1 (Atezolizumab)

Inibitori del checkpoint immunitario PD-1/PD-L1 Pembrolizumab e Nivolumab, rappresentano ormai uno standard terapeutico nel trattamento dei pazienti con tumore del polmone non a piccole cellule, sia in prima linea che in linee successive.

ATEZOLIZUMAB è la prima e unica immunoterapia disponibile in Italia in adiuvante per pazienti NSCLC in stadio precoce e in un contesto con alto tasso di ricadute ha dimostrato di ridurre il rischio di recidiva di malattia o morte del 57% nei pazienti con NSCLC in stadio II-IIIA.

Tra i farmaci che invece bloccano la crescita tumorale troviamo in particolare gli inibitori di EGFR, un fattore di crescita tumorale, come Erlotinib spesso usato nelle terapie del NSCLC. Inoltre, da poco è entrato in Farmacopea Unesbulin che ha un profondo impatto sul microambiente tumorale, fattore chiave per la progressione del tumore e la risposta alla terapia: ha, infatti, interrotto la comunicazione tra le cellule tumorali e le cellule dell'ambiente tumorale che supportano la crescita e la sopravvivenza del tumore fornendo ad esso sostanze nutritive.

L'azienda biofarmaceutica PharmaMar ha appena annunciato i risultati positivi dello studio di fase 3 IMforte di Zepzelca (lurbinectedin) in combinazione con atezolizumab (Tecentriq) come trattamento di mantenimento di prima linea per i pazienti affetti da carcinoma polmonare a piccole cellule in stadio esteso (ES-SCLC), dopo la terapia di induzione con carboplatino, etoposide e atezolizumab. Si tratta del primo studio globale che non solo riesce a raggiungere, e superare, la fase 3, ma si delinea anche come una vera svolta terapeutica per affrontare la malattia.

Riferimenti bibliografici alla fine del libro.

CAPITOLO 15

Nuovi approcci terapeutici

(O. Acquaviva – P. Ruffolo)

15.1 La nutraceutica

Alla base del benessere e di un buono stato di salute vi è sempre la capacità da parte di ognuno di noi di seguire uno stile di vita sano e una dieta equilibrata.

Una dieta normalmente prevede un apporto calorico sottoforma di carboidrati, proteine e grassi adeguati alle esigenze metaboliche quotidiane; di aminoacidi essenziali e non essenziali per la sintesi di proteine strutturali ed enzimatiche; di acidi grassi per la sintesi dei lipidi; di vitamine che fungano da coenzimi ed ormoni nei processi metabolici; di sali minerali, elementi strutturali e fondamentali come nel caso di calcio e fosfato. Tali sostanze, però, possono fungere da veicolo per l'introduzione nell'organismo di agenti cancerogeni. Oggi nei paesi industrializzati combattiamo contro un'alimentazione ipercalorica e la conseguente obesità, contro il rischio di aterosclerosi e ipertensione arteriosa e tante altre malattie alimentari ad essa correlate ma non conosciamo i danni e le malattie causati dai metalli pesanti e dalle diossine.

Per tale motivo entra in gioco nella cura e prevenzione dei tumori la nutraceutica è la scienza che studia le migliori composizioni di principi attivi degli alimenti che potenzialmente influenzano il genoma nel realizzare i processi di trasformazione metabolici.

Il termine deriva dall'unione di due parole: nutrizione e farmaceutica e si riferisce allo studio degli alimenti, in particolare dei principi attivi contenuti in piante, animali, minerali e microrganismi, che apportano benefici alla salute dell'organismo, inclusi la prevenzione e/o il trattamento di patologie soprattutto cronico-degenerative. La Nutraceutica quindi ci insegna ad utilizzare i nutrienti come farmaci ottimizzando i dosaggi. Un nutraceutico è un alimento-farmaco, cioè un alimento salutare che associa alle sue caratteristiche nutrizionali convenzionali le proprietà funzionali e terapeutiche di altri suoi componenti. Per questo l'utilizzo quotidiano costante e consapevole di **vari nutraceutici**, attraverso una dieta equilibrata, **contribuiscono alla vera prevenzione primaria**

delle malattie di origine alimentare. Quindi possiamo comprendere che il cibo non va considerato solo come un vettore energetico utile ad introdurre unicamente calorie, ma anche un veicolo biomolecolare interattivo con l'espressione genetica **producendo salute e benessere, oppure causando patologie diverse quali malattie infiammatorie, degenerative, autoimmuni, ovvero tumori**.

Secondo questa disciplina medica è possibile capire quali cibi assumere per influenzare la funzionalità del DNA e delle nostre cellule e prevenire il rischio dell'insorgenza di malattie. Infatti, l'alimentazione è uno dei primi fattori di prevenzione di alcune delle più comuni patologie come obesità, diabete e alcuni tumori, in particolare quelli associati allo stile alimentare come quelli del colon ma anche di altri organi. Sappiamo che il genoma umano è al 99,99 % identico in tutti gli uomini. Le differenze sono dovute alle interazioni tra genoma e fattori ambientali che determinano l'effettiva differenziazione fisica di un individuo.

La complessità delle interazioni tra geni, sistemi di trascrizione e controllo genetico, non rende sempre facile e possibile l'identificazione e la localizzazione dei geni corrispondenti alle malattie in genere e a quelle di origine alimentare. La nutrigenetica individua definisce e localizza le varianti genetiche (alleli) che intervengono nella risposta individuale a specifici nutrienti.

Paradossalmente ci sono alcuni alimenti, principalmente vegetali, che essendo ricchi di fitonutrienti hanno un'azione anticancro. Questi purtroppo non rientrano facilmente nelle diete abituali. Tra i composti fitochimici che hanno mostrato una potenziale attività anticancro ricordiamo ad esempio il peperoncino (capsaicin), il the verde (epigallocatechin-3-gallate), i fagiolini (genistein), il pomodoro (lycopene), i broccoli (sulphoraphane), l'aglio (dially sulphide), miele (caffeic acid ph enetthyl ester), i grappoli d'uva (resveratrol) e la lattuga (indole-3-carbinol).

Difficilmente le normali diete integrano quantitativi necessari di questi alimenti che riescano a garantire una loro azione nutraceutica. Per questo motivo soprattutto pazienti malati, ma anche soggetti sani a rischio, dovrebbero adattare le loro diete o assumere integratori che abbiano concentrati di questi attivi per supportare il proprio corpo nelle terapie e nella disintossicazione che aggrava la situazione patologica o nei soggetti sani per prevenire eventuali formazioni tumorali.

Per tale motivo chi è un soggetto a rischio, per familiarità o per esposizione ad ambienti inquinati, o per chi è già malato, sarebbe indispensabile una revisione della propria dieta per assumere nutraceutici adeguati a prevenire la malattia o a supportare il protocollo di cura. Questo può essere raggiunto introducendo i giusti quantitativi di alimenti o attraverso l'uso di integratori alimentari specifici.

15.2 Terapia Genica:

La terapia genica per i tumori è un approccio innovativo che mira a modificare il materiale genetico all'interno delle cellule tumorali o delle cellule del paziente per trattare o prevenire il cancro. Esistono diversi approcci alla terapia genica, ciascuno con obiettivi e meccanismi differenti:

15.2.1 Inserimento di geni suicidi:

Questa strategia introduce un gene nelle cellule tumorali che le rende vulnerabili a farmaci specifici. Ad esempio, viene introdotto un gene che codifica per un enzima in grado di attivare un farmaco tossico solo all'interno delle cellule tumorali. In questo modo, il farmaco distrugge solo le cellule malate, risparmiando quelle sane.

15.2.2 Modifica del sistema immunitario:

Un approccio comune è l'ingegnerizzazione delle cellule immunitarie, come i linfociti T, per renderle più efficaci nel riconoscere e distruggere le cellule tumorali. Ad esempio, la terapia CAR-T (simile alla terapia cellulare somatica) utilizza l'ingegneria genetica per inserire un recettore specifico nelle cellule T, permettendo loro di riconoscere e attaccare le cellule tumorali. Oggi è possibile ottenere una maggiore efficacia dell'immunoterapia nei pazienti con tumore non a piccole cellule del polmone con una mutazione del gene DNMT3A.

15.2.3 Inibizione di geni oncogeni:

Alcuni tumori sono causati dall'attivazione di oncogeni, geni mutati che favoriscono la crescita incontrollata delle cellule. La terapia genica può mirare a "silenziare" questi geni attraverso tecniche come l'RNA interference (RNAi) o il CRISPR-Cas9, che taglia specifiche sequenze di DNA per bloccare l'espressione dei geni mutati.

15.2.4 Ripristino di geni oncosoppressori:

I geni oncosoppressori, come il famoso TP53, impediscono la crescita tumorale, ma spesso vengono disattivati nei tumori. La terapia genica può tentare di reintrodurre questi geni nelle cellule maligne, ripristinando la loro funzione protettiva e arrestando la proliferazione del tumore.

15.2.5 Vettori virali e non virali:

I geni terapeutici vengono spesso introdotti nelle cellule utilizzando vettori, come virus modificati (adenovirus o retrovirus) o nanoparticelle. Questi vettori aiutano a trasportare il materiale genetico nelle cellule tumorali per modificarne il comportamento.

15.3 Sfide attuali:

Sebbene promettente, la terapia genica per i tumori affronta ancora diversi ostacoli, tra cui la difficoltà di distribuire i geni in modo efficace in tutto il corpo, evitare la risposta immunitaria e assicurare che i geni modifichino solo le cellule tumorali. Inoltre, i costi elevati e i potenziali effetti collaterali rendono necessarie ulteriori ricerche prima che la terapia genica diventi un trattamento standard per molti tipi di cancro.

15.3.1 Esempi di successi:

La terapia genica ha già mostrato risultati positivi in alcune neoplasie ematologiche e viene sperimentata in vari tumori solidi. Un esempio importante è T-VEC, un virus oncolitico geneticamente modificato approvato per il trattamento del melanoma.

La terapia genica ha il potenziale di trasformare l'oncologia, con un approccio più mirato e personalizzato per il trattamento dei tumori.

15.4 Terapia Cellulare somatica:

La terapia cellulare somatica rappresenta un'importante frontiera nella cura dei tumori e coinvolge l'uso di cellule modificate per combattere il cancro. Questa forma di terapia mira a potenziare la risposta immunitaria del paziente o a sostituire cellule malfunzionanti con altre capaci di attaccare il tumore. Tra le tecniche più promettenti ci sono:

1. **Terapie CAR-T:** Una delle applicazioni più conosciute è la terapia con cellule CAR-T (Chimeric Antigen Receptor T-cell), dove i linfociti T del paziente vengono modificati geneticamente per esprimere recettori specifici in grado di riconoscere e distruggere le cellule tumorali. Questa terapia ha ottenuto notevoli successi in alcuni tumori del sangue, come la leucemia linfoblastica acuta e il linfoma non-Hodgkin.
2. **TILs (Tumor-Infiltrating Lymphocytes):** Le cellule T infiltranti il tumore vengono estratte dal paziente, espanse in laboratorio e re-infuse per migliorare la risposta del sistema immunitario contro le cellule tumorali. Questa tecnica è in fase di sperimentazione per vari tipi di cancro, tra cui il melanoma.
3. **Terapie basate su cellule dendritiche:** Le cellule dendritiche possono essere utilizzate per presentare antigeni tumorali al sistema immunitario, stimolando una risposta più robusta contro il tumore. Una versione di questa terapia è stata approvata per il trattamento del carcinoma prostatico metastatico.

Queste terapie mirano a sfruttare il potere del sistema immunitario del paziente, migliorandone l'efficacia contro il cancro. Tuttavia, ci sono sfide da affrontare, come la gestione degli effetti collaterali, inclusa la sindrome da rilascio di citochine (un'infiammazione grave causata dall'attivazione massiccia del sistema immunitario).

Le terapie cellulari somatiche, inclusa la terapia CAR-T, sono in continua evoluzione e offrono speranza per forme di cancro altrimenti difficili da trattare, anche se la loro applicazione rimane limitata per ora a specifici tipi di tumore e a pazienti selezionati.

15.5 Ingegneria tissutale:

L'ingegneria tissutale applicata ai tumori rappresenta una nuova e affascinante area di ricerca che mira a creare tessuti e modelli tumorali in laboratorio per studiare meglio la biologia del cancro e sviluppare nuove terapie. Questo campo unisce principi di biologia, ingegneria e medicina per rigenerare o riparare tessuti, oltre che per replicare in vitro l'ambiente tumorale in modo più realistico rispetto ai modelli tradizionali.

Applicazioni principali dell'ingegneria tissutale nei tumori:

1. **Modelli tumorali tridimensionali (3D):** Tradizionalmente, le cellule tumorali vengono studiate in piastre bidimensionali (2D), che non rappresentano accuratamente l'architettura complessa e tridimensionale di un tumore in vivo. L'ingegneria tissutale consente la creazione di **modelli 3D di tumori** che replicano meglio la struttura, l'eterogeneità e le interazioni cellulari del tumore, fornendo così un ambiente più realistico per lo studio della progressione tumorale e delle risposte ai trattamenti.
2. **Organoidi tumorali:** Gli organoidi sono piccole strutture tridimensionali derivate dalle cellule del paziente che mimano l'architettura e le funzioni del tumore originario. Vengono utilizzati per testare nuovi farmaci in modo personalizzato e per studiare la biologia specifica di ogni tumore. Gli organoidi permettono di creare modelli tumorali **personalizzati** per ogni paziente, favorendo lo sviluppo della medicina di precisione.
3. **Costruzione di tessuti tumorali:** Con l'uso di scaffold biocompatibili, l'ingegneria tissutale può creare tessuti artificiali che imitano il microambiente tumorale. Questi scaffold sono matrici su cui le cellule tumorali possono crescere, consentendo di studiare come il microambiente del tumore, compresi i vasi sanguigni e le cellule del sistema immunitario, influenzi la crescita e la diffusione del cancro.
4. **Test di farmaci e screening personalizzati:** I modelli 3D e gli organoidi tumorali possono essere utilizzati per testare l'efficacia di nuove terapie antitumorali in modo più rappresentativo rispetto ai tradizionali modelli animali o colture cellulari 2D. Questo approccio facilita lo sviluppo di trattamenti personalizzati, in cui i farmaci vengono testati su modelli derivati dal tumore specifico del paziente.

5. **Riprogrammazione delle cellule tumorali:** L'ingegneria tissutale può essere utilizzata per riprogrammare le cellule tumorali o le cellule del microambiente per ridurne l'aggressività o migliorare la risposta ai trattamenti. Tecniche come la modifica genetica e l'uso di scaffold possono aiutare a modulare il comportamento delle cellule tumorali.

15.6 Sfide e prospettive future

Nonostante i progressi, l'ingegneria tissutale per i tumori presenta ancora sfide significative, come la complessità del microambiente tumorale e la difficoltà di replicare fedelmente le interazioni tra le cellule tumorali e le cellule normali. Tuttavia, i miglioramenti continui in questo campo promettono di rivoluzionare la ricerca sul cancro e di migliorare lo sviluppo di terapie più efficaci e personalizzate.

L'ingegneria tissutale tumorale rappresenta quindi una risorsa essenziale per comprendere meglio la malattia e accelerare lo sviluppo di trattamenti oncologici più efficaci.

15.6.1 Terapia combinata

La terapia combinata per i tumori è un approccio che utilizza più trattamenti insieme per aumentare l'efficacia contro il cancro. L'idea alla base è che combinando diverse terapie si possono ottenere risultati migliori rispetto a un singolo trattamento, migliorando la sopravvivenza del paziente, riducendo la resistenza ai farmaci e migliorando il controllo della malattia. Le combinazioni possono includere farmaci chemioterapici, radioterapia, terapie mirate, immunoterapia e altre tecniche.

Tipologie principali di terapie combinate:

1. **Chemioterapia e Radioterapia:** Questa combinazione è spesso utilizzata per massimizzare l'efficacia della radioterapia. La chemioterapia agisce come un "radiosensibilizzatore", aumentando la sensibilità delle cellule tumorali alla radioterapia. È comunemente usata nel trattamento di tumori del polmone, della testa e del collo, e del retto.

2. **Immunoterapia e Chemioterapia:** L'immunoterapia, che stimola il sistema immunitario a combattere il tumore, può essere combinata con la chemioterapia per attaccare il cancro su più fronti. Un esempio è il trattamento del melanoma metastatico, dove farmaci immunoterapici come il nivolumab o il pembrolizumab sono combinati con chemioterapici per aumentare l'efficacia complessiva.
3. **Terapie mirate e Chemioterapia:** Le terapie mirate colpiscono specifici bersagli molecolari nel tumore. Combinandole con la chemioterapia, si può migliorare l'efficacia del trattamento. Un esempio è l'uso di trastuzumab (un anticorpo monoclonale mirato per il recettore HER2) insieme alla chemioterapia nel trattamento del carcinoma mammario HER2 positivo.
4. **Terapia ormonale e altre terapie:** Nel trattamento dei tumori sensibili agli ormoni, come il carcinoma della mammella e della prostata, la terapia ormonale viene spesso combinata con altre terapie, come la chemioterapia o la radioterapia, per migliorare i risultati.
5. **Combinazione di immunoterapie:** In alcuni casi, si utilizzano due diversi tipi di immunoterapie insieme. Ad esempio, la combinazione di ipilimumab e nivolumab ha mostrato un'efficacia maggiore nel trattamento del melanoma avanzato rispetto alla somministrazione di un singolo farmaco immunoterapico.

Benefici e sfide della terapia combinata:

- Aumento dell'efficacia: l'uso di terapie multiple può migliorare il tasso di risposta e la durata del controllo della malattia.
- Riduzione della resistenza: i tumori possono sviluppare resistenza a una singola terapia, ma combinando trattamenti con meccanismi d'azione diversi si può ridurre il rischio di resistenza.
- Maggiore tossicità: il principale limite delle terapie combinate è la possibilità di aumentare gli effetti collaterali, poiché ogni trattamento può avere tossicità individuale che si somma o amplifica quando utilizzato insieme.

Le ricerche continuano a sviluppare nuove combinazioni di terapie basate sulle caratteristiche molecolari del tumore del paziente (medicina di precisione). Le terapie combinate promettono di diventare sempre più personalizzate, offrendo migliori possibilità di successo per un numero crescente di pazienti.

Le terapie avanzate sono considerate nuovi programmi terapeutici per il trattamento di patologie genetiche rare o oncologiche che non hanno alternative terapeutiche dopo il fallimento dei trattamenti classici.

Riferimenti bibliografici alla fine del libro.

CAPITOLO 16

La psiconcologia

(M. Panunzio)

La psicologia è una scienza che studia gli stati mentali e i processi emotivi, cognitivi, sociali e comportamentali nelle loro componenti consce e inconsce, mediante l'uso del metodo scientifico e/o appoggiandosi a una prospettiva soggettiva interpersonale.

Si occupa anche dello studio e del trattamento delle funzioni psichiche sia in condizioni di benessere sia di sofferenza o disagio mentale, dovute a dinamiche soggettive (intra-psichiche), ambientali e/o relazionali (inter-psichiche).[1]

In questo capitolo evidenziamo un aspetto specifico della psicologia, ovvero, la "Psico-oncologia".

La Psico-oncologia è una branca della Psicologia che si occupa degli aspetti psicologici legati alle malattie oncologiche.

È evidente che una delle epidemie riscontrate che presentano un inesorabile aumento cono proprio le malattie oncologiche e i "Disturbi psichici" ad esse correlate.

La Psico-oncologia, si è particolarmente diffusa negli ultimi anni come una disciplina di riflessione sulle necessità emozionali del malato oncologico e sul suo mondo familiare.

Quando si riceve una diagnosi di Tumore, un paziente può sentire il bisogno di richiedere un supporto psicologico.

Lo psico-oncologo può aiutarvi e sostenervi dal momento della diagnosi fino a tutto il processo terapeutico. Nei momenti di ansia, di depressione e confusione, quando le risorse personali e familiari non sono più sufficienti ad affrontare il

[1] https://it.wikipedia.org/wiki/Psicologia

periodo di crisi, i colloqui con uno psico-oncologo possono aiutarvi ad affrontare la malattia e a trovare strategie e a rivalutare gli obiettivi.

Sono diverse le emozioni che accompagnano questa malattia come: Ansia, paura, rabbia, preoccupazione e demoralizzazione.

Queste emozioni possono diventare molto intense. I colloqui psicologici possono aiutarvi a:

- capire e a ricollegare le emozioni all'esperienza
- alleviare la sofferenza psicologica
- trovare nuove strategie per affrontare il percorso di malattia
- dialogare con il partner
- affrontare problemi sessuali e relazionali
- far pace con il vostro corpo
- pensare il futuro in modo nuovo
- fare nuovamente progetti uscendo dallo stallo di un eterno presente doloroso, trovando nuove energie
- trovare la strada per parlarne con le persone care e trovare in loro una grande risorsa[2]

A causa della sua natura improvvisa questa patologia, in effetti, stravolge la vita ed il soggetto può trovarsi a fare i conti con dei cambiamenti sia di piccola ma anche di grande entità che riguarda il proprio corpo, le relazioni con amici e familiari, e talvolta la vita sentimentale. Inoltre, spesso, si ha la necessità di mettere da parte il proprio lavoro per un tempo più o meno prolungato e ci si trova a vivere una vita completamente diversa rispetto a quella a cui si era abituati.

Anche i pensieri possono cambiare: incertezza, impotenza, accompagnati da emozioni molto forti che danno alla persona la sensazione di essere travolta da esse e di non poterle gestire.

Pensieri, emozioni e comportamenti possono diventare disfunzionali e non permettere alla persona affetta dalla malattia di utilizzare le proprie risorse psicologiche per reagire alla situazione. In questo quadro si inserisce la psiconcologia, una disciplina che permette all'Oncologia, alla Psichiatria ed alla Psicologia di dialogare tra loro ed individuare precocemente il disagio psicologico ed intervenire aiutando la persona a gestire le conseguenze della patologia con

[2] https://www.artoi.it/psiconcologia-la-psicologia-nelloncologia/

l'obiettivo di favorire una buona qualità di vita del malato, in modo da affrontare il periodo delle cure, di per sé impegnativo, utilizzando le proprie risorse e alleggerendo il peso di pensieri ed emozioni.

Queste emozioni molto intense possono essere un reale scoglio nella gestione della quotidianità, conducendo in alcuni casi a adottare comportamenti poco funzionali. Il supporto psicologico può aiutare in un modo molto pratico per trovare "strategie di coping"[3] efficaci che permettano un adattamento alla situazione.

La Psiconcologia permette al paziente di essere seguito in tutte le fasi della malattia, con una particolare attenzione a ciò che i diversi momenti del percorso possono stimolare a livello psicologico nel paziente stesso e nei caregivers:

- Nella fase iniziale di malattia, una valutazione dello stato emotivo può permettere di distinguere i processi di normale adattamento alla situazione da reazioni emotive che necessitano di una presa in carico sistematica;
- Durante i trattamenti chemioterapici, radioterapici o chirurgici può essere utile un supporto per assimilare i cambiamenti del proprio corpo, i sintomi dati dalla malattia e gli eventuali effetti collaterali delle terapie.

Questo quadro clinico crea nell'ammalato la percezione di essere preda di una patologia molto grave che lo depriva anche di un minimo di capacità reattiva.

L'elaborazione del percorso da effettuare prevede la presenza di disagio emotivo, stress ed un possibile impatto traumatico della malattia oncologica sul paziente.

Il follow-up si sostituisce al tempo della creatività e del futuro:[4]

Lo studio di Elisabeth Kubler-Ross sull'andamento emozionale del paziente e prognosi è di aiuto agli operatori al fine di muoversi adeguatamente all'interno della relazione medico- paziente. Elisabeth Kübler- Ross è stata una psichiatra statunitense, famosa per il suo lavoro pionieristico negli studi sulla pre-morte e per essere autrice del libro più venduto a livello internazionale, On Death and

---

[3] Le strategie di coping vengono utilizzate in psicologia per descrivere le strategie e i meccanismi utilizzati per affrontare e gestire i fattori di stress, le sfide e le difficoltà della vita quotidiana, infatti, il termine coping deriva dall'inglese e significa "far fronte" o "affrontare". Può essere dunque considerato come un insieme di risorse e strategie che le persone mettono in atto per adattarsi e per reagire alle situazioni stressanti.

[4] Francesco de Falco, SSD Psico-oncologia Istituto Nazionale dei Tumori Fondazione Pascale.

Dying (1969). In questo lavoro fondamentale, ha introdotto la sua teoria delle cinque fasi del dolore, comunemente nota come "modello Kübler-Ross".[5]

Il suo "modello a cinque fasi", elaborato nel 1969, permette di capire le dinamiche mentali più comuni della persona cui si è diagnosticata una malattia terminale. Gli psicoterapeuti lo hanno trovato valido anche quando si debba elaborare un lutto affettivo o ideologico. Essendo questo un modello a fasi e non a stadi, le fasi possono alternarsi e ripresentarsi più volte, con varia intensità e senza un ordine preciso: le emozioni non seguono regole ma, come si manifestano, così svaniscono, magari miste e sovrapposte.

Le 5 fasi sono:

Negazione/rifiuto: "Ma è sicuro, dottore, che le analisi siano esatte?", "Non è possibile, si sbaglia!", "Non ci posso credere" sono le parole più frequenti davanti alla diagnosi di una patologia grave e spesso anche mortale. In questa fase, il paziente usa come meccanismo di difesa il rigetto dell'esame di realtà, e ritiene impossibile avere quella malattia.[6] Il rifiuto della verità sul suo stato di salute può essere un valido strumento per proteggerlo dall'ansia di morte, ma, con il progredire della malattia, tale difesa diventa sempre più debole.

Rabbia: incominciano a manifestarsi emozioni forti quali rabbia, paura e disperazione, che esplodono in tutte le direzioni, investendo i familiari, il personale ospedaliero, persino Dio, e che sono espresse con domande tipiche come "Perché proprio a me?". È una fase molto delicata dell'iter psicologico e relazionale del paziente, e rappresenta un momento critico che può essere il momento di massima richiesta di aiuto, ma anche il momento del rifiuto, della chiusura e del ritiro in sé.[7]

Contrattazione/patteggiamento: la persona comincia a verificare cosa può fare e in quali progetti può investire la speranza, cominciando una specie di negoziato che, a seconda dei valori personali, si può instaurare con parenti e amici, o con figure religiose. "Se prendo le medicine, crede che potrò...", "Se guarisco, poi farò...". Con questo, la persona riprende il controllo della sua vita e cerca di riparare il riparabile.[8]

---

[5] https://it.wikipedia.org/wiki/Elisabeth_K%C3%BCbler_Ross
[6] https://it.wikipedia.org/wiki/Elisabeth_K%C3%BCbler_Ross
[7] https://it.wikipedia.org/wiki/Elisabeth_K%C3%BCbler_Ross
[8] https://it.wikipedia.org/wiki/Elisabeth_K%C3%BCbler_Ross

Depressione: il paziente comincia a prendere consapevolezza delle perdite che sta subendo o sta per subire. Questa fase, che di solito si manifesta quando la malattia progredisce e il livello di sofferenza aumenta, viene distinta in due tipi di depressione: una reattiva e una preparatoria.[9] (Depressione Reattiva: il paziente prende coscienza di quanto alcuni aspetti della propria identità, immagine corporea, del proprio potere decisionale e relazioni sociali, sono andati persi). (Depressione Preparatoria: previsione alle perdite che si stanno per subire). In questa fase, il paziente non può più negare la sua condizione di salute, e prendere coscienza, la negazione e la rabbia vengono sostituite da un forte senso di sconfitta. Quanto maggiore è la sensazione dell'imminenza della morte, tanto più probabile è che la persona viva fasi di depressione.

Accettazione: quando il paziente ha avuto modo di elaborare quanto sta succedendo intorno a lui, arriva a un'accettazione della propria condizione e a una consapevolezza di quanto sta per accadere; durante questa fase possono sempre e comunque essere presenti livelli di rabbia e depressione, che però sono di intensità moderata. Il paziente tende a essere silenzioso e a raccogliersi, e sono frequenti momenti di profonda comunicazione con i familiari e con le persone che gli sono accanto.[10]

Prendersi cura della propria salute mentale è un passo importante per affrontare una patologia che può travolgere improvvisamente la propria vita e quella dei propri cari. Il rapporto tra mente e corpo dei soggetti che ricevono una diagnosi di tumore è suscettibile di vissuti emotivi delicati, spesso legati a paura, senso di colpa, tristezza e depressione. Si tratta di una condizione così diffusa che molte strutture ospedaliere mettono a disposizione dell'utenza degli sportelli gratuiti dedicati. "Il 20% delle persone con tumore è colpito da depressione, il 10% da ansia e oltre il 50% sviluppa disagio psicologico. Questi disturbi, che rientrano nel distress emozionale, hanno un impatto negativo sulla qualità di vita, sull'adesione ai trattamenti e, quindi, sulla sopravvivenza dei pazienti oncologici."[11]

I sintomi principali di un disturbo depressivo: cattivo umore, senso di colpa, anedonia, chiusura sociale, insonnia o ipersonnia. Il corpo diventa un corpo "malato", che non funziona più come vorrebbe, con cui bisogna ricreare un nuovo equilibrio. La depressione può insorgere in qualunque fase della malattia. Se non

[9] https://it.wikipedia.org/wiki/Elisabeth_K%C3%BCbler_Ross
[10] https://it.wikipedia.org/wiki/Elisabeth_K%C3%BCbler_Ross
[11] https://www.unobravo.com/post/depressione-e-tumore

compare immediatamente dopo la diagnosi, è importante monitorarla in maniera costante insieme gli stati emotivi del paziente. Un altro fenomeno che si evidenzia è che il paziente possa avvertire una scarsa empatia o incapacità da parte del Tim sanitario, in quanto, il paziente può avvertire che i medici badino solo al corpo, tralasciando gli aspetti emotivi o le loro stesse modalità comunicative, mentre i terapeuti di occuparsi solo della mente e dello stato emotivo facendo evidenziare quanto le due discipline necessarie e complementari per la salute psicofisica del paziente. Diversi sono gli approcci dei vari professionisti a cui ci si può rivolgere per un percorso di cura:

- la terapia psicodinamica si dedicherà a un'analisi dei meccanismi di difesa del paziente, all'identificazione delle resistenze (quel che per il paziente è più difficile affrontare), con un affondo più deciso nel passato
- la terapia cognitivo comportamentale si concentrerà più puntualmente sui sintomi (per esempio, l'ansia prima di una chemio), cercando di risolverli o ridurne gli effetti, lavorando sul "qui e ora" e fornendo strategie di azione precise nei momenti di difficoltà
- la terapia sistemica si prefisserà di indagare in modo circolare cosa accade nei sistemi di vita del paziente quando è in una situazione di fragilità, come reagiscono le persone più importanti della sua vita e che reazioni innescano nel paziente.

Al di là della psicoterapia o in contemporanea a essa, ci sono diversi altri ambiti in cui il paziente può indirizzare i suoi sforzi per migliorare la propria qualità della vita. Non trascurare l'alimentazione, facendosi magari seguire da un nutrizionista, e mantenere un buon livello di attività fisica sono sicuramente tra queste. Fare delle passeggiate, meditare e fare yoga sono per esempio degli ottimi modi per fermarsi, connettersi al presente e ritrovare l'equilibrio perduto nel frastuono della quotidianità. Infine, coltivare dei legami autentici che siano di supporto nelle difficoltà può rivelarsi una risorsa di grandissima importanza, specie nelle diagnosi di depressione.

Il proverbio latino "*mens sana in corpore sano*" è valido per chiunque e per qualunque situazione si ritrovi a vivere.

CAPITOLO 17

Sui Modelli di Prevenzione e Vigilanza nella Salute Pubblica

(F. Aversano)

17.1 Premessa

L'art. 168 del Trattato sul Funzionamento dell'Unione europea (TFUE) rappresenta il fondamento giuridico per la regolamentazione in materia di salute pubblica, laddove delinea un quadro articolato da cui sono derivate strategie e indirizzi specifici per le politiche sanitarie[12]. Com'è noto, l'Unione europea esercita una competenza concorrente nel trattare questioni comuni relative alla sicurezza sanitaria[13]. Il Parlamento e il Consiglio, attraverso la procedura legislativa ordinaria, possono infatti adottare misure volte a garantire elevati standard di qualità e sicurezza, ad esempio per organi, sostanze di origine umana, sangue ed emoderivati. Tali misure, tuttavia, non precludono agli Stati membri di

[12] Si veda anche la stessa Risoluzione del Parlamento europeo del 4 maggio 2022 sul seguito da dare alle conclusioni della "*Conferenza sul futuro dell'Europa*", in *https://www.europarl.europa.eu/doceo/document/TA-9-2022-0141_IT.html.*

[13] La salute pubblica rappresenta una competenza condivisa tra UE e Stati membri. I Paesi sono responsabili della definizione e fornitura dei propri servizi sanitari nazionali e dell'assistenza medica, l'Unione si impegna a rafforzare le politiche nazionali attraverso una strategia comune di sanità, che ha come obiettivi: - prevenire le malattie, incoraggiando comportamenti salutari; migliorare l'accesso a cure sanitarie di alta qualità e sicure; - favorire sistemi sanitari innovativi, efficienti e sostenibili; - contrastare le minacce sanitarie transfrontaliere; garantire il benessere delle persone durante tutta la loro vita; -promuovere l'adozione di nuove tecnologie e pratiche. Il Reg. UE 2021/522 istituisce il programma *EU4Health* (2021-2027), con un budget di oltre cinque miliardi di euro, per rafforzare la preparazione dell'UE di fronte a gravi minacce sanitarie transfrontaliere, creando riserve di forniture mediche per le emergenze, una riserva di personale sanitario ed esperti da mobilitare in caso di crisi in tutta l'area, un sistema di sorveglianza migliorato per monitorare le minacce sanitarie. Inoltre, è previsto il potenziamento dei sistemi sanitari affinché possano affrontare epidemie e sfide a lungo termine, supportando la prevenzione e con particolare attenzione all'invecchiamento della popolazione, migliorando la trasformazione digitale dei servizi e l'accesso alle cure per i gruppi vulnerabili. L'obiettivo è anche di garantire la disponibilità e l'accessibilità economica di farmaci e dispositivi medici, promuovendo un uso responsabile e razionale delle sostanze antimicrobiche e stimolando l'innovazione e una produzione più sostenibile e ecologica. Cfr. *https://eur-lex.europa.eu/IT/legal-content/glossary/public-health.html.*

mantenere o introdurre criteri e procedure più rigorosi. Allo stesso modo, possono essere approvate norme nei settori veterinario e fitosanitario, finalizzate prioritariamente alla tutela della salute pubblica, oltre a disposizioni che assicurino elevati requisiti di *safety*, tra l'altro, per medicinali e dispositivi medici.

La competenza concorrente permette dunque all'Unione di armonizzare le normative in ambiti specifici, rispettando al contempo le prerogative degli Stati membri nella gestione e organizzazione dei rispettivi sistemi sanitari nazionali. Va sottolineato, tuttavia, che l'Unione ha spesso adottato misure di armonizzazione nel settore sanitario avvalendosi dell'art. 114 del TFUE, che regola il funzionamento del mercato unico, anch'esso oggetto di competenza concorrente. La Corte di Giustizia ha confermato la legittimità di questo approccio, affermando che tali interventi sono validi a condizione che contribuiscano concretamente al funzionamento o all'istituzione del mercato interno, senza compromettere la tutela della salute umana[14].

A livello nazionale, l'art. 32 della Costituzione italiana costituisce il principio cardine per la protezione della persona umana, laddove viene sancito che la Repubblica "*tutela la salute come fondamentale diritto dell'individuo e interesse della collettività, e garantisce cure gratuite agli indigenti. Nessuno può essere obbligato a un determinato trattamento sanitario se non per disposizione di legge*".

Questo rappresenta un presidio essenziale per l'inerente sistema normativo, predisposto dal legislatore nazionale per la tutela della salute pubblica[15]. Al riguardo, secondo la costante giurisprudenza costituzionale, "*la legge impositiva di un trattamento sanitario risulta compatibile con l'art. 32 Cost. solo se, in primo luogo, tale trattamento sia «diretto non solo a migliorare o a preservare lo stato di salute di chi vi è assoggettato, ma anche a preservare lo stato di salute degli altri»; in secondo luogo, se vi sia «la previsione che esso non incida negativamente [sul suo] stato di salute», «salvo che per quelle sole conseguenze, che, per la loro temporaneità e scarsa entità, appaiano normali di ogni intervento sanitario e, pertanto, tollerabili»; infine, se in caso di «danno ulteriore», nell'ipotesi di «malattia contratta per contagio causato da vaccinazione profilattica», sia garantita un'«equa indennità» in favore del danneggiato* (…).

---

[14] Cfr. il documento "L'Unione europea della salute", del 23 novembre 2022, in *https://documenti.camera.it/leg19/dossier/testi/AT010.htm.*

[15]Cfr.*https://www.salute.gov.it/portale/lea/dettaglioContenutiLea.jsp?area=Lea&id=5073&menu=vuoto.*

Nello statuire che «nessuno può essere obbligato a un determinato trattamento sanitario se non per disposizione di legge», la Costituzione ha introdotto una riserva di legge relativa (…), ma rinforzata per contenuto, stante il necessario «rispetto della persona umana» prescritto dall'ultimo periodo dell'art. 32, secondo comma, Cost. Così, mentre per i trattamenti sanitari coercibili valgono le ulteriori e più intense garanzie previste per le restrizioni alla libertà personale, tra le quali è annoverata l'osservanza di una riserva di legge assoluta, i trattamenti sanitari obbligatori trovano nella riserva relativa di cui all'art. 32 Cost. il proprio fondamento e i propri limiti"[16].

17.2 SSN e controlli ufficiali

Con riguardo ai principi fondanti del *Servizio Sanitario Nazionale* (SSN), istituito dalla legge n. 833 del 1978, va evidenziato che sono tradizionalmente riconosciuti quali fondamentali, quelli della universalità, dell'uguaglianza e dell'equità, che rappresentano le basi su cui si poggia l'organizzazione della sanità pubblica in Italia.

a) Universalità

È il principio che assicura a ogni individuo il diritto di accedere ai servizi sanitari, riconoscendo la salute non solo come un valore personale, ma come un pilastro

[16] Questo si evince dalla sentenza n. 25/2023 della Corte costituzionale, la quale altresì specifica che «*quanto meno allorché un dato trattamento sia configurato dalla legge non soltanto come "obbligatorio" – con eventuale previsione di sanzioni a carico di chi non si sottoponga spontaneamente ad esso –, ma anche come "coattivo" – potendo il suo destinatario essere costretto con la forza a sottoporvisi, sia pure entro il limite segnato dal rispetto della persona umana –, le garanzie dell'art. 32, secondo comma, Cost. debbono sommarsi a quelle dell'art. 13 Cost., che tutela in via generale la libertà personale, posta in causa in ogni caso di coercizione che abbia ad oggetto il corpo della persona (sentenza n. 238 del 1996). Con conseguente necessità che la legge preveda anche i "modi", oltre che i "casi", in cui un simile trattamento – che lo stesso art. 32, secondo comma, Cost. esige d'altronde sia "determinato" e dunque descritto e disciplinato dalla legge – può essere eseguito contro la volontà del paziente» (sentenza n. 22 del 2022). Anche alla luce di tale confronto tra trattamenti coercibili e obbligatori, emerge che l'art. 32, secondo comma, Cost. non fa ricadere sul legislatore l'obbligo di introdurre una disciplina in tutto compiuta, e che per taluni profili è consentito l'intervento di ulteriori atti normativi in funzione integrativa*». Così in *https://www.cortecostituzionale.it/actionSchedaPronuncia.do?param_ecli=ECLI:IT:COST:2023:25.*

per il benessere collettivo. Questo approccio evidenzia la centralità della salute nella coesione sociale e nello sviluppo comunitario. Per tradurre tale principio in azioni concrete, il Servizio Sanitario Nazionale (SSN) si avvale di una rete estesa di servizi territoriali gestiti da Aziende Sanitarie Locali, strutture ospedaliere e centri privati accreditati. Questi enti garantiscono a tutta la popolazione l'erogazione uniforme dei Livelli Essenziali di Assistenza (LEA), che comprendono interventi mirati alla prevenzione, alla cura e alla riabilitazione, promuovendo un sistema sanitario equamente distribuito e accessibile.

b) Uguaglianza

Sancisce il diritto di ogni persona ad accedere ai servizi sanitari in condizioni di pari dignità, eliminando qualsiasi forma di discriminazione basata su fattori personali, sociali o economici. Anche laddove sia previsto un contributo economico sotto forma di ticket, il sistema sanitario tutela l'uguaglianza nell'accesso, impedendo che le disparità socio-economiche possano tradursi in disparità di trattamento. I Livelli Essenziali di Assistenza (LEA) rappresentano la base su cui viene costruito questo impegno, garantendo prestazioni sanitarie di qualità a tutti i cittadini senza eccezioni.

c) Equità

Si fonda sull'obiettivo di assicurare che l'accesso ai servizi sanitari sia determinato esclusivamente dai bisogni di salute, eliminando ogni possibile disuguaglianza. Questo principio non si limita alla rimozione di barriere economiche o sociali, ma si estende a garantire un sistema trasparente, efficiente e orientato alla qualità delle cure. Per rendere effettiva l'equità, gli operatori sanitari devono adottare una comunicazione chiara e personalizzata, adeguata al livello di comprensione del paziente, per facilitare il consenso informato e favorire una presa in carico efficace. In tal modo, il sistema sanitario non solo cura, ma accompagna il paziente lungo tutto il percorso assistenziale, offrendo un sostegno inclusivo e umano.

Il SSN si basa su un assetto organizzativo multilivello, che guida la pianificazione sanitaria e imperniato sulla centralità della persona umana. Il sistema, infatti, è orientato ai bisogni del paziente, riconoscendo taluni diritti fondamentali, quali in primo luogo:

- *libertà di scelta del luogo di cura;*
- *informazione chiara sulla malattia e sulle terapie, con possibilità di esprimere consenso o rifiuto (consenso informato);*
- *presa in carico continuativa da parte del medico o del team sanitario.*
- *riservatezza e tutela della privacy.*

A fronte di quanto appena evidenziato, i controlli ufficiali nel settore sanitario costituiscono un ulteriore pilastro per garantire la tutela della salute pubblica, assicurare il rispetto delle normative nazionali ed europee e promuovere l'aderenza agli standard di qualità e sicurezza nei diversi comparti. La vigilanza ufficiale si estende a un'ampia gamma di ambiti, tra cui la sanità pubblica e privata, la produzione alimentare, i cosmetici, i farmaci e i dispositivi medici. Questi controlli sono essenziali per verificare che i soggetti operanti nei vari settori rispettino le normative vigenti e adottino pratiche conformi agli standard di sicurezza richiesti, allo scopo di tutelare la salute pubblica e gli interessi dei consumatori.

In Italia, il sistema di vigilanza è articolato su diversi livelli, con il coinvolgimento di molteplici enti e organismi competenti:

- *Ministero della Salute*: è l'organo centrale con funzioni di coordinamento e supervisione delle politiche sanitarie. Il Ministero stabilisce linee guida, promuove normative e coordina le attività di vigilanza a livello nazionale.

- *Aziende Sanitarie Locali* (ASL): Operano a livello territoriale e si occupano di ispezioni e prevenzione nei settori della sicurezza alimentare, sanità pubblica e veterinaria.

- *Carabinieri del NAS* (Nuclei Antisofisticazione e Sanità): Si tratta di un reparto specializzato nella lotta contro le frodi sanitarie e alimentari, con funzioni di ispezione, indagine e sequestro in caso di violazioni delle normative.

- *Regioni e Province Autonome*: Coordinano e organizzano le attività di vigilanza e controllo sul territorio, garantendo l'applicazione uniforme delle normative sanitarie.

- *Agenzie specializzate*: tra queste si annoverano ad es. l'AIFA (Agenzia Italiana del Farmaco), responsabile della regolazione e vigilanza sui farmaci, e l'ISS

(Istituto Superiore di Sanità), che svolge attività di ricerca, controllo e supporto tecnico-scientifico.

I controlli ufficiali perseguono molteplici obiettivi strategici, tra i quali vanno sottolineati i seguenti:

a) *Protezione della salute pubblica* (al fine di prevenire rischi per la salute umana e animale, garantendo sicurezza alimentare e sanitaria).
b) *Efficienza e trasparenza* (allo scopo di promuovere il buon andamento della pubblica amministrazione e assicurare il corretto funzionamento del mercato).
c) *Conformità normativa* (per garantire che le attività e i servizi forniti dai soggetti coinvolti siano conformi alle disposizioni nazionali ed europee).
d) *Prevenzione di frodi e pratiche ingannevoli* (per contrastare le condotte illecite che possano mettere a rischio la salute pubblica o danneggiare il mercato).

Le normative applicabili variano a seconda dell'ambito di intervento, ma condividono un impianto armonizzato che integra regole nazionali ed europee. Tra gli ambiti disciplinari oggetto di controllo, si segnalano:

- *sanità pubblica e privata*, in particolare la verifica del rispetto delle normative igienico-sanitarie e delle disposizioni sulle strutture e sui servizi offerti;

- *sicurezza alimentare*, segnatamente il monitoraggio delle fasi di produzione, trasformazione e distribuzione degli alimenti per garantire la salubrità e prevenire frodi alimentari;

- *farmaci e dispositivi medici*, in primo luogo la vigilanza su produzione, distribuzione, segnalazioni di incidenti e conformità ai requisiti normativi;

- *sicurezza e salute luoghi di lavoro*[17];

---

[17] Il D. Lgs. del 9 aprile 2008, n. 81 e succ, modd. recepisce le direttive europee relative alla tutela della salute e sicurezza dei lavoratori. Questo quadro normativo introduce un approccio partecipativo nella gestione e valutazione dei rischi, mirato a prevenire incidenti e proteggere la salute di chi lavora. Il modello organizzativo per la gestione dei rischi delineato dal decreto integra ai consueti ruoli aziendali alcune figure tecniche specializzate, incaricate di supportare le aziende nel rispettare gli obblighi normativi. La normativa si applica indistintamente a tutti i settori, sia pubblici che privati, e a qualsiasi tipo di rischio (articolo 3). Nel corso degli anni, il decreto è stato oggetto di importanti aggiornamenti legislativi (D. Lgs. del 3 agosto 2009, n.

- *cosmetici*, specificamente il controllo della sicurezza, etichettatura e composizione dei prodotti per tutelare i consumatori[18].

I controlli ufficiali rappresentano uno strumento essenziale per garantire il rispetto delle normative e la protezione della salute pubblica. Attraverso un sistema integrato e multilivello, che coinvolge autorità centrali, regionali e locali, l'Italia assicura che la vigilanza sia coerente, efficace e orientata a promuovere la sicurezza, la qualità e la trasparenza in tutti i settori rilevanti.

17.3 La vigilanza sui dispositivi medici e in vitro

Come si evince dal sito del Ministero della Salute, le attività di sorveglianza che coinvolgono dispositivi medici consistono nel monitorare attentamente le

106, il D. Lgs. del 14 settembre 2015, n. 151, L. 17 dicembre 2021, n. 215). L'attuale normativa bilancia la protezione dei lavoratori con l'obiettivo di semplificare gli oneri burocratici per le imprese. Tra i temi principali troviamo le responsabilità e i ruoli chiave per la sicurezza aziendale; la valutazione dei rischi e il documento di valutazione dei rischi (DVR), nonché gli obblighi, le misure di prevenzione, le sanzioni e la formazione in materia di sicurezza. *Amplius*, v. *https://www.lavoro.gov.it/temiepriorita/saluteesicurezza/focuson/sistemaprevenzione/pagine/default.*

[18] La regolamentazione sui cosmetici è stabilita dal Reg. CE n. 1223/2009, che armonizza le norme per tutti gli Stati membri dell'UE. Questo regolamento stabilisce criteri uniformi per la produzione, la vendita e il controllo dei cosmetici, garantendo sicurezza e trasparenza. I cosmetici devono essere sicuri per la salute umana nelle normali condizioni d'uso, e ogni prodotto deve essere valutato da un esperto qualificato. Una figura chiave, definita "persona responsabile", deve assicurarsi che i prodotti rispettino tutte le disposizioni normative. Prima di essere messi sul mercato, i cosmetici devono essere registrati sul portale europeo CPNP (*Cosmetic Products Notification Portal*), facilitando la sorveglianza da parte delle autorità. La produzione deve seguire rigorosamente le buone pratiche di fabbricazione (GMP) conformi agli standard internazionali, e le etichette devono fornire informazioni chiare, come la lista degli ingredienti, la data di scadenza o il periodo di utilizzo dopo l'apertura (PAO), e le modalità d'uso. Il regolamento vieta l'impiego di sostanze pericolose, limitando i conservanti, coloranti e filtri UV a quelli autorizzati. Dal 2013, inoltre, è vietato testare cosmetici o i loro ingredienti sugli animali all'interno dell'UE. È prevista anche una tutela ambientale, con restrizioni sull'uso di materiali inquinanti come le microplastiche. In Italia, il D. Lgs. n. 190/17 prevede controlli rigorosi su fabbriche e prodotti, affidati al Ministero della Salute, alle ASL e ai NAS dei Carabinieri. Questo sistema garantisce che i cosmetici rispettino elevati standard di sicurezza e trasparenza, con un'articolata serie di sanzioni penali e amministrative previste in caso di irregolarità.

segnalazioni di eventi, provenienti sia dai produttori che dagli operatori sanitari[19]. Nell'art. 10 del D. Lgs. 5 agosto 2022, n. 137, sono previste alcune procedure da seguire per produttori e operatori sanitari in caso di eventi avversi e di grave entità, o di incidenti meno rilevanti e reclami riguardanti dispositivi medici già immessi sul mercato. Al riguardo è stata pubblicata la Circolare del 29 novembre 2022, contenente istruzioni operative sulle modalità e tempistiche per la segnalazione di eventi avversi, reclami, azioni correttive di sicurezza, e per la presentazione di report periodici e sulle tendenze[20].

Per quanto riguarda i reclami relativi ai dispositivi medici, il DM del 26 gennaio 2023 ha regolamentato tempi e modalità per effettuare le segnalazioni. Gli operatori sanitari, pubblici o privati, che rilevino eventi gravi, anche solo sospetti, connessi all'uso di dispositivi medici (come definiti dall'art. 2 del Reg. UE n. 745/2017), sono tenuti a comunicarlo al Ministero della Salute, seguendo quanto indicato nella predetta Circolare. La segnalazione può essere effettuata direttamente o tramite la struttura sanitaria dove è avvenuto l'evento, nel rispetto delle normative regionali che prevedono referenti specifici per la vigilanza. La comunicazione deve essere inviata anche al produttore o al suo rappresentante autorizzato, anche per il tramite del distributore del dispositivo. Per eventi non gravi, invece, gli operatori sanitari devono informare il produttore o il rappresentante autorizzato e possono, a loro discrezione, segnalare l'evento al Ministero della Salute, sempre secondo quanto riportato nella richiamata nota ministeriale del novembre 2022.

In forza della normativa vigente, i produttori o i loro rappresentanti sono obbligati a notificare al Ministero della Salute qualsiasi evento grave di cui vengano a conoscenza, rispettando le tempistiche stabilite in base alla gravità del caso. Inoltre, i produttori devono notificare eventuali azioni correttive di sicurezza relative ai dispositivi distribuiti sul territorio italiano.

Le indicazioni specifiche relative al sistema di controllo sui dispositivi medici e diagnostici in vitro[21] hanno lo scopo di assicurare alti standard di tutela per la

---

[19]Cfr.*https://www.salute.gov.it/portale/dispositiviMedici/dettaglioContenutiDispositiviMedici.jsp?lingua=italiano&id=26&area=dispositivi-medici&menu=vigilanza.*

[20] Può essere consultata su *https://www.regione.fvg.it/rafvg/export/sites/default/RAFVG/salute-sociale/sistema-sociale-sanitario/FOGLIA9/allegati/20230313_Circolare_Vigilanza_29nov2022.pdf.*

[21]Cfr.*https://www.salute.gov.it/portale/dispositiviMedici/dettaglioContenutiDispositiviMedici.jsp?lingua=italiano&id=90&area=dispositivi-medici&menu=vigilanza.*

salute e la sicurezza di pazienti, operatori e tutti coloro che interagiscono con tali strumenti. Questa attività si realizza attraverso una sorveglianza continua degli eventi avversi che si verificano dopo l'introduzione dei dispositivi sul mercato, con il contributo attivo di tutti i soggetti coinvolti.

Il Ministero della Salute svolge un ruolo cruciale monitorando le azioni di produttori, rappresentanti autorizzati e operatori sanitari, raccogliendo e analizzando i dati derivanti dal sistema di vigilanza. Inoltre, analizza con attenzione gli episodi gravi segnalati e, se necessario, diffonde informazioni utili a prevenire il ripetersi di situazioni analoghe.

Il quadro normativo che regola la vigilanza è definito dal Reg. UE 2017/745 - MDR per i dispositivi medici, in vigore dal 26 maggio 2021, e dal Reg. UE 2017/746 - IVDR per i dispositivi diagnostici in vitro, applicato dal 26 maggio 2022 sia pure con alcune eccezioni. Questi regolamenti introducono norme più stringenti per migliorare la sorveglianza post-commercializzazione e la vigilanza. Pur tuttavia, il settore è ancora in una fase di transizione: alcune disposizioni previste, infatti, non possono essere pienamente applicate fino al completamento della banca dati europea dei dispositivi medici (EUDAMED), come indicato nei predetti provvedimenti. In questa situazione, le pratiche di vigilanza seguono le modalità procedurali già esistenti, riportate nelle sezioni dedicate ai sistemi di segnalazione per dispositivi medici e diagnostici in vitro.

A livello nazionale, la normativa è stata aggiornata con i Decreti legislativi n. 137/2022 per i dispositivi medici e n. 138/2022 per i dispositivi diagnostici in vitro. Questi decreti stabiliscono gli obblighi per produttori e operatori sanitari riguardo alla segnalazione di incidenti gravi, eventi meno rilevanti e reclami, demandando ulteriori dettagli a decreti ministeriali specifici.

La citata Circolare ministeriale del 29 novembre 2022 ha fornito istruzioni pratiche sulle modalità e tempistiche per la segnalazione di incidenti e reclami relativi ai dispositivi medici e diagnostici in vitro, incluse azioni correttive e report periodici. Queste indicazioni riguardano sia gli operatori economici (produttori, rappresentanti, importatori, distributori) che gli utilizzatori (operatori sanitari, pazienti, utenti non professionali). Il 26 gennaio 2023 sono stati pubblicati due decreti ministeriali, che regolano i termini e le modalità per segnalare i reclami legati ai dispositivi medici e diagnostici in vitro[22].

17.4 La disciplina sul controllo ufficiale dei prodotti alimentari

Il Reg. UE 2017/625 stabilisce i principi e le regole per i controlli ufficiali e le attività necessarie a garantire il rispetto della normativa europea in materia di alimenti, mangimi, salute animale, sanità delle piante e prodotti fitosanitari. L'obiettivo principale è assicurare un'applicazione uniforme ed efficace della legislazione del settore in tutta l'Unione Europea, includendo anche eventuali normative nazionali che si adeguino ai principi europei. Il provvedimento disciplina i controlli lungo l'intera filiera agroalimentare, coprendo tutte le fasi di produzione, trasformazione e distribuzione. Riguarda la sicurezza e salubrità di alimenti e mangimi, garantendo anche la corretta informazione dei consumatori e la lealtà nelle pratiche commerciali. Vengono fissate regole specifiche per materiali e oggetti destinati a entrare in contatto con alimenti, con l'obiettivo di garantirne la conformità agli standard di sicurezza. Particolare attenzione è rivolta alla vigilanza sugli OGM, in particolare alla loro introduzione nell'ambiente per la produzione di alimenti e mangimi, con controlli mirati a garantire il rispetto delle norme ambientali e di sicurezza. Analogamente, i mangimi sono regolamentati in tutte le loro fasi per tutelare la salute degli animali e, indirettamente, quella alimentare.

La normativa affronta anche il tema della salute e del benessere animale, prevedendo misure per prevenire, controllare e ridurre i rischi sanitari derivanti da malattie infettive e garantendo il rispetto degli standard europei durante tutte le fasi di produzione e trasporto. La sanità delle piante è tutelata attraverso misure volte a contrastare organismi nocivi che potrebbero danneggiare le colture e l'ambiente. Inoltre, sono regolamentati l'uso e la commercializzazione dei prodotti fitosanitari, promuovendo un utilizzo sostenibile dei pesticidi per ridurre i rischi per l'ambiente e la salute.

In sintesi, il Reg. UE 2017/625 rappresenta un pilastro per garantire sicurezza, qualità e sostenibilità lungo tutta la filiera agroalimentare, proteggendo al contempo consumatori e ambiente, garantendo altresì il buon andamento del

[22] La Circolare del 6 giugno 2023 ha chiarito la gestione uniforme dei reclami a livello nazionale, definendo cosa si intenda per reclamo e distinguendolo dagli incidenti.

mercato e i leali rapporti tra operatori. Esso razionalizza e semplifica il sistema di vigilanza ufficiale, definendo criteri uniformi per l'organizzazione e l'esecuzione dei controlli.

Tra gli obiettivi principali del legislatore europeo figurano:

- uniformità dei controlli tra gli Stati membri, riducendo le differenze nell'applicazione delle normative;
- imparzialità e professionalità nelle verifiche, condotte secondo standard elevati;
- qualità, coerenza ed efficacia nelle operazioni di controllo, grazie a procedure standardizzate e alla chiara responsabilità delle autorità competenti.

Per raggiungere tali finalità, è previsto che il personale addetto ai controlli sia adeguatamente formato, con aggiornamenti continui e specifici sul ruolo e sulla normativa applicabile.

Operativamente, i controlli devono essere:

- effettuati a intervalli regolari per una supervisione costante;
- basati sui rischi legati alle attività, agli operatori, agli animali o alle merci, ottimizzando le risorse disponibili;
- proporzionati al livello di rischio rilevato, con frequenza modulata in base alla conformità degli operatori e alla gravità delle eventuali violazioni.

Le autorità nazionali devono garantire un equilibrio tra il rispetto delle norme e la tutela dei diritti degli operatori, assicurando loro la possibilità di difendersi e di poter ricorrere avverso tutte le decisioni adottate dalle autorità designate. Il Reg. UE 2017/625 rappresenta un passo significativo verso un sistema di controlli più omogeneo, trasparente ed equilibrato. La razionalizzazione delle procedure e la formazione continua del personale sono, infatti, strumenti fondamentali per garantire standard elevati di sicurezza alimentare, salute pubblica e corretto funzionamento del mercato, salvaguardando al contempo i diritti degli operatori economici e delle imprese del settore.

A livello nazionale, il D. Lgs. 2 febbraio 2021, n. 27, intitolato "*Disposizioni per l'adeguamento della normativa nazionale alle disposizioni del Regolamento (UE) 2017/625*", stabilisce le modalità operative per conformare la legislazione italiana ai principi e alle regole introdotte dal regolamento europeo sui controlli ufficiali.

Le autorità sanitarie competenti sono incaricate di eseguire controlli ufficiali regolari, basati sulla categoria di rischio assegnata alle attività o agli operatori. Questi controlli devono avvenire con frequenza adeguata e, generalmente, senza preavviso, a meno che un preavviso sia necessario e giustificato per garantire un'adeguata esecuzione del controllo. Le verifiche devono essere effettuate secondo procedure documentate e aggiornate in base alle necessità. Tali procedure devono includere istruzioni chiare per il personale addetto, allo scopo di garantire omogeneità ed efficacia nelle verifiche. Inoltre, le autorità competenti devono predisporre procedure interne per monitorare la coerenza e l'efficacia dei controlli e adottare eventuali azioni correttive in caso di carenze o inadeguatezze. Per ogni controllo ufficiale effettuato, le autorità devono redigere una documentazione scritta, che può consistere in una scheda di controllo ufficiale, un verbale o un altro documento equivalente, disponibile anche in formato elettronico. Tale documentazione deve essere resa accessibile all'operatore interessato, garantendo trasparenza e tracciabilità delle verifiche eseguite.

Le autorità designate valutano le non conformità rilevate durante i controlli, adottando provvedimenti proporzionati al livello di rischio effettivo. Le non conformità vengono distinte in:

- *minori (nc)*, quelle che non rappresentano un rischio immediato per la salute umana o per la salute e il benessere degli animali.

- *maggiori (NC)*, quelle che comportano un rischio immediato per la salute umana o per la salute e il benessere degli animali.

Questa classificazione consente agli incaricati di applicare misure appropriate e mirate, evitando interventi sanzionatori o cautelari sproporzionati. Al fine di proteggere la salute pubblica, le autorità competenti, in conformità agli artt. 137 e 138 del Reg. UE 2017/625 (per quanto attiene alle azioni nei casi di sospetta o acclarata non conformità), possono adottare le seguenti misure di sequestro o blocco ufficiale:

- *sequestro amministrativo*, nei casi previsti dall'articolo 13 della Legge 689/1981;

- *sequestro penale*, qualora vengano rilevati illeciti di natura penale;

- *blocco ufficiale*, secondo quanto previsto dagli artt. 3, punto 47), 137 e 138 del regolamento europeo, per i casi residuali non rientranti nelle categorie sopra indicate.

17.5 Le verifiche sui farmaci

La gestione delle politiche sanitarie, insieme all'organizzazione e all'erogazione dei servizi sanitari, spetta agli Stati membri. L'Unione Europea, in questo ambito, assume un ruolo di supporto, coordinando le azioni dei singoli Stati e adottando norme vincolanti per settori specifici, come farmaci e dispositivi medici.

I farmaci, definiti solitamente come sostanze destinate alla cura o alla prevenzione delle malattie umane, sono soggetti a un rigoroso controllo per garantire la salute pubblica. Dal 1965, le norme sull'autorizzazione, classificazione ed etichettatura dei medicinali nell'UE sono state perfezionate, grazie alla presenza e agli interventi dell'Agenzia Europea per i Medicinali (EMA) che, dal 1995, supervisiona il processo centralizzato di approvazione per razionalizzare l'immissione di tali prodotti sul mercato. Il quadro normativo europeo è costituito principalmente dalla Dir. 2001/83/CE e dal Reg. CE n. 726/2004, entrambi modificati dal Reg. UE 2019/1243, allo scopo di migliorare la disponibilità dei farmaci e prevenire eventuali carenze. Nel 2023, tuttavia, la Commissione ha proposto un aggiornamento della normativa farmaceutica, con nuove disposizioni approvate dal Parlamento nel 2024, aprendo la strada a negoziati con il Consiglio. Una volta in commercio, l'EMA monitora i farmaci per tutto il loro ciclo di vita tramite il sistema di farmacovigilanza. Esistono, inoltre, regolamenti specifici per farmaci destinati a malattie rare, per uso pediatrico o per terapie avanzate.

Le sperimentazioni cliniche valutano la sicurezza e l'efficacia dei farmaci attraverso studi su volontari. Per poter essere immesso sul mercato, ogni medicinale deve presentare risultati dettagliati dei test effettuati. Le normative in merito, armonizzate dal Reg. UE n. 536/2014, prevedono revisioni scientifiche ed etiche obbligatorie, oltre alle necessarie autorizzazioni preventive. I diritti, la sicurezza e il benessere dei partecipanti sono prioritari; dal 2022, inoltre, il sistema informativo centralizzato dell'UE facilita la gestione delle domande e dei risultati delle sperimentazioni, garantendo trasparenza[23].

I farmaci pediatrici sono regolamentati per garantire sicurezza, efficacia e dosaggi adeguati ai bambini. Allo stesso modo, i farmaci orfani, destinati a malattie rare, godono di specifici incentivi per favorirne lo sviluppo, data la limitata redditività economica di questi prodotti. Al riguardo, la Commissione ha recentemente aggiornato le linee guida per la loro designazione, collaborando anche con enti internazionali per migliorare la ricerca in questo specifico settore. La resistenza antimicrobica, causata dall'uso eccessivo di antibiotici, rappresenta una crescente minaccia per la salute pubblica. In tal senso, l'UE ha adottato un approccio "*One Health*" per contrastare il fenomeno, promuovendo nuove soluzioni terapeutiche e vietando l'uso di determinati antimicrobici negli animali. Nel 2023, il Parlamento e il Consiglio hanno intensificato le azioni congiunte per affrontare questa emergenza globale. Ed invero, il 26 aprile 2023, la Commissione ha presentato una proposta di direttiva e un regolamento per aggiornare e sostituire l'attuale legislazione farmaceutica generale dell'Unione, in linea con la strategia farmaceutica per l'Europa (adottata nel 2020), che mira a creare un quadro normativo più resiliente e moderno, incentivando la ricerca e lo sviluppo di tecnologie innovative per rispondere alle esigenze terapeutiche dei pazienti[24]. Questo approccio affronta le debolezze strutturali emerse durante la pandemia di COVID-19, adottando misure per rafforzare il sistema sanitario europeo. La strategia si fonda su quattro pilastri principali, che combinano interventi legislativi e non legislativi:

- Accessibilità e bisogni insoddisfatti.
- Garantire che i pazienti possano accedere a farmaci a costi contenuti, affrontando necessità terapeutiche ancora non soddisfatte, come la resistenza agli antibiotici, i tumori e le malattie rare.
- Competitività e sostenibilità.
- Promuovere un settore farmaceutico europeo competitivo, innovativo e sostenibile, capace di produrre medicinali sicuri, efficaci, di alta qualità e più rispettosi dell'ambiente.

---

[23] Le terapie avanzate (ATMP) comprendono trattamenti innovativi basati su biotecnologie come la terapia genica e cellulare. Poiché questi prodotti presentano complessità e rischi specifici, come la trasmissione di malattie, sono regolati da normative dedicate, quali il Reg. CE n. 1394/2007. L'EMA supervisiona la qualità e la sicurezza di tali terapie, che rappresentano una frontiera promettente per il settore biomedico.

[24] Cfr. *https://health.ec.europa.eu/medicinal-products/pharmaceutical-strategy-europe_it*.

- Preparazione e risposta alle crisi.
- Rafforzare i meccanismi di risposta alle emergenze sanitarie, diversificare e rendere più sicure le catene di approvvigionamento e affrontare le carenze di farmaci.
- Consolidare il ruolo globale dell'UE, con una primaria posizione nel contesto internazionale, attraverso la promozione di standard elevati di qualità, sicurezza ed efficacia per i medicinali.

Tale approccio è coerente con altre priorità dell'Unione Europea, in specie la nuova strategia industriale, il *Green Deal*, la digitalizzazione e l'importante piano di lotta contro il cancro.

17.6 Il Piano europeo di lotta contro il cancro

Nella Comunicazione al Parlamento europeo e al Consiglio la Commissione ha stilato il "*Piano europeo di lotta contro il cancro*" (del 3.2.2021): un'iniziativa di ampio respiro per poter affrontare in maniera più efficace tutte le fasi della malattia e migliorare la qualità della vita dei pazienti e dei sopravvissuti. Il Piano è strutturato su quattro pilastri principali: prevenzione, diagnosi precoce, trattamento e qualità della vita post-trattamento, con una forte attenzione alla riduzione delle disuguaglianze tra gli Stati membri e all'accesso equo alle cure.

a) Prevenzione

La prevenzione è al centro del progetto unionale, con l'obiettivo di affrontare i principali fattori di rischio legati allo stile di vita e all'ambiente. Tra le misure previste: la lotta contro il tabacco, con l'obiettivo di ridurre il numero di fumatori nell'UE al di sotto del 5% entro il 2040; le politiche per la riduzione dell'abuso di alcol, il contrasto all'obesità e la promozione di diete sane; le azioni per ridurre l'esposizione a inquinanti ambientali, sostanze chimiche pericolose e radiazioni. Importante, tra l'altro, è sostenere la vaccinazione contro il papillomavirus umano (HPV) per prevenire i tumori legati all'infezione, con l'obiettivo di vaccinare il 90% delle ragazze e aumentare significativamente il numero di ragazzi vaccinati entro il 2030, e promuovere campagne di sensibilizzazione e iniziative volte a incentivare uno stile di vita sano.

b) Screening e diagnosi precoce

Il secondo pilastro si concentra sull'ampliamento e il miglioramento dei programmi di screening per individuare i tumori in una fase iniziale, aumentando così le possibilità di cura. L'obiettivo è garantire che almeno il 90% della popolazione target partecipi agli screening per i tumori della mammella, della cervice uterina e del colon-retto entro il 2025. Si prevede l'uso di tecnologie innovative, come l'intelligenza artificiale, per migliorare l'efficacia e l'efficienza degli strumenti diagnostici.

c) Trattamento e assistenza

Il piano mira a garantire che tutti i cittadini europei abbiano accesso a cure oncologiche di alta qualità, personalizzate e basate sulle evidenze scientifiche più recenti. Tra le azioni previste: investimenti nella ricerca e nell'innovazione attraverso programmi come Orizzonte Europa; creazione di un "Spazio europeo dei dati sanitari", che consentirà la condivisione sicura di dati tra Stati membri per migliorare la ricerca, la prevenzione e il trattamento dei tumori; implementazione di un network europeo di centri oncologici di eccellenza entro il 2025, per favorire l'accesso a cure all'avanguardia;

sviluppo di strategie per il trattamento personalizzato, sfruttando i progressi dell'immunoterapia, della medicina di precisione e dell'intelligenza artificiale.

d) Qualità della vita

Il quarto pilastro si concentra sul miglioramento della qualità della vita per pazienti e sopravvissuti al cancro. Le iniziative includono: sviluppo di un quadro europeo per la gestione del follow-up dei pazienti oncologici, con attenzione al reinserimento sociale e lavorativo. Maggior supporto psicologico e fisico, con un focus sui bisogni dei bambini affetti da tumori e dei sopravvissuti pediatrici. Creazione di programmi per combattere la discriminazione e i pregiudizi nei confronti dei malati di cancro.

e) Riduzione delle disuguaglianze

Un elemento chiave del piano è ridurre le disparità nell'accesso alla prevenzione, diagnosi e trattamento tra gli Stati membri e all'interno degli stessi. Saranno creati strumenti per monitorare le differenze, come il nuovo Registro delle disuguaglianze sul cancro, che raccoglierà dati per indirizzare interventi mirati.

f) Finanziamento e cooperazione

Il piano si integra con altre iniziative dell'UE, come il *Green Deal* per affrontare i fattori ambientali legati al cancro, e con il piano europeo di lotta contro il cancro per rafforzare la cooperazione tra gli Stati membri.

In sintesi, il Piano Europeo di Lotta contro il Cancro rappresenta un impegno ambizioso e multidimensionale, che affronta il cancro non solo come una questione sanitaria, ma anche come una priorità sociale, ambientale ed economica. Assai utile, al riguardo, è riportare quanto espresso dalla Commissione nelle pagine finali del Piano: "*La cura del cancro non è più responsabilità esclusiva del settore sanitario. Occorrono l'impegno e la partecipazione di una vasta gamma di settori e portatori di interessi. Con dieci iniziative faro e molteplici azioni di sostegno che affrontano l'intero percorso della malattia, questo è un piano per l'Europa. È inclusivo, perché consente a tutti gli interessati di usufruire del suo successo; e, soprattutto, è incentrato sulle persone, perché mette sempre al primo posto le esigenze dei pazienti. La Commissione europea invita tutti gli Stati membri, i portatori di interessi e i cittadini di tutta l'UE a unire le forze e garantire che il piano europeo di lotta contro il cancro possa raggiungere i suoi obiettivi. Insieme possiamo invertire la tendenza del cancro, che è in crescita in tutta l'UE, e assicurare un futuro più sano, più equo e più sostenibile per tutti, in linea con gli obiettivi di sviluppo sostenibile delle Nazioni Unite. Insieme possiamo allontanare la paura e l'incertezza che accompagnano una diagnosi di cancro e sostituirle con la conoscenza, la determinazione, la dignità e la speranza. Insieme possiamo fare la differenza e sconfiggere il cancro*"[25].

[25] V. *https://ec.europa.eu/info/law/better-regulation/have-your-say/initiatives/12154-Piano-europeo-di-lotta-contro-il-cancro_it*

CAPITOLO 18

Danno ambientale e tutela legale

(C. Ruggiero Perrino)

18.1 Evoluzione storica e principi fondanti del diritto ambientale

Gran parte della dottrina[26] ha nel tempo riconosciuto al termine ambiente un significato unitario come diritto fondamentale dell'uomo e come diritto soggettivo alla salubrità ambientale a livello individuale, esaltando il rapporto uomo-ambiente.

Nel nostro ordinamento giuridico la protezione dell'ambiente è imposta da precetti costituzionali (artt. 2, 9 e 32) ed assurge a valore primario ed assoluto[27], già prima dell'emanazione dell'art. 18, L. 349/86[28], con il quale il legislatore ha tipizzato per la prima volta nel quadro normativo italiano, la figura del danno ambientale. Secondo quanto disposto da tale articolo "Qualunque fatto doloso o colposo in violazione di disposizioni di legge o di provvedimenti adottati in base

---

[26] Tra questi si veda, M.S. Giannini, *Ambiente: saggio sui diversi aspetti giuridici*, in *Riv. trim. dir. pubbl.*, 1973, 15 ss.

27 Inteso come valore costituzionale, cfr. Corte Cost., 26 aprile 1971, n. 71, in *Giur cost.*, 1971, 687.

[28] Tale legge, istitutiva del Ministero dell'Ambiente, afferma il diritto delle associazioni ambientaliste costituite da almeno tre anni ad essere riconosciute come tali. Queste associazioni hanno il potere di denunciare e porre osservazioni al Ministero dell'Ambiente nonché di agire direttamente in giudizio ai sensi dell'art. 18 c. 5 L. 349/1986. Si rileva al contempo, però, che è venuta meno la possibilità di promuovere una autonoma azione risarcitoria, avendo la possibilità questi organismi collettivi di partecipare unicamente in sede procedimentale. Nel 2004 veniva adottata la Direttiva 2004/35/CE "sulla responsabilità ambientale in materia di prevenzione e riparazione del danno ambientale". Tale Direttiva è stata recepita in Italia con il D.Lgs. 3 aprile 152/2006 (c.d. Codice dell'Ambiente o Testo Unico Ambientale) ed abrogava espressamente l'art. 18 della L. 349/19861. Mentre con l'art. 18 si era esteso il concetto ambientale a qualsiasi lesione alle varie componenti del bene ambiente, l'art. 300 (T.U. ambiente) precisa al co. 1 che è danno ambientale qualsiasi deterioramento significativo e misurabile, diretto o indiretto, di una risorsa naturale o dell'utilità assicurata da quest'ultima; e al co. 2 Ai sensi della direttiva 2004/35/CE costituisce danno ambientale il deterioramento, in confronto alle condizioni originarie, provocato: a) alle specie e agli habitat naturali protetti dalla normativa nazionale e comunitaria[...]alle acque interne[...] alle acque costiere[...]al terreno".

a legge che comprometta l'ambiente, ad esso arrecando danno, alterandolo, deteriorandolo o distruggendolo in tutto o in parte, obbliga l'autore del fatto al risarcimento nel confronti dello Stato". Di qui l'ambiente veniva protetto come bene in sé e come bene di interesse collettivo[29].

Nel nostro Paese, la riforma della Carta costituzionale, intervenuta con la legge costituzionale n. 3 del 18.10. 2001, ha introdotto la parola ambiente nel testo della Costituzione e la legge costituzionale n. 1 dell'11.2.2022, che ha modificato gli articoli 9 e 41 della Costituzione ha, invece, riconosciuto rilievo alla tutela dell'ambiente sia tra i Principi fondamentali, sia tra le previsioni della cosiddetta Costituzione economica.

L'Istituto Superiore per la Protezione e la Ricerca Ambientale (ISPRA) è impegnato[30] costantemente nella tutela dell'ambiente attraverso l'applicazione delle norme sulla responsabilità civile prevista dalla parte sesta del D. Lgs 152/2006[31]. Lo stesso evidenzia il ruolo chiave del Sistema Nazionale di Protezione Ambientale (SNPA) quale supporto tecnico del Ministero dell'Ambiente e della Sicurezza Energetica nelle azioni contro i danni ambientali. Le azioni poste in essere si articolano in risposta a situazioni di possibile danno ambientale o minaccia di danno individuate in ambito giudiziario o segnalate in ambito amministrativo da operatori, cittadini, enti locali e regionali.

In ambito europeo la politica dell'Unione, in materia di ambiente, prende avvio con il Consiglio europeo tenutosi a Parigi nel 1972 ove «si dedicherà un'attenzione particolare ai valori e beni non materiali e alla protezione dell'ambiente naturale, onde porre il progresso al servizio dell'uomo». Invero, in tale occasione i capi di Stato o di Governo hanno evidenziato la necessità di una politica comunitaria e hanno enunciato le direttive della politica ambientale attraverso molteplici principi, tra cui quello di chi "inquina paga"[32] (attuato dalla

---

[29] Sul punto si veda, tra gli altri, B. Pozzo, *Il danno ambientale*, in P. Cendon (a cura di), *Diritto privato oggi*, Milano, 1998, 20-23.

[30] Pubblicato il Rapporto "Il danno ambientale in Italia: attività del SNPA e quadro delle azioni 2021-2022. Edizione 2023", in *https://www.isprambiente.gov.it/*.

[31] Decreto legislativo 3 aprile 2006, n. 152, Norme in materia ambientale (G.U. n. 88 del 14 aprile 2006), in *https://www.bosettiegatti.eu/*. In dottrina, si veda L. Prati, *La criticità del nuovo danno ambientale: il confuso approccio del "codice dell'ambiente"*, in *Danno resp.*, 2006, 1049.

[32] M. Meli, *Le origini del principio di chi inquina paga e il suo accoglimento nella Comunità europea*, in *Riv. giur. amb.*, 1982, 2.

Direttiva 2004/35/CE[33] che indica il danno ambientale come "un mutamento negativo misurabile di una risorsa naturale o un deterioramento misurabile di un servizio di una risorsa naturale, che può prodursi direttamente o indirettamente"), secondo cui qualora si sia verificato un danno, i soggetti responsabili sono tenuti ad adottare le misure appropriate per porvi rimedio e sostenerne i costi e sviluppare pratiche atte a ridurre i rischi derivanti dal danno ambientale[34]. Di interesse in ordine a tale principio quanto espresso dal T.A.R. Brescia[35], laddove viene precisato, che al principio «chi inquina paga», anche in ragione della derivazione eurounitaria del principio medesimo (artt. 191 e 192 del T.FUE), deve essere riconosciuta valenza inderogabile di normativa di ordine pubblico, in quanto tale insuscettibile di deroghe di carattere pattizio. E infatti, si legge nella pronuncia, "laddove si ammettesse la possibilità di derogare in via convenzionale al basico criterio di distribuzione del «chi inquina paga», si consentirebbero agevoli elusioni degli obblighi di prevenzione e riparazione imposti dalla pertinente normativa di settore". Unitamente a tale suddetto principio vi è quello dell'azione preventiva, finalizzata a prevenire o altrimenti riparare il danno ambientale alle specie e agli habitat naturali protetti, all'acqua e al suolo[36].

---

[33] Si legge testualmente nella direttiva 2004/35/CE sulla responsabilità ambientale che, in base al principio "chi inquina paga", "l'operatore che provoca un danno ambientale o è all'origine di una minaccia imminente di tale danno dovrebbe di massima sostenere il costo delle necessarie misure di prevenzione o di riparazione" (considerando n. 18).

[34] M. Alabrese, *Le tutele giuridiche contro i danni all'ambiente*, in N. Ferrucci (a cura di), *Diritto forestale e ambientale*, Milano, 2018, 281-291.

[35] Sez. I, 2 agosto 2022, n. 776, in *Foro Amministrativo*, (II) 2022, 7-08, II, 975. Secondo T.A.R. Cagliari, Sez. II, 15 aprile 2022, n. 250, in *Foro Amministrativo* (II) 2022, 4, II, 594, "in applicazione di detto principio, pertanto, successivamente all'intervenuta identificazione dei responsabili della contaminazione, gli interventi ambientali richiesti (messa in sicurezza, misure di prevenzione, bonifiche) vanno richiesti ai soggetti la cui responsabilità nella contaminazione sia stata acclarata".

[36] Numerosi i trattati europei che hanno affrontato il tema ambientale. Nel 1987 l'Atto unico europeo introdusse il nuovo "Titolo Ambiente" (titolo VII), la prima base giuridica di una politica ambientale comune, con l'obiettivo di preservare la qualità dell'ambiente, proteggere la salute umana e garantire un uso razionale delle risorse naturali. Le successive revisioni dei trattati rafforzarono l'impegno della Comunità a favore della tutela ambientale e il ruolo del Parlamento europeo nello sviluppo di una politica in materia. Il trattato di Maastricht del 1993 rese l'ambiente (titolo XVI) un settore strategico ufficiale dell'UE: introdusse la procedura di codecisione e stabilì la regola generale del voto a maggioranza qualificata in seno al Consiglio. Esortò inoltre gli Stati membri a valutare il proprio impatto ambientale e rispettare il principio della crescita sostenibile. Nel 1999 l'articolo 3 C del trattato di Amsterdam impose l'integrazione della tutela dell'ambiente in tutte le politiche settoriali dell'UE per promuovere

Tra i principi comunitari riveste inoltre importanza anche quello di precauzione, cui è possibile ricorrere in caso di incertezza scientifica in merito ad un rischio presunto per la salute umana o per l'ambiente derivante da una determinata azione, principio questo che ha trovato solenne affermazione nella Dichiarazione di Rio del 1992, su Ambiente e Sviluppo, in particolare al Principio 15 ove così si legge: *"In order to protect the environment, the precautionary approach shall be widely applied by States according to their capabilities. Where there are threats of serious or irreversible damage, lack of full scientific certainty shall not be used as a reason for postponing cost-effective measures to prevent environmental degradation"*. Importante, altresì, il principio di informazione essenziale per gli obiettivi di sviluppo sostenibile, che ha rinvenuto nel D. Lgs. 195/2005[37] la propria consacrazione, laddove viene evidenziato come l'informazione debba essere al servizio del pubblico e diffusa anche attraverso i mezzi di telecomunicazione e strumenti informatici.

18.2 Salubrità dell'ambiente e diritto alla salute: un connubio perfetto

L'informazione è, altresì, necessaria per porre in evidenza quanto la salute può essere compromessa da un ambiente non salubre e quali ne siano le cause, per comprendere le possibili soluzioni o azioni da intraprendere relativamente ad esempio alle attività più dannose per l'ambiente e anche per l'uomo. La stretta

---

lo sviluppo sostenibile. Inoltre, nel 2007 il trattato di Lisbona fece dei cambiamenti climatici e dello sviluppo sostenibile una priorità e conferì all'UE la personalità giuridica per poter concludere accordi internazionali. Tali progressi rafforzarono il ruolo dell'UE come attore chiave sul fronte ambientale globale, ergendosi a precursore grazie a iniziative quali il Green Deal europeo e il regolamento europeo sul clima. Si richiamano inoltre le Dichiarazioni internazionali, nel 1972 si tenne a Stoccolma la prima conferenza delle Nazioni Unite sull'ambiente umano, che pose le questioni ambientali al centro delle preoccupazioni internazionali e adottò i principi per una sana gestione dell'ambiente, tra cui la dichiarazione e il piano d'azione di Stoccolma per l'ambiente umano e nel 1992 si tenne a Rio de Janeiro il "summit della Terra". La conferenza portò all'adozione di numerose importanti dichiarazioni, quali l'Agenda 21, la dichiarazione di Rio, la Convenzione quadro delle Nazioni Unite sui cambiamenti climatici (UNFCCC) e la Convenzione sulla diversità biologica, in *https://www.europarl.europa.eu/*.

[37] Ripubblicazione del testo del decreto legislativo 19 agosto 2005, n. 195, recante: «Attuazione della direttiva 2003/4/CE sull'accesso del pubblico all'informazione ambientale», corredato delle relative note. (Decreto legislativo pubblicato nella Gazzetta Ufficiale - serie generale - n. 222 del 23 settembre 2005), in *https://www.gazzettaufficiale.it/*.

interdipendenza della salute fra esseri umani, animali e ambiente rende irrinunciabile lo sforzo verso una salute unica e globale.

L'art. 32 della Costituzione, che costituisce uno degli articoli cardine per la tutela ambientale, sancisce la tutela della salute come fondamentale diritto dell'individuo e interesse della collettività. A partire dagli anni '60 si è evidenziato il rapporto sinallagmatico tra salute ed ambiente tale per cui la tutela della salute non può che passare per una salubrità degli ambienti, andando a creare una concezione del diritto soggettivo dell'ambiente compatibile con una concezione oggettiva del bene ambiente a disposizione degli interessi della collettività[38].

Deforestazione, inquinamento atmosferico, inquinamento dell'acqua e perdita di biodiversità minacciano l'ambiente giocando un ruolo essenziale nel cambiamento climatico e riscaldamento globale e causando gravi danni alla salute dell'uomo. Ambiente e salute costituiscono, infatti, un binomio inscindibile[39]. Molteplici sono gli studi scientifici[40] che hanno accertato il grande impatto sulla salute umana[41] da parte di aggressioni ambientali e, in particolare, hanno

---

[38] M. Comporti, Tutela dell'ambiente e tutela della salute, in *Riv. Giur. Amb.*, 1990, 1, 196.

[39] Cfr. A. Miani, P. Piscitelli, *Una migliore integrazione tra salute e ambiente*, in *Ecoscienza*, 2022, 5/6, 51. Gli a. evidenziano come "in Europa e in Italia serve più cooperazione tra agenzie ambientali e sanità per la valutazione multidisciplinare dei dati di monitoraggio, in applicazione del principio di precauzione".

[40] Tra questi si segnala un interessante studio, *Climate change and air pollution: Translating their interplay into present and future mortality risk for Rome and Milan municipalities,* realizzato da 11 ricercatori ENEA provenienti da quattro diversi laboratori (tra questi si indica M. Michetti, ENEA - Divisione Modelli e tecnologie per la riduzione degli impatti antropici e dei rischi naturali) e pubblicato su Science Direct. Gli stessi evidenziano il rischio mortalità al 2050 in aumento Roma e Milano, rispettivamente dell'8% e del 6%, per effetto di una combinazione di temperature crescenti, dovute al cambiamento climatico, e della concentrazione di inquinanti nell'aria, come l'ozono e il PM10, in *https://doi.org/10.1016/j.scitotenv.2022.154680.* Si segnala, altresì, altro studio, pubblicato sulla Rivista Nature, *Lung adenocarcinoma promotion by air pollutants*, Received: 17 June 2022 Accepted: 21 February 2023 Published online: 5 April 2023, ove è stato evidenziato come il particolato ambientale che misura ≤2,5□μm (PM2,5), noto per essere associato al rischio di cancro ai polmoni, promuove il cancro ai polmoni agendo sulle cellule che ospitano mutazioni oncogene preesistenti nel tessuto polmonare sano, in *https://www.nature.com/articles/s41586-023-05874-3.*

[41] Le pubblicazioni dell'Organizzazione Mondiale della Sanità in tema di *Environmental burden of disease*, stimano l'impatto dei rischi ambientali, compresi quelli derivanti da inquinamento, sulla salute umana. Interessanti sono anche i rapporti annuali dell'Agenzia Europea dell'Ambiente aventi ad oggetto l'impatto dell'inquinamento atmosferico sulla salute.

rimarcato l'incidenza di determinate patologie in popolazioni esposte a fattori di rischio negli ambienti di vita: un ambiente sano è essenziale per la salute ed il benessere degli uomini. Ci si è resi conto, pertanto, della necessità di analizzare i fattori cancerogeni, il ruolo che essi rivestono e dell'importanza di appurare scientificamente quanto gli stessi possano incidere negativamente sulla salute dell'uomo. Per questo motivo l'Europa, con la Direttiva 2008/99/CE[42], sulla tutela penale dell'ambiente, ha individuato determinate condotte illecite che possono causare pericolo non solo per il bene giuridico "ambiente" ma anche per la salute e la vita degli uomini[43].

D'altronde sono ormai molteplici e incontestabili i dati relativi all'impatto che le aggressioni all'ambiente producono sulla salute umana[44] e nonostante vi siano difficoltà nella prova delle relazioni causali individuali[45], l'esistenza dei danni in termini di eccessi di morbilità e mortalità è spesso dimostrata da studi scientifici che vengono costantemente effettuati[46]. Sul punto si segnalano i dati dell'Oms che

---

[42] Normativa dell'Unione europea in materia di reati ambientali, in https://eur-lex.europa.eu/.

[43] Sul concetto di reati ambientali come "*victimless crimes*", imvece, si rimanda a E. Skinnider, *Victims of Environmental Crime. Mapping the issues, The International Centre for Criminal Law Reform and Criminal Justice Policy*, Vancouver, 2011, 23; M.L. Jarrell, J. Ozymy, *Few and far between: understanding the role of the victim in federal environmental crime prosecutions in the United States*, in *Crime, Law and Social Change*, 2014, 61, 563; L. Natali, *Green criminology. Prospettive emergenti sui crimini ambientali*, Torino, 2015, 81; C.H. Stefes, A.R. Germani, *Summary of Findings and the Way Forward*, in R. Sollund, C.H. Stefes, A.R. Germani (eds.), *Fighting Environmental Crime in Europe and Beyond*, Palgrave Macmillan, 2016, 224-225; A. Farmer, M. Faure, G.M. Vagliasindi, *Environmental Crime in Europe, State of Affairs and Future Perspectives,* in Id. (eds.), *Environmental Crime in Europe*, Hart Publish., 2017, 324.

[44] Sulla cancerogenicità delle polveri sottili per i polmoni, cfr. O. Raaschou-Nielsen e al., *Air pollution and lung cancer incidence in 17 European cohorts: prospective analyses from the European Study of Cohorts for Air Pollution Effects (ESCAPE)*, in *Lancet Oncol.* 2013 Aug;14(9):813-22; B. Ghassan Hamra e al., *Outdoor particulate matter exposure and lung cancer: a systematic review and meta-analysis,* in *Environmental Health Perspective*, 2014 Sep; 122(9): 906-911.

[45] Come tipologia di evento collettivo e dunque sul disastro "ambientale-sanitario"(si pensi ai noti casi di Eternit, Tirreno Power e Ilva, accomunate dall'aumento dell'incidenza di malattie e morti nelle popolazioni esposte ad amianto, inquinamento atmosferico da centrale termoelettrica e quello derivante dagli impianti a caldo per la produzione dell'acciaio). Per una dettagliata ricostruzione di tali vicende, si veda S. Zirulia, *Esposizione a sostanze tossiche e responsabilità penale*, Milano, 2018, 148-227.

[46] Sugli effetti cancerogeni dall'inquinamento atmosferico, si rimanda a IARC *(International Agency for Research on Cancer), Outdoor Air Pollution, Monographs on the Evaluation of Carcinogenic Risks to Humans*, Volume 109, Lyon, 2016. Nello specifico, nello studio svolto,

ha stimato circa 7 milioni di morti[47] premature ogni anno attribuibili all'effetto congiunto dell'inquinamento dell'aria ambiente *outdoor e indoor*, con un carico sopportato soprattutto dai paesi a basso e medio reddito. In Italia si calcolano circa 50 mila morti ogni anno secondo la Agenzia europea per l'ambiente, con un costo economico rilevante. "Dunque, un impegno costante, in risposta alle linee guida Oms, di implementazione di ambiziose e urgenti misure di riduzione dell'inquinamento dell'aria porterà enormi e immediati miglioramenti per la salute e la qualità della vita di tutti i cittadini, nonché una riduzione delle disuguaglianze e dei costi sanitari sostenuti dalla società per il trattamento delle malattie legate all'inquinamento atmosferico"[48].

Nel 2013 l'agenzia dell'Organizzazione Mondiale della Sanità[49] competente in materia oncologica (IARC - International Agency for Research on Cancer) ha inserito sia l'inquinamento atmosferico in generale, sia in particolare l'inquinamento atmosferico da polveri sottili, nel "gruppo 1" dei fattori cancerogeni, evidenziandone in particolare la rilevanza eziologica rispetto ai tumori polmonari[50].

---

sono rimarcati sugli effetti cancerogeni del particolato (PM10 e PM2.5). Il termine particolato (Particulate Matter, PM) indica un insieme di elementi chimici, allo stato solido e liquido, sospesi nell'aria. Tra i principali componenti vi sono solfati, nitrati, ammonio, cloruro di sodio, nero di carbonio, polvere minerale ed acqua. A seconda delle dimensioni dei corpuscoli si distinguono il PM10 (particelle di diametro pari o inferiore a 10 micrometri) ed il PM2.5 (particelle di diametro pari o inferiore a 2.5 micrometri). Le centrali termoelettriche alimentate con combustibili fossili rappresentano una delle principali fonti di inquinamento da particolato (cfr. *European Environmental Agency, rapporto Air quality* in Europe 2017, 16).

[47] Sul Punto si veda anche in *https://www.pacinimedicina.it/* (8 marzo 2023)

[48] A. Ranzi, *Le nuove linee guida Oms sulla qualità dell'aria*, in *Ecoscienza*, 2022, 5/6.

[49] A settembre 2021 è stata pubblicata la revisione delle linee guida dell'Organizzazione mondiale della sanità sulla qualità dell'aria, contenenti le raccomandazioni per contrastare uno dei principali problemi ambientali del nostro tempo, sulla base delle conoscenze scientifiche più aggiornate. A ottobre 2022 è uscita una proposta di nuova direttiva europea in materia, che ha l'obiettivo sfidante di allinearsi alle linee guida Oms entro il 2050. Le linee guida aggiornate forniscono raccomandazioni relativamente a sei inquinanti atmosferici: il particolato (PM2,5 e PM10), l'ozono (O3), il biossido di azoto (NO2), il biossido di zolfo (SO2) e il monossido di carbonio (CO). Sulla base di consolidate evidenze, e dopo una revisione sistematica delle prove accumulate, il documento ha aggiornato i valori raccomandati per la tutela della salute umana, *Qualità dell'aria e salute Una maggiore consapevolezza per una risposta più efficace, Le nuove linee guida Oms Sulla qualità dell'aria*, in *Ecoscienza*, 2022, 5/6.

[50] Cfr. Press release n. 221, *IARC: Outodoor pollution a leading environmental cause of cancer deaths*, 17.10.2013.

Non solo.

L'inquinamento dell'aria ha un ruolo anche nelle più frequenti patologie aterosclerotiche delle coronarie. In un recente studio[51] è stato dimostrato come l'esposizione di lunga durata agli inquinanti e in particolare alle polveri sottili PM2,5[52] rende più frequente la rottura delle placche coronariche, che è la causa più frequente di cardiopatia ischemica.

Le sostanze inquinanti alterano l'ambiente, e, quindi, l'aria, l'acqua e il suolo, e pongono a rischio la salute dell'intero pianeta. L'inquinamento atmosferico è spesso associato, altresì, alla combustione di combustibili fossili. Ciò vale ovviamente per le centrali elettriche ma anche per molte altre attività industriali che possono disporre in loco di produzione di energia elettrica o termica, come la produzione di ferro e acciaio o la produzione di cemento. Alcune attività generano polveri che contribuiscono alle concentrazioni di particolato nell'aria, mentre l'uso di solventi, ad esempio nella lavorazione dei metalli o nella produzione chimica, può comportare l'emissione di composti organici inquinanti. Il decreto legislativo del 3 aprile 2006, n. 152, disciplina le attività industriali[53] e manifatturiere, compresa l'attività siderurgica, al fine di proteggere l'ambiente e

---

[51] R.A. Montone, M. Camilli, M. Russo, C. Termite, G. La Vecchia, G. Iannaccone, R. Rinaldi, F. Gurgoglione, M.G. Del Buono, T. Sanna, C. Trani, G. Liuzzo, F. Crea, G. Niccoli, 2022, *"Air pollution and coronary plaque vulnerability and instability: an optical coherence tomography study"*, in *JACC Cardiovasc Imaging,* 15:325-342.

[52] Interessante, un ampio studio condotto su quasi 300.000 bambini della California meridionale ha rivelato una correlazione significativa tra l'esposizione prenatale al PM2.5 (le particelle più piccole regolamentate dalla legge) e l'aumento dei tassi di autismo, condotto da R. Raanan and O. Youssef, *Invited Perspective: Air Pollution and Autism Spectrum Disorder: Are We There Yet?*, in *https://doi.org/10.1289/EHP10617.*

[53] L'amianto è un materiale fibroso presente anche in natura, molto utilizzato in passato soprattutto in ambito industriale e nella produzione civile. Le fibre di amianto presentano infatti caratteristiche molto vantaggiose che sommate al basso costo e al fatto che i minerali da cui viene prodotto sono diffusi in natura, ha fatto sì che, in particolare nel secolo scorso, venisse ampiamente usato per molteplici scopi, dall'edilizia alla semplice produzione di oggettistica. (INAIL, 2022). I minerali di amianto se si sfaldono possono essere molto pericolosi e gli individui esposti all'inalazione sono soggetti a gravi patologie come il tumore ai polmoni, l'amianto risulta infatti una sostanza cancerogena anche in dosi basse e non esiste una soglia al di sotto della quale non ci sia rischio (Redazione Green Planner, 2022). Per questo motivo sono state introdotte limitazioni al suo uso che ne hanno determinato, in Italia, la messa al bando nel 1992.

la salute umana dall'inquinamento proveniente dalle stesse[54]. Tale decreto legislativo recepisce la direttiva 2010/75[55], relativa alle emissioni industriali e all'articolo 5, definisce «inquinamento», tra l'altro, l'«introduzione diretta o indiretta, a seguito di attività umana, di sostanze, vibrazioni, calore o rumore o più in generale di agenti fisici o chimici, nell'aria[56], nell'acqua o nel suolo, che

[54] Il 10 luglio 1976 si ebbe la prima catastrofe ambientale italiana – l'incidente di Seveso – che pose in luce la problematica del rischio industriale. Sul punto si veda A. Poggio, *Ambientalismo*, Milano, 1996, 50 e L. Conti, *Visto da Seveso*, Milano, 1977, 1. La sentenza del Tribunale di Milano, relativamente a tale evento, affermò la responsabilità per il reato di disastro ambientale e fu interessante per i confini risarcitori del danno alla persona operata dalla Sezioni Unite nel 2008 (nn. 26972-26973-26974 e 269675), in particolare per il danno non patrimoniale risarcibile.

[55] Direttiva 2010/75/UE del Parlamento europeo e del Consiglio, del 24 novembre 2010, relativa alle emissioni industriali (prevenzione e riduzione integrate dell'inquinamento), in *https://eur-lex.europa.eu/*.

[56] Interessante sul punto uno studio condotto dagli epidemiologi ambientali dell'Istituto di fisiologia clinica del Cnr di Pisa hanno svolto una ricerca sull'impatto della centrale di Vado Ligure, studiando la popolazione residente per 13 anni in 12 comuni dell'area, per valutare la relazione tra esposizione ad inquinanti atmosferici e rischio di mortalità e malattie. "Gli epidemiologi ambientali dell'Istituto di fisiologia clinica del Consiglio nazionale delle ricerche (Cnr-Ifc) di Pisa hanno studiato l'impatto sanitario della centrale 'Tirreno Power' di Vado Ligure (Savona), avviata nel 1970 e alimentata a carbone fino al 2014, quando la Procura della Repubblica di Savona ha fatto fermare gli impianti a carbone per 'disastro ambientale doloso'. La ricerca ha valutato la relazione tra l'esposizione a inquinanti atmosferici emessi dalla centrale e il rischio di mortalità e ricovero in ospedale per cause tumorali e non tumorali, studiando tutta la popolazione residente dal 2001 al 2013 in 12 comuni intorno a Vado Ligure". I risultati ottenuti indicano che "anche considerando le diverse fonti inquinanti cui sono stati esposti i cittadini, ci sono stati forti eccessi di rischio di mortalità prematura e di ricovero ospedaliero per i residenti intorno alla centrale a carbone di Vado Ligure. L'esposizione alle emissioni è risultata associata a numerosi eccessi di mortalità e di ricovero in ospedale, in particolare per le malattie dei sistemi cardiovascolare e respiratorio, per i quali d'altra parte la dimostrazione scientifica di un legame con l'inquinamento atmosferico è più convincente", spiega il ricercatore Cnr-Ifc. "I risultati conseguiti confermano peraltro le conoscenze pregresse, ma è la prima volta che viene effettuata una quantificazione del rischio, purtroppo molto alto. Le centrali per la produzione di energia alimentate a carbone rappresentano una fonte significativa di inquinanti atmosferici che impattano a livello locale e globale. Oltre alle note emissioni di biossido di carbonio (CO2), che contribuiscono al riscaldamento globale, ci sono quelle di biossido di zolfo (SO2), che sono associate a effetti dannosi per la salute". Gli autori concludono con l'auspicio che "si sposti con urgenza l'attenzione sulle valutazioni preventive degli impatti sulla salute, e quindi sulle fonti che si conoscono come maggiormente inquinanti, anziché valutare i danni alla salute già verificatisi a causa delle esposizioni", (lavoro pubblicato su Science of the Total Environment), in *https://www.cnr.it/*.

potrebbero nuocere alla salute umana». Come evidenziato dalla Fao[57] estremamente dannoso, infatti, è anche l'inquinamento del suolo "la maggior parte dei contaminanti proviene da attività umane come processi industriali e minerari, cattiva gestione dei rifiuti, pratiche agricole insostenibili". Tale tipologia di inquinamento compromette la qualità del cibo che mangiamo, dell'acqua che beviamo e dell'aria che respiriamo e mette a rischio la salute umana e ambientale.

Per la Corte d'Appello di Napoli[58], "la tutela dell'ambiente deve considerarsi espressione di un autonomo valore collettivo del complesso delle risorse ambientali e degli esseri viventi che caratterizzano un determinato habitat, specificamente tutelato, in quanto tale, dall'ordinamento e che trova la sua fonte genetica nei precetti costituzionali posti a salvaguardia dell'individuo e della collettività nel suo habitat economico, sociale ed ambientale (artt. 2. 3. 9. 41 e 42 Cost.) ed elevano l'ambiente ad interesse pubblico fondamentale, primario ed assoluto, imponendo allo Stato un'adeguata predisposizione di mezzi di tutela, ed assicurando per converso alla collettività il godimento di tale bene e la sua tutela contro le condotte illegittime che lo deteriorino"[59]. Ebbene una risposta concreta da parte del legislatore è arrivata nel 2015, allorquando la legge n. 68 del 2015 ha introdotto nuovi delitti a salvaguardia dell'ambiente nel Codice penale, modificando così il quadro normativo previgente che affidava in modo pressoché esclusivo la tutela dell'ambiente a contravvenzioni e sanzioni amministrative, previste dal Codice dell'ambiente (d.lgs. 152 del 2006) che è la principale normativa che disciplina la protezione dell'ambiente in Italia. (Da ultimo aggiornato dal Decreto Ambiente 2024[60] che detta nuove "disposizioni urgenti per

[57] FAO and UNEP. 2021, *Global assessment of soil pollution: Report*, in *https://doi.org/10.4060/cb4894en.*

[58] Sez. I civ., 19 gennaio 2011, n. 90, in *https://www.ambientediritto.it/.*

[59] Strettamente connesso al diritto ambientale vi è lo sviluppo sostenibile che significa condividere idee e conoscenze, unire le forze e lavorare insieme per migliorare la vita di tutti rispettando e proteggendo il pianeta e si basa su tre pilastri fondamentali: l'equità sociale, la crescita economica e la protezione ambientale. Per garantire a tutti un futuro sostenibile le Nazioni Unite hanno in agenda i 17 obiettivi (SDGs - Sustainable Development Goals) da raggiungere entro il 2030, in *https://www.mase.gov.it/.*

[60] Decreto-legge 17 ottobre 2024, n. 153 (in *Gazzetta Ufficiale* - Serie generale - n. 244 del 17 ottobre 2024), convertito con Legge 13 dicembre 2024, n. 191. Il Decreto Ambiente 2024 interviene su aspetti di cruciale importanza per una gestione più sostenibile delle risorse ambientali in Italia in vista degli obiettivi di decarbonizzazione: semplificazione dei procedimenti relativi alle valutazioni di impatto ambientale; sicurezza degli approvvigionamenti; impulso alle bonifiche; contrasto al dissesto idrogeologico; tutela delle acque e promozione dell'economia circolare.

la tutela ambientale del Paese, la razionalizzazione dei procedimenti di valutazione e autorizzazione ambientale, la promozione dell'economia circolare, l'attuazione di interventi in materia di bonifiche di siti contaminati e dissesto idrogeologico". In ambito europeo come già detto il riferimento è alla Direttiva 2004/35/CE, relativamente alla responsabilità ambientale in materia di prevenzione e riparazione del danno ambientale e che stabilisce il principio, già menzionato, di chi "inquina paga"). La suddetta legge introduce nel codice penale un nuovo, autonomo capo, dedicato ai delitti contro l'ambiente, prevedendo disposizioni di coordinamento nello stesso codice e in leggi speciali; modifica il Codice dell'ambiente, in particolare introducendo una specifica disciplina per l'estinzione degli illeciti amministrativi e penali in materia di tutela ambientale e prevede, altresì, la responsabilità amministrativa dell'ente anche in relazione alla commissione da parte dei suoi dipendenti dei nuovi delitti contro l'ambiente. Nello specifico, nel nuovo Titolo VI-bis (Dei delitti contro l'ambiente), si prevedono sei nuovi delitti: inquinamento ambientale; disastro ambientale (sulla base delle parole pronunciate dalla Corte costituzionale con la sentenza n. 7941/2015, si potrà parlare di disastro quando si è al cospetto di un evento distruttivo di grandi dimensioni e tali da provocare un pericolo per la vita o per l'integrità fisica di un numero indeterminato di persone. Tale tipologia di disastro casato da sversamento di rifiuti pericolosi può considerarsi dimostrato anche in assenza di verifiche scientifiche[61]); traffico e abbandono di materiale ad alta radioattività; impedimento del controllo; omessa bonifica; ispezione di fondali marini. Il predetto Titolo VI-bis si colloca a ridosso dei delitti contro l'incolumità pubblica, in virtù dello «stretto legame che intercorre tra incolumità pubblica ed ambiente, e che riemerge puntuale nelle nuove figure di inquinamento ambientale aggravato (art. 452 ter c.p.) e di disastro ambientale (art. 452 quater c.p.), ove le offese all'integrità fisica delle persone costituiscono rispettivamente evento aggravante ed evento alternativo all'offesa di matrici ambientali»[62]. In merito di rilievo è la previsione del nuovo "dolo specifico ambientale", caratterizzato da un'aggravante soggettiva comune ad effetto speciale.

[61] Cass. pen., Sez. I, 17 maggio 2017, n. 58023, in *Cass. Pen.,* 2018, 9, 2952*; Cass. Pen.,* 2018, 7-08, 2487*; CED Cass. pen.* 2018.

[62] C. Ruga Riva, *I nuovi ecoreati. Commento alla legge 22 maggio 2015, n. 68*, Torino, 2015, IX.

18.3 Danno ambientale e tutela legale

La Corte costituzionale ha sancito che l'azione di risarcimento del danno ambientale, inteso come bene pubblico di carattere unitario, costituisce autonomo diritto fondamentale, diverso dalla salute, di rilievo costituzionale, oggetto di tutela da parte del giudice ordinario (Corte costituzionale 210 del 1987; 233 del 2009; 85 del 2013) divenendo così un'azione di reintegrazione in forma specifica, di competenza esclusiva del Ministero dell'ambiente.

Determinante, relativamente alla tutela ambientale, è stato introdurre nel nostro ordinamento, in ordine alla responsabilità delle persone giuridiche per le fattispecie ambientali, l'art. 25-undecies di cui al D. Lgs. 231/2001[63], con cui si ascrive all'ente la responsabilità per i reati ambientali. C'è da dire però che non è facile provare il nesso causale relativamente alle conseguenze penali dovute a determinate situazioni complesse, ad esempio è difficile accertare le conseguenze di salute di un'attività di inquinamento industriale che causa malattie tumorali. Orbene per scongiurare tale problematica si è optato di applicare anche alla fattispecie penale la regola del "più probabile che non". In merito è intervenuto il Consiglio di Stato[64], secondo cui: "L'accertamento del nesso di causalità, in tema di danno ambientale, si basa non sulla regola probatoria penalistica basata sul principio dell'accertamento della responsabilità al di là di ogni ragionevole dubbio ma sul principio civilistico del più probabile che non". Dunque, per dimostrare la sussistenza di questo nesso di causalità, si può far ricorso, oltre che ovviamente alle prove dirette, alle presunzioni semplici di cui all'art. 2727 cod. civ. e applicare la regola del "più probabile che non" secondo la quale, per affermare il legame causale fra azione ed evento, non è necessario raggiungere il livello della certezza, bensì è sufficiente dimostrare un grado di probabilità maggiore della metà. In tal caso, il soggetto individuato come responsabile dell'inquinamento sulla base di un attendibile ragionamento presuntivo non può, "per contrastarne le conclusioni, limitarsi a ventilare genericamente il dubbio circa una possibile responsabilità di terzi, ma deve a sua volta fornire specifiche prove idonee a dimostrare la reale dinamica degli avvenimenti e indicare a quale

---

[63] Cass. pen., Sez. II , 13 ottobre 2022 , n. 44372, in *Guida al dir.,* 2022, 46. Per i Giudici, "L'azienda è responsabile dei reati ambientali commessi nel suo interesse dall'amministratore. Una responsabilità, ai fini del Dlgs n. 231/2001, deducibile dall'asservimento della persona giuridica e del plesso aziendale alla realizzazione del reato".

[64] Sez. IV, 11 marzo 2022, n. 1742, in *wwwdejure.it.*

altra specifica impresa debba addebitarsi la condotta causativa della contaminazione"[65].

Oltre ai casi più gravi, ove il responsabile del danno ambientale, può essere perseguito penalmente (le pene possono includere la reclusione e sanzioni pecuniarie molto elevate), vi è il risarcimento del danno[66] che può comprendere i costi per la bonifica e il ripristino dell'ambiente danneggiato, nonché i danni economici e morali subiti dalle comunità colpite (oltre al risarcimento, il responsabile può essere obbligato a mettere in atto misure specifiche per riparare il danno). Secondo l'art. 2058 c.c. il danneggiato può chiedere la reintegrazione in forma specifica, qualora sia in tutto o in parte possibile. Tuttavia, può accedere che il Giudice disponga che il risarcimento avvenga solo per equivalente, se la reintegrazione in forma specifica risulta eccessivamente onerosa per il debitore. Il risarcimento per equivalente è limitato alle sole ipotesi in cui non sia possibile ripristinare l'ambiente, nel senso di riportare lo stesso alla situazione precedente l'evento che ha determinato il danno. Nel 2013 l'art. 25 della L. Europea ha definitivamente eliminato qualsiasi riferimento al risarcimento "per equivalente patrimoniale" stabilendo che il danno all'ambiente deve essere risarcito solo con le "misure di riparazione" previste dal D. Lgs. 152/2006 (che assicurano il risarcimento del danno ambientale; se quest'ultimo va reintegrato solo in forma specifica[67], non è ammessa alcuna forma di denaro a titolo di provvisionale, né altra forma surrettizia di risarcimento per equivalente pecuniario), (così come previsto anche nella Direttiva 2004/35/CE). Vi sono poi le sanzioni amministrative allorquando le autorità possono imporre multe e ordini di sospensione delle attività inquinanti.

---

[65] T.A.R. Milano, Sez. III, 2 dicembre 2019, n. 2562, in *Foro Amm.*, (II) 2019, 12, 2048.

[66] Il termine di prescrizione è di 5 anni come previsto dall'art. 2947 c.c., nel caso in cui il giudizio penale si sia concluso con una sentenza che contiene anche la condanna generica al risarcimento danni a carico del responsabile civile ed in favore del danneggiato, costituitosi parte civile, la successiva zione volta alla quantificazione del danno è soggetta al termine prescrizionale di dieci anni, ex art. 2953 c.c.

[67] Interessate in merito è la sentenza Cass. civ., Sez. III, 19 luglio 2019, n. 19504, in *wwwdejure.it*. Gli Ermellini hanno rimarcato che "Se è dunque, vero che, in primis, la legislazione ha valorizzato il risarcimento in forma specifica con riduzione in pristino delle opere abusive, in quanto dette misure sono evidentemente privilegiate ai fini della tutela dell'ambiente, non può sostenersi che le misure compensative diverse da quelle in forma specifica siano state del tutto eliminate dall'ordinamento. Esse sono, di contro, previste, ancorchè in forma subordinata al ripristino, in modo esplicito".

La competenza, in tema di danno ambientale, come anzidetto, spetta al giudice ordinario: ex artt. 311, comma 1 e 315 c.a.: nell'azione civile proposta per il risarcimento del danno ambientale; ex art. 313, comma 7. c.a.: nel giudizio promosso verso il responsabile di soggetti danneggiati nella loro salute o nei beni di loro proprietà; ex art. 317 c.a.: nelle controversie aventi ad oggetto la riscossione delle somme costituenti credito dello Stato ai sensi delle disposizioni di cui alla parte VI del c.a. nell'ammontare determinato dal ministro o dal giudice; ex artt. 304, comma 4 e 305 comma 3: nell'azione di rivalsa del ministro dell'ambiente e della tutela del territorio verso chi abbia causato o concorso a causare le spese sostenute per l'adozione delle misure necessarie ai fini di prevenzione e di ripristino del danno. Legittimato ad agire per il risarcimento del danno ambientale ai sensi dell'art. 311, comma 1, c.a. è in via esclusiva il Ministro dell'ambiente con il patrocinio obbligatorio dell'Avvocatura dello Stato. L'azione pubblica per il risarcimento del danno ambientale non esclude però il diritto dei singoli soggetti danneggiati, nella loro salute o nei beni di loro proprietà, di agire in giudizio per la tutela dei diritti ed interessi lesi.

Come si è esposto, infatti, è scientificamente provato che i danni ambientali causano gravi danni anche alla salute, a breve e a lungo temine. Ad oggi, anche grazie agli studi scientifici e alla vasta letteratura clinica, si è potuto dunque associare il fenomeno dell'inquinamento a patologie soprattutto respiratorie, cardiovascolari e neurodegenerative, nonché a danni alla pelle ed agli occhi[68]. In tali casi sono devolute al giudice ordinario le cause risarcitorie o inibitorie promosse da soggetti ai quali il fatto produttivo di danno ambientale abbia cagionato un pregiudizio alla salute o alla proprietà, nonché le controversie, nelle quali il privato, deducendo l'omessa adozione, da parte della pubblica amministrazione degli opportuni provvedimenti a tutela del diritto alla salute, domandi nei confronti della stessa il risarcimento del danno non patrimoniale. Nella fattispecie, la domanda giudiziale si basa sulla prospettazione di tutela di una situazione giuridica del diritto soggettivo alla salute, che in quanto tale non tollera compromissioni da parte dei pubblici poteri. Da ultimo si è espressa la Corte di cassazione, a Sezioni Unite[69], che nel caso esaminato ha dichiarato la giurisdizione del giudice ordinario, in quanto a fondamento della domanda, è

[68] Lin, C.-C. et al. *The Adverse Effects of Air Pollution on the Eye: A Review*. Int. J. Environ. Res. Public Health, 2022, 19, 1186, *in https://doi.org/10.3390/ijerph19031186;* Markeviciute, A. et al. *A Review of Ambient Air Pollution as a Risk Factor for Posterior Segment Ocular Diseases*. J. Clin. Med. 2023, 12, 3842, in *https://doi.org/10.3390/jcm12113842 3.*

[69] Cass. Civ., Sez. Un., 23 febbraio 2023, n. 5668, in Gius. Civ. Mass., 2023; in *IUS Amm.* 5 aprile 2023 e in *Foro Amm. (Il)*, 2023, 5, II, 674.

posto un diritto fondamentale: il diritto alla salute. Secondo gli Ermellini esso non tollera compressioni, neanche da parte dei pubblici poteri, e «mantiene sempre la sua natura di diritto soggettivo, non degradabile ad interesse legittimo, con conseguente devoluzione della causa alla giurisdizione del giudice ordinario».

18.4 Sviluppo sostenibile e sfide future

Nel 1987 il Rapporto Brundtland definisce lo sviluppo sostenibile come quello "sviluppo capace di soddisfare i bisogni della generazione presente senza compromettere quelli delle generazioni future".

Nel settembre 2015 più di 150 leader internazionali si sono incontrati alle Nazioni Unite per contribuire allo sviluppo globale, promuovere il benessere umano e proteggere l'ambiente. L'Agenda 2030 per lo Sviluppo Sostenibile è un programma d'azione per le persone, il pianeta e la prosperità. Approvata dall'Assemblea Generale dell'ONU, l'Agenda è costituita da 17 Obiettivi per lo Sviluppo Sostenibile – Sustainable Development Goals, SDGs – inquadrati all'interno di un programma d'azione più vasto costituito da 169 target o traguardi, ad essi associati, da raggiungere in ambito ambientale, economico, sociale e istituzionale entro il 2030. L'Italia è impegnata a declinare gli obiettivi strategici dell'Agenda 2030 delle Nazioni Unite per lo sviluppo sostenibile nell'ambito della programmazione economica, sociale ed ambientale e parallelamente, anche l'Unione Europea è impegnata nel recepimento e definizione dei principi dell'Agenda 2030 di sviluppo sostenibile. Anche l'Agenda 2030 per lo sviluppo sostenibile riconosce lo stretto legame tra il benessere umano, la salute dei sistemi naturali e la presenza di sfide comuni per tutti i paesi. Tra gli obiettivi infatti, entro il 2030, vi è ridurre sostanzialmente il numero di decessi e malattie da sostanze chimiche pericolose e da inquinamento e contaminazione di aria, acqua e suolo.

Molteplici sono le sfide future per la tutela dell'ambiente e l'adozione di pratiche sostenibili. La strategia di politica industriale dell'UE ad esempio prevede un'industria forte, in espansione e a basse emissioni di carbonio basata su flussi circolari di materiali. L'obiettivo è creare un settore industriale in espansione che attinga sempre meno alle risorse naturali, riduca le emissioni inquinanti nell'aria, nell'acqua e nel territorio e generi minori quantità di rifiuti. Sul punto interessante è, altresì, la Direttiva UE 2019/904[70] sulla riduzione dei prodotti monouso in plastica. La stessa prevede in particolare che gli Stati membri dell'Unione dovranno assicurarsi che dal 2025 le bottiglie in PET immesse sul mercato contengano almeno il 25% di plastica riciclata con un obiettivo del 30% al 2030; la previsione di un obiettivo del 77% di raccolta differenziata per le bottiglie al 2025 e del 90% al 2029 ed ancora la messa al bando dal mercato UE di taluni prodotti in plastica monouso (es. stoviglie, bastoncini cotonati, cannucce, posate, miscelatori, contenitori per alimenti in polistirene espanso, etc.).

Significativo, altresì, è il Green Deal europeo che è la strategia di crescita dell'UE. Lanciato nel 2019, consiste in un pacchetto di iniziative strategiche che hanno avviato l'UE sulla strada di una transizione verde, con l'obiettivo ultimo di raggiungere la neutralità climatica entro il 2050. Si tratta del contributo dell'UE all'accordo di Parigi, che l'UE e tutti i suoi Stati membri hanno ratificato e che ha stabilito l'obiettivo di mantenere il riscaldamento globale entro +1,5°C rispetto ai livelli preindustriali.

L'Unione Europea[71] ha fissato obiettivi precisi, gradualmente più intensi sino al 2050, con il supporto di programmi di ricerca, normative e finanziamenti specifici, finalizzati a proteggere, conservare e migliorare il capitale naturale europeo, abbassare le emissioni di CO2, impiegare più efficacemente le risorse, abbassare i rischi per la salute e il benessere legati all'ambiente. Gli interventi saranno mirati nel settore energetico (eliminando quasi totalmente le emissioni di CO2 entro il 2050, soprattutto producendo elettricità da fonti rinnovabili usando tecnologie esistenti e più all'avanguardia); nel settore dei trasporti (aumentando la sostenibilità grazie a una maggiore efficienza dei veicoli, all'uso di veicoli elettrici e di energia più pulita); sugli gli edifici (che possono ridurre le loro emissioni attuali di circa il 90 % attraverso miglioramenti nell'efficienza energetica); nell'industria (che potrebbero ridurre le proprie emissioni di gas serra di più dell'80% attraverso processi più efficienti, efficienza energetica, riciclo e

---

[70] Direttiva (UE) 2019/904 del Parlamento europeo e del Consiglio, del 5 giugno 2019, sulla riduzione dell'incidenza di determinati prodotti di plastica sull'ambiente, in *https://eur-lex.europa.eu/*. Sul divieto di immissione sul mercato di prodotti realizzati con plastica contenente un additivo pro-ossidante, cfr. Trib. I grado, UE sez. I, 31 gennaio 2024, n. 745, in *Resp. Civ. e Prev.*, 2024, 3, 919.

[71] Il nostro paese ha attuato una serie di interventi. Nel settembre 2020 ad esempio una serie di interventi legislativi tramite cui sono stati concretizzati maggiormente i principi della circular economy. In tema la più rilevante delle riforme è certamente quella contenuta nel D. Lgs. 116/2020 (Norme in materia di gestione dei rifiuti e di bonifica dei siti inquinati).

nuove tecnologie). Determinante sarà anche il ruolo dell'agricoltura che può ridurre le emissioni del 42-49 % attraverso un insieme di nuove tecniche, fra cui una dieta più sana con meno consumo di carne.

Oltre ai programmi da attuare, alla luce di quanto innanzi esposto, è senza dubbio però la prevenzione la chiave per proteggere l'ambiente, ciò in perfetta sintonia con quanto disposto dal D. Lgs. 152/2006 che prima ancora di azione di ripristino e azione risarcitoria indica tra le procedure da applicare in caso di minaccia all'ambiente quella della prevenzione. È dunque auspicabile che vengano implementati sistemi di controllo e monitoraggio per rilevare e prevenire tempestivamente il danno ambientale. Ciò avverrà con politiche aziendali che mettano al centro delle proprie strategie operative la sostenibilità e la responsabilità. Determinante sarà investire in tecnologie sostenibili che riducano l'impatto ambientale delle attività produttive. Non solo. Un ruolo cruciale è rappresentato dalla educazione e consapevolezza pubblica sull'importanza della protezione dell'ambiente.

CAPITOLO 19

Informazione, disinformazione e fake news

(C. Ruggiero Perrino)

19.1 Il ruolo dell'informazione

Gli effetti dei cambiamenti climatici si stanno inasprendo con ricadute disastrose su ambiente e condizioni di vita sulla terra. In tale prospettiva, determinante è l'informazione. Una corretta informazione, infatti, permette ad esempio ad investitori, imprese, lavoratori, comunità di residenti e consumatori di poter scegliere consapevolmente e ridurre gradualmente le emissioni, mitigando il fenomeno del deterioramento dell'ozono ed il conseguente cambiamento climatico[72].

L'informazione ambientale[73] è un vero e proprio diritto, sancito da numerose convenzioni, atti e leggi a livello nazionale, comunitario ed internazionale. Tra questi vi è la Conferenza organizzata dall'ONU a Stoccolma approvata il 16 giugno 1972, che prevede, al numero diciannove, la necessità di *"un'educazione ai problemi ambientali attraverso il senso di responsabilità di singoli e collettività per la protezione e il miglioramento dell'ambiente nella sua piena dimensione umana allo scopo di garantire progresso e sviluppo anche alle generazioni future"*. In tema di rilievo è, altresì, la Carta mondiale della natura adottata dalle Nazioni Unite il 28 ottobre 1982 con la risoluzione 37/7 che, in materia di diritto ambientale, al principio 16, afferma che tutti i dati riguardanti le strategie di conservazione della natura dovranno essere portati a conoscenza del pubblico

---

[72] Cfr. E. Fagotto, M. Graham, *Full Disclosure: Using Transparency to Fight Climate Change*, in *Issues in Science and Technology* 23, no. 4 (2007): 73–79.

[73] R. Montanaro, *La partecipazione ai procedimenti in materia ambientale*, in P. M. Vipiana (a cura di), *il diritto all'ambiente salubre: gli strumenti di tutela*, Milano, 2005, 185. Sull'importanza dell'informazione al tema ambientale si veda, altresì, M. Cutilio Fagioli, *Il diritto di accesso alle informazioni e la partecipazione del pubblico ai processi decisionali in materia ambientale nel diritto internazionale*, in *Riv. Giur. Amb.*, 1996, 3-4, 535.

mediante mezzi adeguati ed in tempi tali da consentire un'effettiva consultazione delle informazioni ed una reale partecipazione alle decisioni[74].

L'articolo 3-sexies del decreto legislativo 3 aprile 2006 n. 152 (T.U. ambiente), dispone che "chiunque, senza essere tenuto a dimostrare la sussistenza di un interesse giuridicamente rilevante, può accedere alle informazioni relative allo stato dell'ambiente e del paesaggio nel territorio nazionale".

La tutela dell'ambiente è, dunque, strettamente connessa al diritto ad una corretta informazione. Il ruolo dell'informazione è determinante nella responsabilizzazione di cittadini e parti interessate alla protezione dell'ambiente e può favorire l'integrazione delle tematiche ambientali nelle altre politiche che regolano il mercato[75]. È necessario dunque sensibilizzare maggiormente la popolazione verso le tematiche ambientali ed i rischi concreti per la salute umana e sperare nell'implementazione di protocolli e misure atte a mitigare la situazione attuale.

Negli ultimi anni abbiamo assistito ad un vero e proprio proliferare di una serie di attacchi sul piano mediatico che intendono mettere in dubbio le basi scientifiche su cui poggia il processo di transizione energetica ed ecologica. Pertanto, una corretta conoscenza e prevenzione risultano indispensabili. Invero, per nessun altro bene o valore come per l'ambiente, infatti, la diffusione ed una corretta circolazione delle informazioni e delle conoscenze, è necessaria ai fini di una adeguata definizione degli oggetti e delle modalità di tutela. È risaputo che se l'informazione diventa evidente disinformazione i mezzi di comunicazione di massa possono essere utilizzati per fini differenti con il rischio che notizie

---

[74] È importante citare, in tale ambito, anche la direttiva 90/313/CEE, emanata dal Consiglio nel 1990 allo scopo di dare attuazione al IV Programma d'Azione delle Comunità Europee, relativo alla libertà di accesso all'informazione ambientale, che rappresenta il primo strumento legislativo previsto a livello internazionale per il riconoscimento di un diritto di accesso all'informazione in suddetta materia (Tale Direttiva è abrogata dalla direttiva 2003/4/CE che pone come primario l'obiettivo di garantire il diritto di accesso alle informazioni ambientali detenute dalle autorità pubbliche). In dottrina, si veda M. Pozzato, *Brevi note in materia di accesso all'informazione ambientale,* in *Dir. e giur. agraria dell'amb.*, 1997, 5, 301.

[75] Cfr. Decisione n. 1600/2002/CE del Parlamento europeo e del Consiglio del 22 luglio 2002, che istituisce il "sesto programma comunitario di azione in materia di ambiente" (G.U. n. l. 242 del 10 settembre 2002, 1-15) che pone in relazione la tutela dell'ambiente con i sistemi di incentivazione economica dei comportamenti ambientalmente sostenibili, a tal fine garantendo un particolare rilievo alla circolazione dell'informazione e diffusione dei risultati raggiunti e delle best practices (art. 3 punti 5 e 6).

appositamente distorte vengano strumentalizzate per influenzare l'opinione pubblica.

19.2 Disinformazione e fake news

La disinformazione, la cattiva informazione e le fake news possono essere determinanti nella creazione e nel mantenimento di percezioni errate. "Le percezioni errate, a loro volta, hanno un impatto sia sulle opinioni che sui comportamenti delle persone"[76].

Nell'ottobre del 2018, la Commissione europea ha avviato un codice di buone pratiche con lo scopo di contrastare la disinformazione online. L'impegno dell'Unione europea contro il dilagare delle fake news risale al 2015, allorquando si è rimarcato come la disinformazione rappresenti un rischio concreto per la tenuta delle stesse democrazie negli Stati membri dell'UE. Per quanto riguarda il nostro Paese, il fenomeno delle fake news diventa meritevole di considerazione quando cagiona ad altri "un danno ingiusto", in base al principio generale enucleato nell'art. 2043 cc.

La disinformazione[77], comprende tutto ciò che viene condiviso con l'intento di ingannare. Dunque il chiaro scopo delle fake news e della disinformazione è di influenzare gli atteggiamenti ed i comportamenti del pubblico attraverso l'utilizzo delle nuove tecnologie, che creano un ambiente ottimale per la loro proliferazione. Anche l'intelligenza artificiale è coinvolta atteso che è sempre più semplice e meno costoso pubblicare notizie false in grado di attirare l'attenzione degli utenti e indurli ad una reazione emotiva e non ad un'analisi attenta e razionale dei contenuti[78].

---

[76] E. Broda, & J. Strömbäck, (2024), *Misinformation, disinformation, and fake news: lessons from an interdisciplinary, systematic literature review. Annals of the International Communication Association*, 48(2), 139–166, in *https://doi.org/10.1080/23808985.2024.2323736.*

[77] In un rapporto dell'IPSOS del 2022, il 99% dei candidati coinvolti ha dichiarato di averne già sentito parlare almeno una volta, e oltre l'80% ha affermato di incontrarle quotidianamente. Inoltre, il 73% del campione ha risposto di essere sicuro di avere le competenze per individuare con assoluta certezza una notizia falsa, sottostimando, invece, le abilità degli altri, i quali sarebbero in grado di riconoscerle solo nel 35% dei casi.

[78] Digital Life Allarme IA e fake news: come l'Intelligenza artificiale peggiora la nostra disinformazione

Necessita, dunque, che relativamente alla tematica ambientale, la comunicazione deve essere completa, esaustiva e trasparente. La stessa deve essere, altresì, adeguata alle esigenze e alla tipologia di interlocutore, in vista dell'assunzione di decisioni consapevoli. Per incentivare azioni a favore della sostenibilità ambientale, infatti, le campagne di sensibilizzazione tendono a far leva sulle emozioni. Secondo il World economic forum la disinformazione nel breve termine e gli eventi estremi nel lungo termine sono le principali minacce che il mondo, compreso quello economico, deve affrontare nei prossimi anni. È quanto emerge dall'ultima pubblicazione del Global risk report (Grr) rilasciata a Davos, in Svizzera, durante il Forum economico mondiale 2024[79]. La disinformazione sui cambiamenti climatici include dubbi sul coinvolgimento umano nel riscaldamento globale, la negazione dell'esistenza del riscaldamento globale e il rifiuto del consenso scientifico[80].

Contrastare la disinformazione e gestirla al meglio è quindi diventato determinante per fornire una risposta efficace alle crisi, in particolare quando tale disinformazione mette a repentaglio il discorso pubblico, l'integrità istituzionale e la salute pubblica[81]. "Oltre alle minacce poste dalle crisi stesse, la disinformazione sulle crisi pone in pericolo[82] le società e rende più difficile per le istituzioni pubbliche affrontare queste crisi"[83]. Proprio per tale ragione le istituzioni pubbliche hanno coinvolto la comunità scientifica per combattere tale disinformazione[84].

Uno studio mette in guardia dall'utilizzo di intelligenze artificiali generative che rischiano di distorcere sempre di più la realtà, in *https://www.focus.it/*.

[79] World economic forum: disinformazione e clima i principali rischi globali, in *https://asvis.it/*.

[80] Treen d'I, KM, Williams, HTP e O'Neill, SJ *Disinformazione online sui cambiamenti climatici*. WIREs Clim, 2020, 11, 665.

[81] Lewandowsky, S., Ecker, UKH e Cook, J. *Oltre la disinformazione: comprendere e affrontare l'era della "post-verità"*. J. Appl. Res. Mem. Cogn., 2017, 6, 353–369.

[82] Sulla minaccia delle fake news nel contesto delle innovazioni incentrate sulla sostenibilità, cfr. P. Nanjundaswamy Vasist, S. Krishnan, *Fake news and sustainability-focused innovations: A review of the literature and an agenda for future research*, in *Journal of Cleaner Production*, (2023), in *https://doi.org/10.1016/j.jclepro.2023.135933.*

[83] Da ultimo si richiama u recente lavoro, Bruns, H., Dessart, F.J., Krawczyk, M. *et al. Investigating the role of source and source trust in prebunks and debunks of misinformation in online experiments across four EU countries*, *Sci Rep*, 2024, 14, 20723, in *https://doi.org/10.1038/s41598-024-71599-6.*

[84] Ecker, UKH et al. *I driver psicologici della credenza nella disinformazione e la sua resistenza alla correzione*, in *Nat. Rev. Psychol*, 2022, 1, 13–29.

Disinformare, talvolta, può voler dire anche dare una immagine distorta della realtà. “Le informazioni, a condizione di essere affidabili, comparabili e verificabili, svolgono un ruolo importante per consentire agli acquirenti di prendere decisioni più sostenibili, riducendo il rischio di un marketing ambientale fuorviante”[85]. Ebbene strettamente legato alla tematica ambientale è il fenomeno del greenwashing[86]. Questa è la strategia di comunicazione o di marketing perseguita da aziende, istituzioni, enti che presentano come ecosostenibili le proprie attività, cercando di occultarne l’impatto ambientale negativo. Il greenwashing costituisce, dunque, una pratica aziendale volta a generare nel consumatore la falsa percezione che le politiche o i prodotti dell’azienda siano rispettosi dell’ambiente[87]. Tale pratica può danneggiare il mercato dei prodotti a basso impatto ambientale, inducendo diffidenza nei consumatori circa il mercato “green” ed influenzando negativamente il loro comportamento di acquisto.

Invero, con la crescente attenzione verso il cambiamento climatico e la sensibilità dei consumatori verso le tematiche green, la tentazione, da parte delle aziende, di dare un’immagine verde per attirare clienti, è molto alta. Più precisamente, la divulgazione ambientale è vista come un strumento utile per migliorare il capitale

---

85 Cfr. N. Brutti, *Le regole dell’informazione ambientale, tra pubblico e privato,* in *Diritto dell'Inform. e dell'Inf. (Il)*, 2022, 3, 632.

86 La 58esima edizione del Codice di Autodisciplina della Comunicazione Commerciale nel marzo del 2014, l’Istituto Autodisciplina Pubblicitaria ha deciso di stabilire alcune regole di comportamento per quanto concerne la comunicazione relativa alla tutela dell’ambiente, di cui l’articolo 12 del testo cita: *“La comunicazione commercia le che dichiari o evochi benefici di carattere ambientale o ecologico deve basarsi su dati veritieri, pertinenti e scientificamente verificabili. Tale comunicazione deve consentire di comprendere chiaramente a quale aspetto del prodotto o dell’attività pubblicizzata i benefici vantati si riferiscono”*, *Greenwashing Rapporto 2024*, in *https://www.circonomiafano.it/*

87 Cfr. Il Green Deal europeo, Bruxelles, 11.12.2019 COM(2019) 640 final, 8-9. In dottrina si veda, G.Gregori, C. P. Asturenzi, *I Green Claim e la deriva del ‘Greenwashing’: gli orientamenti delle autorità competenti per contrastare il fenomeno*, in *Rass. dir. farm. e della salute*, 2020, 2, 239-248; Y. S. Chen, C.H. Chang, *Enhance green purchase intentions: the roles of green perceived value, green perceived risk, and green trust*, in (2012) *Management Decision*, 50(3),502-520; M.J. Polonsky, A. Vocino, S.L. Grau, R. Garma, A.S. Ferdous, *The impact f general and carbon-related environmental knowledge on attitudes and behaviour of US consumers*, in (2012) *Journal of Marketing Management*, 28(3-4), 238-263.

reputazionale e relazionale e, quindi, performance finanziaria e vantaggio competitivo[88].

Con la direttiva 2014/95/UE sulla rendicontazione non finanziaria si è compiuto l'importante passo di rendere obbligatorie le informazioni sulla gestione dei temi ambientali da parte delle imprese di maggiori dimensioni. Tale azione ha come scopo quello di favorire una maggior trasparenza delle grandi imprese in merito alle performances ambientali, in modo da incentivarne un approccio più responsabile al business. Per controllare il fenomeno dell'"ambientalismo di facciata", il Consiglio UE ha approvato in via definitiva la posizione del Parlamento UE del 17 gennaio 2024 sulla "responsabilizzazione dei consumatori per la transizione verde", al fine di combattere il cosiddetto greenwashing e rafforzare i diritti dei consumatori.

Proprio a tutela di questi ultimi, altro aspetto essenziale è l'etichettatura apposta sui prodotti. Questa deve essere chiara e ben comprensibile. Sul punto importante è quanto sancito dall'art. 21, comma 2, del Codice della Proprietà industriale laddove viene stabilito il divieto di usare il marchio in modo da indurre in inganno il pubblico circa "la natura, qualità o provenienza dei prodotti o servizi, a causa del modo e del contesto in cui viene utilizzato". Seppur sono stati adottati sempre più frequentemente dalle imprese i marchi Ecolabel UE[89], apposti su beni e servizi al fine di indicare che essi rispondono a determinati criteri di matrice ecologica, come il valore delle emissioni di CO2, lo smaltimento dei rifiuti, la sicurezza e la

88 In merito, cfr., F. Bernini, F. La Rosa, *A conceptual framework for the Greenwashing strategy research*, in UNICT *Law Rev.*, *Public regulation and market incentives for the green transition*, 2024, 25.

89 "Ecolabel UE è il marchio di qualità ecologica dell'Unione Europea che contraddistingue prodotti e servizi che, pur garantendo elevati standard prestazionali, sono caratterizzati da un ridotto impatto ambientale durante l'intero ciclo di vita. É stato istituito nel 1992 dal Regolamento (CEE) n. 880/1992 ed è oggi disciplinato dal Regolamento (CE) n. 66/2010 come modificato dal Regolamento (EU) n. 782/2013. È in vigore nei 28 Paesi dell'Unione Europea e nei Paesi appartenenti allo Spazio Economico Europeo – SEE (Norvegia, Islanda, Liechtenstein). Ecolabel UE ha le caratteristiche di un marchio volontario di Tipo I (come definito dalla norma ISO 14024): è basato su criteri definiti su base scientifica in relazione all'intero ciclo di vita dei prodotti (dall'estrazione delle materie prime, alla fase di produzione, di imballaggio e trasporto, di utilizzo e di recupero e smaltimento). I criteri riguardano diversi aspetti ambientali tra cui l'uso dell'energia, dell'acqua, delle sostanze chimiche e la produzione di rifiuti (sistema multicriterio), ma anche la funzionalità del prodotto e la qualità delle sue prestazioni; i criteri prevedono valori minimi, o di soglia; il rispetto dei criteri è verificato da un organismo terzo indipendente (il Comitato per l'Ecolabel e l'Ecoaudit)", in *https://www.mase.gov.it/.*

salute, per lo più come strumenti di comunicazione volti a migliorare la percezione dell'azienda ma, al tempo stesso, attraverso queste è possibile acquistare con maggiore consapevolezza; spesso però troviamo sulle etichette delle informazioni liminali o parziali che si riferiscono esclusivamente all'involucro esterno, appunto il packaging. Nel settore alimentare, ad esempio, non è ecologica un'azienda che lavora solo su questo aspetto e non affronta le reali problematiche lungo la filiera di produzione. È chiaro, dunque, che per evitare il greenwashing bisogna imparare a leggere le etichette, conoscere le aziende e i prodotti con le maggiori esternalità negative sull'ambiente e sulle persone, ma sovente il consumatore non riesce facilmente a comprendere le informazioni necessarie per valutare le caratteristiche dei beni che acquista e che consuma. Di qui, come evidenziato in un interessante studio, pubblicato su Science[90], "determinanti saranno i compiti e le responsabilità delle istituzioni pubbliche e dei vari soggetti privati che, a vario titolo, possono concorrere all'abbattimento delle asimmetrie informative di mercato, contenendo peraltro anche i fenomeni di disinformazione".

90 Cfr. N. Marinelli, *Information asymmetries and food safety in consumers' rights and the competitiveness of production system,* (Italian Journal of Agronomy Volume 5, Supplement 4, 2010, 13-21), in *https://doi.org/10.1016/S1125-4718(24)00492-4.* In tale ambito anche l'innovazione tecnologica può giocare un ruolo chiave. Cfr. F. Sgroi, *Digital technologies to remove the information asymmetry in the food market*, in *https://doi.org/10.1016/j.atech.2023.100326.* La ricerca evidenzia come l'analisi moderna del ruolo dell'informazione, attraverso la tecnologia digitale, e la valutazione del valore qualitativo della produzione agroalimentare possano contribuire al miglioramento dell'efficienza funzionale dei mercati di produzione agroalimentare e anche a ridurre le asimmetrie informative sulla questione.

CAPITOLO 20

La responsabilità medica

(F. Aversano- C. Ruggiero Perrino- F. Lomonaco)

20.1 La responsabilità medica e normativa di riferimento

La responsabilità medica è la responsabilità professionale di chi, esercitando un'attività sanitaria, cagioni danni al paziente derivati precipuamente da errori, omissioni o violazioni degli obblighi inerenti all'attività stessa. Detto concetto medica, pertanto, si riferisce compiutamente all'azione di un sistema composito in cui un soggetto è qualificabile come destinatario di prestazioni mediche di ogni tipo (diagnostiche, preventive, ospedaliere, terapeutiche, chirurgiche, estetiche, assistenziali, ecc.) poste in essere da medici e personale con diversificate qualificazioni[91].

E parlando di responsabilità medica, un tema chiave della salute pubblica globale, fondamentale per rafforzare i sistemi sanitari e per fornire un'assistenza di alta qualità, è rappresentato dalla sicurezza dei pazienti, consistente principalmente nel prevenire gli incidenti medici a danno degli stessi. Dipanare le conseguenze di una sicurezza lacunosa rappresenta, oggi, una sfida importante ed urgente per la salute pubblica.

Il tema, in ragione della sua rilevanza, è stato affrontato anche dall'Organizzazione Mondiale della Sanità (OMS) la quale ha, recentemente, pubblicato un report allarmante dal titolo *"Global patient safety report 2024"*, e reso noto che un paziente su dieci subisca danni durante il trattamento sanitario e che soltanto un terzo dei Paesi abbia attuato un piano di azione migliorativo della sicurezza delle cure. Ha esposto, nel contempo, che, a far data dalla introduzione nel 2021 del Piano d'Azione Globale per la Sicurezza del Paziente (GPSAP) 2021 – 2030, vi sia stato un progresso significativo nella implementazione di politiche, programmi ed interventi strategici volti a migliorare la sicurezza dei pazienti, garantendo del pari che ogni persona e comunità abbia accesso a cure sicure e di qualità senza affrontare difficoltà finanziarie. Riconoscendo detta esigenza cruciale, già la 72esima Assemblea Mondiale della Sanità, nell'anno 2019, aveva

[91] Guido Alpa in *La responsabilità medica* di De Luca – Galione - Maccioni

adottato la risoluzione intitolata *"Azione globale sulla sicurezza del paziente"* ove, enfatizzando il ruolo fondamentale rivestito dalla sicurezza del paziente nell'istituzione, nel funzionamento e nella valutazione di tutti i sistemi sanitari, ne era ribadito l'imperativo di miglioramento in tutte le dimensioni, settori e ambienti, ricadenti sia sulla salute fisica che su quella mentale del ricevente le cure.

In tale contesto multilivello, la sicurezza del paziente fa da pendant al precipuo diritto alla salute, come riconosciuto in numerosi strumenti internazionali, a partire dalla Dichiarazione Universale sui diritti umani (articolo 25) e comprese la Convenzione sui diritti sociali ed economici (Articolo 12), la Convenzione sui diritti dell'infanzia e dell'adolescenza (Articoli 6 e 24), la Convenzione per l'eliminazione di ogni forma di discriminazione contro le donne (Articoli 10,11, 12 e14) e la Carta sociale europea.

Volgendo l'attenzione all'ordinamento italiano, la tutela della salute pubblica è sancita a livello costituzionale dall'articolo 32 il quale recita: *"La Repubblica tutela la salute come fondamentale diritto dell'individuo e interesse della collettività, e garantisce cure gratuite agli indigenti. Nessuno può essere obbligato a un determinato trattamento sanitario se non per disposizione di legge. La legge non può in nessun caso violare i limiti imposti dal rispetto della persona umana"*.

Con sentenza n. 27142 del 21 ottobre 2024, la terza sezione civile della Corte di cassazione ha affermato che "*in tema di inadempimento delle obbligazioni di diligenza professionale sanitaria, il danno evento consta della lesione non dell'interesse strumentale alla cui soddisfazione è preposta l'obbligazione (perseguimento delle leges artis nella cura dell'interesse del creditore) ma del diritto alla salute (interesse primario presupposto a quello contrattualmente regolato)*".

Su tali premesse, con riferimento allo studio della responsabilità contrattuale del sanitario per la lesione del diritto alla salute, è interessante soffermarsi sulla evoluzione che, nel tempo, ha subìto il concetto stesso di salute il quale, secondo autorevole dottrina[92] ma anche ormai costante orientamento giurisprudenziale di legittimità[93], non deve essere più inteso soltanto quale assenza di malattia ma come quello di un più completo stato di benessere fisico, psichico e sociale in

---

[92] Donatella Morana

[93] Cfr Cass. Civ. sez. un. 1° Agosto 2006 n. 17461

costante rapporto dinamico con l'ambiente ed il territorio in cui una persona vive, pensa e si relaziona.

Anche nel nostro ordinamento nazionale si è progressivamente assistito all'accostamento del tema della salute del paziente con quello della sicurezza delle cure sanitarie, tanto che il legislatore vi ha interamente dedicato l'apertura della L. n. 24 dell'8 marzo 2017 (c.d. Legge Gelli – Bianco). L'art. 1[94] della novella in parola, infatti, reca norme generali di principio in materia di sicurezza delle cure sanitarie e chiarisce immediatamente che la sicurezza delle cure sia parte costitutiva del diritto alla salute, portandola ad assumere, un valore costituzionale nell'alveo del disposto dell'art. 32 della Carta costituzionale.

La sicurezza delle cure è perseguita nell'interesse dell'individuo e della collettività e si consegue anche mediante l'insieme di tutte le attività finalizzate alla prevenzione e gestione del rischio connesso all'erogazione di prestazioni sanitarie e mediante l'impiego appropriato delle risorse strutturali, tecnologiche ed organizzative. Il concetto di *"rischio"* presente nella norma si differenzia da quello contemplato dai precedenti testi normativi che si riferivano più specificamente al "rischio clinico": la legge ora estende l'area di interesse non solo alle attività propriamente cliniche, ma anche alle attività sanitarie e sociosanitarie, sì da includere anche aspetti clinico-assistenziali[95] ed organizzativo-gestionali.

Il "rischio clinico" viene definito come la probabilità che un paziente sia vittima di un evento avverso, cioè, subisca un qualsiasi danno o disagio imputabile, anche se in modo involontario, alle cure mediche prestate durante la degenza, da cui derivi un prolungamento del periodo di ricovero, un peggioramento delle

---

[94] "*La sicurezza delle cure è parte costitutiva del diritto alla salute ed è perseguita nell'interesse dell'individuo e della collettività. La sicurezza delle cure si realizza anche mediante l'insieme di tutte le attività finalizzate alla prevenzione e alla gestione del rischio connesso all'erogazione di prestazioni sanitarie e l'utilizzo appropriato delle risorse strutturali, tecnologiche ed organizzative. Alle attività di prevenzione del rischio messe in atto dalle strutture sanitarie e sociosanitarie, pubbliche e private, è tenuto a concorrere tutto il personale, compresi i liberi professionisti che vi operano in regime di convenzione con il Servizio sanitario nazionale*".

[95] Cfr. Cassazione civile sez. III, 17/10/2024, n.26943: "*Le prestazioni socio-assistenziali di rilievo sanitario sono incluse in quelle a carico del Servizio Sanitario Nazionale quando sono necessarie per garantire al paziente il diritto alla salute e alle cure, anche se devono essere eseguite insieme alle prestazioni sanitarie. La prevalenza delle prestazioni sanitarie su quelle assistenziali non è rilevante, poiché legate da un nesso di strumentalità necessaria*".

condizioni di salute oppure la morte del paziente stesso. Esso può essere arginato attraverso iniziative di gestione del rischio (clinical risk management) messe in atto a vari livelli (della singola struttura sanitaria, aziendale, regionale o nazionale), allo scopo di ridurre non solo il rischio a carico dei pazienti, ma anche dell'organizzazione stessa in termini di perdite. La gestione del rischio clinico ha una finalità sostanzialmente preventiva, non sanzionatoria, volta a garantire la sicurezza delle cure ed a fornire prestazioni qualitativamente soddisfacenti.

Parlando di *"utilizzo appropriato delle risorse strutturali, tecnologiche e organizzative"*, la legge introduce, per la prima volta, il concetto di appropriatezza organizzativa nell'ambito delle attività finalizzate alla prevenzione e alla gestione del rischio clinico. In questo modo l'errore medico non viene più esaminato in maniera isolata, piuttosto viene considerato come una conseguenza di problemi più generali presenti nell'ambiente di lavoro e nell'organizzazione della struttura sanitaria.

Si specifica, di conseguenza, che a queste attività di prevenzione del rischio, messe in atto dalle strutture sanitarie e sociosanitarie, sia pubbliche che private, è tenuto a concorrere tutto il personale, compresi i liberi professionisti che vi operino in regime di convenzione con il SSN: ciò significa che ogni operatore sanitario è tenuto a concorrere alla prevenzione del rischio connesso all'erogazione delle prestazioni sanitarie.

Emerge, dal disposto riportato, uno dei principali obiettivi perseguiti della legge in commento e cioè quello di focalizzare l'attenzione sulle modalità di prevenzione di eventuali errori nell'attività di erogazione delle prestazioni sanitarie, con la consapevolezza che, dal momento che l'errore e insito nelle attività umane, il modo migliore per controllarlo è quello di studiarlo e monitorarlo.

Appare opportuno concludere il tema della normativa di riferimento in tema di responsabilità medica sottolineando che i Giudici di legittimità[96], nell'affrontare la natura ed il regime della responsabilità medico – sanitaria successiva alla

---

[96] Cfr. Cass. Civ. sez. III sentenza n. 28994 dell'11 novembre 2019: "Le norme sostanziali contenute nella l. n. 189 del 2012, al pari di quelle di cui alla l. n. 24 del 2017, non hanno portata retroattiva e non possono applicarsi ai fatti avventi in epoca precedente alla loro entrata in vigore, a differenza di quelle che, richiamando gli artt. 138 e 139 del codice delle assicurazioni private in punto di liquidazione del danno, sono di immediata applicazione anche ai fatti pregressi. (Principio enunciato in motivazione, ai sensi dell'art. 384 c.p.c.)".

riforma del 2017, hanno chiarito che le norme sostanziali contenute nella Legge n. 24/2017 non hanno portata retroattiva e non possono applicarsi ai fatti avvenuti in epoca antecedente alla loro entrata in vigore, confermando quindi un principio già ben noto del diritto positivo nazionale[97]." Il principio della irretroattività della legge comporta che la disciplina sopravvenuta sia, invece, applicabile ai fatti, agli "status" e alle situazioni esistenti o venute in essere alla data della sua entrata in vigore, ancorché conseguenti ad un fatto passato, quando essi, ai nuovi fini, debbano essere presi in considerazione in se stessi, prescindendosi dal collegamento con il fatto che li ha generati" (ex multis, Cass. n. 16039/2016 e Cass. SU, n. 2926/1967; implicitamente nel senso dell'irretroattività della novella, di recente, Cass. n. 26517/2017).

20.2 Natura della responsabilità medica, prescrizione dell'azione e tipi di danni risarcibili

In linea generale, è d'uopo ricordare che la responsabilità professionale medica postula la violazione dei doveri inerenti al suo svolgimento, tra i quali quello della diligenza[98], con la precisazione che al medico, nell'adempimento delle obbligazioni inerenti all'esercizio di un'attività professionale sia richiesto un grado di diligenza differente da quello del "buon padre di famiglia" richiamato dal primo comma dell'articolo 1176 del Codice civile[99] e parametrato al tipo di attività svolta, che il secondo comma della norma in parola titola diligenza "qualificata"[100].

---

[97] La questione della applicazione retroattiva della L. n. 189 del 2012 e della L.n. 24 del 2017 ai processi in corso, ed iniziati in epoca precedente, rispettivamente, al primo gennaio 2013 ed al primo aprile 2017, è stata affrontata e variamente risolto da alcune sentenze di merito. In favore della retroattività della normativa si è espresso il Tribunale di Milano, con la sentenza 11.12.2018 n. 12472, mentre, nell'opposto senso della irretroattività della norma di cui alla L. n. 24, art. 7 si sono espressi il Tribunale di Avellino con la sentenza n. 1806 del 2017 e il Tribunale di Roma, con la sentenza n. 18685/2017. Con la pronunzia succitata la Cassazione chiarisce come meriti accoglimento il secondo degli indirizzi interpretativi sopra riportati.

[98] Cfr. Cass. Civ. n. 8845/1995

[99] *"Nell'adempiere l'obbligazione, il debitore deve usare la diligenza del buon padre di famiglia"*

[100] *"Nell'adempimento delle obbligazioni inerenti all'esercizio di un'attività professionale, la diligenza deve valutarsi con riguardo alla natura dell'attività esercitata"*

Ne deriva che nella diligenza valutabile va ricompresa altresì la "perizia", intesa quale conoscenza ed applicazione di quel complesso di regole tecniche proprie della categoria professionale di appartenenza tese a circoscrivere l'àmbito del rischio consentito e, per l'effetto, l'àmbito di liceità dell'intervento medico.

A tanto discende che la mancanza di diligenza, nel senso ampio sopraspiegato, assurge contemporaneamente a parametro di imputazione del mancato adempimento ed a criterio di determinazione del contenuto dell'obbligazione.

Si configura, di conseguenza, la fattispecie della colpa medica ogniqualvolta vi sia inosservanza e/o violazione da parte del sanitario delle specifiche regole cautelari di condotta proprie dell'agente modello del settore specialistico di riferimento[101]. La condotta può essere omissiva, allorché l'errore medico si sostanzi nell'omissione delle cautele prescritte oppure commissiva laddove la violazione si sostanzi in condotte attive.

Occorre, però, distinguere la responsabilità gravante sulla struttura sanitaria da quella di cui è chiamato a rispondere il singolo medico, che in concreto ha posto in essere la condotta colposa pregiudizievole per il paziente.

Il positivo accertamento della responsabilità della struttura sanitaria ex art. 1228 c.c. postula, pertanto, l'accertamento del fatto colposo del personale medico ausiliario, ossia *"un illecito colpevole dell'autore immediato del fatto"*[102], in assenza del quale non è ravvisabile alcuna responsabilità contrattuale dell'ente debitore nei confronti del paziente[103]. E', inoltre, principio affatto consolidato che la responsabilità della struttura sanitaria per fatto proprio, ex art. 1228 c.c., sia autonoma da quella del medico di cui essa si sia avvalsa in qualità di ausiliario, ma entrambi rispondono in via solidale nei confronti del danneggiato, in ragione dell'insorgere dell'obbligazione risarcitoria per l'unicità dell'evento dannoso imputabile a più soggetti; imputabilità che si determina non solo in forza del concorso efficiente delle plurime condotte (attive e/o omissive) nella produzione del danno, ma anche allorquando uno dei condebitore risponda per il fatto dell'autore immediato del danno[104].

---

[101] Per le definizioni ed i principi richiamati cfr. ex plurimis Cass. Pen. 15258/2020; Cass. Pen. 16944/2015

[102] Cfr. Cass. Civ. n. 12362/2006

[103] Cfr. Cass. Civ. n. 6386/2001; Cass. Civ. n. 26811/2022

[104] Cfr. Cass. Civ. n. 4926/1980; Cass. Civ. n. 5024/2005 e la già citata Cass. Civ. n. 26811/2022

La responsabilità della struttura sanitaria è stata, da sempre, inquadrata da dottrina e giurisprudenza consolidata[105], nel campo della responsabilità contrattuale considerando che l'accettazione del paziente comportasse la conclusione di un contratto atipico di spedalità da cui discendono prestazioni corrispettive con effetti protettivi. In particolare, si è in presenza di un contratto atipico a prestazioni corrispettive (cosiddetto contratto di spedalità), che si conclude all'atto dell'accettazione del paziente presso la struttura e da cui, a fronte dell'obbligazione al pagamento del corrispettivo (da parte del paziente, dell'assicuratore ovvero del Servizio Sanitario Nazionale) insorgono, a carico della struttura sanitaria, accanto a quelli di tipo alberghiero (somministrazione di vitto e alloggio), obblighi di messa a disposizione del personale medico ausiliario, del personale paramedico, nonché di apprestamento di tutte le attrezzature necessarie, anche in vista di eventuali complicazioni o emergenze[106].

La struttura sanitaria risponde quindi, in via contrattuale, non solo delle obbligazioni direttamente poste a proprio carico (servizio alberghiero, attrezzature, eccetera), ma anche dell'opera svolta dai propri dipendenti ovvero ausiliari (personale medico e paramedico), secondo lo schema proprio dell'art. 1228 c.c.[107].

Il legislatore nazionale, con l'articolo 7 della Legge Gelli - Bianco[108], conferma la natura contrattuale della responsabilità della struttura sanitaria e, per l'effetto, essa risponderà a sensi degli articoli 1218 e 1228 del Codice civile.

---

[105] Cfr. Cass. Sez. un. n. 577/2008

[106] Cfr., Cass. sez. Un., n. 9556/2002, cit.; in senso conforme, Cass. Civ. n. 10473/2009; si vedano anche Cass. Civ. n. 13593/2007, Cass. Civ. n. 1698/2006, Cass. Civ. n. 13066/2004.

[107] *cfr. motivazione della sentenza n. 9556/2002: "la coscienza sociale, prima ancora che l'ordinamento giuridico, non si limita a chiedere un non facere e cioè il puro rispetto della sfera giuridica di colui che gli si rivolge fidando nella sua professionalità, ma giustappunto quel facere nel quale si manifesta la perizia che ne deve contrassegnare l'attività in ogni momento (l'abilitazione all'attività, rilasciatagli dall'ordinamento, infatti, prescinde dal punto fattuale se detta attività sarà conseguenza di un contratto o meno.*

[108] *La struttura sanitaria o sociosanitaria pubblica o privata che, nell'adempimento della propria obbligazione, si avvalga dell'opera di esercenti la professione sanitaria, anche se scelti dal paziente e ancorché non dipendenti della struttura stessa, risponde, ai sensi degli articoli 1218 e 1228 del codice civile, delle loro condotte dolose o colpose.*
La disposizione di cui al comma 1 si applica anche alle prestazioni sanitarie svolte in regime di libera professione intramuraria ovvero nell'ambito di attività di sperimentazione e di ricerca clinica ovvero in regime di convenzione con il Servizio sanitario nazionale nonché attraverso la telemedicina.

Discorso diverso e molto più complesso riguarda la natura della responsabilità del medico.

Prima della entrata in vigore della L. n. 24/2017, la giurisprudenza di legittimità[109] la sussumeva costantemente in quella contrattuale, sia nel caso in cui tra medico e paziente sussistesse un pregresso contratto, sia nel caso in cui esso mancasse del tutto, all'uopo elaborando la categoria della responsabilità da contatto sociale qualificato: dal momento dell'accettazione del paziente e della presa in carico da parte del medico, si instaurava, in capo al professionista, un dovere di eseguire la prestazione con diligenza e correttezza senza produrre pregiudizi in capo al paziente il quale, a sua volta, aveva un legittimo affidamento nell'operato del sanitario.

La responsabilità medica da contatto sociale seguiva, dunque, i principi della responsabilità contrattuale di cui all'articolo 1218 del Codice civile, sicché l'onere probatorio era semplificato per il paziente, onerato della mera allegazione dell'inadempimento del medico, e la pretesa risarcitoria del danno aveva un termine prescrizionale decennale.

La Legge Gelli – Bianco modifica completamente l'impianto surrichiamato prevedendo, al medesimo articolo 7 di cui sopra, una natura extracontrattuale per la responsabilità del medico, salva l'ipotesi della sussistenza di un pregresso contratto d'opera professionale stipulato con il paziente.

La condotta del medico, quindi, con la legge attualmente in vigore costituisce fatto illecito produttivo di un danno ingiusto, come tale risarcibile a sensi dell'articolo

---

L'esercente la professione sanitaria di cui ai commi 1 e 2 risponde del proprio operato ai sensi dell'articolo 2043 del codice civile, salvo che abbia agito nell'adempimento di obbligazione contrattuale assunta con il paziente. Il giudice, nella determinazione del risarcimento del danno, tiene conto della condotta dell'esercente la professione sanitaria ai sensi dell'articolo 5 della presente legge e dell'articolo 590 sexies del codice penale, introdotto dall'articolo 6 della presente legge.

Il danno conseguente all'attività della struttura sanitaria o sociosanitaria, pubblica o privata, e dell'esercente la professione sanitaria è risarcito sulla base delle tabelle di cui agli articoli 138 e 139 del codice delle assicurazioni private, di cui al decreto legislativo 7 settembre 2005, n. 209, integrate, ove necessario, con la procedura di cui al comma 1 del predetto articolo 138 e sulla base dei criteri di cui ai citati articoli, per tener conto delle fattispecie da esse non previste, afferenti alle attività di cui al presente articolo.

Le disposizioni del presente articolo costituiscono norme imperative ai sensi del codice civile.

[109] Cfr. Cass. Civ. n. 589/1999

2043 del Codice civile. L'onere probatorio ricade in capo al paziente, il quale dovrà dimostrare tutti gli elementi costitutivi della fattispecie ed agire entro il termine prescrizionale quinquennale del diritto al risarcimento del danno. Più nel dettaglio, l'onere di provare la causalità tra condotta e danno evento e tra questo ed il danno conseguenza ricadesul paziente[110]; una volta che questi abbia provato, anche per presunzioni, il nesso eziologico tra condotta ed aggravamento della situazione patologica od insorgenza di nuove patologie, spetterà al medico dimostrare l'assenza di colpa ossia che l'inadempimento o inesatto adempimento sia scaturito da cause esterne ed a luinon imputabili e come tali imprevedibili ed inevitabili.

Fermo restando quanto sopra esposto sui termini prescrizionali dell'azione risarcitoria da danno derivante da responsabilità medica, cioè termine decennale per la responsabilità della struttura sanitaria e termine quinquennale per la responsabilità del medico, è interessante esaminare l'orientamento della giurisprudenza di legittimità circa la individuazione del momento a partire dal quale decorre il termine di prescrizione dell'azione nel caso di danni alla salute lungolatenti.

La giurisprudenza di legittimità[111] ha affermato che, in caso di danni alla salute lungolatenti o ad esordio occulto (come, ad esempio, nel caso di contagio o di patologie silenti), il diritto al risarcimento possa essere fatto valer sin dal momento in cui il danneggiato, con la diligenza esigibile dall'uomo medio, possa avvedersi di essere malato. Ai fini dell'individuazione dell'*exordium praescriptionis*, una volta dimostrata dalla vittima la data di presentazione della domanda amministrativa di erogazione dell'indennizzo previsto dalla L. n. 210 del 1992, spetta alla controparte dimostrare che, già prima di quella data, il danneggiato conosceva o poteva conoscere, con l'ordinaria diligenza, l'esistenza della malattia e la sua riconducibilità causale alla trasfusione anche per mezzo di presunzioni semplici, sempre che il fatto noto dal quale risalire a quello ignoto sia circostanza obiettivamente certa e non mera ipotesi o congettura, pena la violazione del divieto del ricorso alle "praesumptiones de praesumpto".

Sempre nell'ambito dello studio del termine prescrittivo, della sua durata e della possibile interruzione, mette conto specificare quanto affermato dalla Corte di cassazione[112] e cioè che l'atto di interruzione della prescrizione, a sensi

---

[110] *Cfr. Cass. Civ. n. 28991/2019 e n. 18392/2017*

[111] *Cfr. Cass. Civ. n. 6595/2023*

[112] *Cfr. Cass. Civ. n. 26189/2020; Cass. Lav. n. 1166/2018*

dell'articolo 2943, comma 4, del Codice civile, non consista necessariamente in una richiesta o intimazione, essendo sufficiente una dichiarazione che, esplicitamente o per implicito, manifesti l'intenzione di esercitare il diritto spettante al dichiarante.

Passando, a tal punto della disamina, ad un breve esame dei danni concretamente risarcibili per responsabilità medica, gli stessi possono anzitutto essere divisi in due macrocategorie dei danni di natura patrimoniale o, di contro, dei danni di natura non patrimoniale.

I danni di natura patrimoniale includono tutte le perdite economiche subìte dal paziente a causa dell'errore o della negligenza medica e tra gli stessi sono correttamente ricondotte, giacché quantificabili in termini monetari, le spese mediche sostenute di cui il paziente può chiedere il rimborso (come, ad esempio, spese per visite mediche, trattamenti, farmaci, terapie ecc.) nonché le perdite di reddito nel caso in cui l'errore medico abbia causato una disabilità o un'incapacità lavorativa. La perdita di reddito può includere sia la perdita di guadagni futuri a causa dell'incapacità di lavorare, sia la perdita di opportunità lavorative a causa delle conseguenze fisiche o della disabilità derivante dall'errore medico.

I danni non patrimoniali, invece, si caratterizzano per la natura immateriale e riguardano il patimento psicologico e morale subìto dal paziente a causa dell'errore medico. Essi, conseguentemente, richiedono una valutazione soggettivizzata, non potendo misurarsi in termini monetari.

Con sforzo schematico può dirsi che i danni non patrimoniali includano:

- Il danno biologico inteso come danno alla salute fisica e psichica del paziente causato dall'errore medico e comprensivo delle lesioni, delle disabilità permanenti o temporanee e degli eventuali pregiudizi psicologici che il paziente può subire a seguito dell'evento lesivo. Anche la giurisprudenza di legittimità[113] ha definito il danno biologico quale incidenza negativa sulle attività quotidiane e sugli aspetti dinamico relazionali della vita del danneggiato. Il risarcimento di questi danni è calcolato in base alla gravità delle lesioni e delle conseguenze che le stesse avranno sulla vita quotidiana e professionale del paziente.

---

[113] *Cfr. Cass. Civ. n. 27482/2018*

Nella categoria del danno biologico deve essere ricompreso anche il danno estetico[114], inteso quale danno inerente alle modifiche permanenti - ad esempio per cicatrici al volto - che possano essere causate da intervento chirurgico o trattamento medico errati. Tale tipo di danno può comprendere sia danni fisici, che impattano l'aspetto esteriore del paziente, sia danni psicologici, legati alla alterazione dell'immagine corporea.

- Il danno morale inteso come sofferenza interiore patita dal paziente in conseguenza della lesione del suo diritto alla salute. Questo tipo di danno riflette il disagio psicologico, l'angoscia, lo stress e la perdita di qualità della vita del paziente in seguito all'evento lesivo.

Con una recente sentenza[115] la Corte di cassazione ha ribadito che detta voce non sia unificabile nel danno biologico, trattandosi di sofferenza di natura interiore e non relazionale, quindi, meritevole di un compenso aggiuntivo al di là della "personalizzazione". Esso sì sostanzia nella rappresentazione di uno stato d'animo di sofferenza interiore, che prescinde del tutto dalle vicende dinamico-relazionali della vita del danneggiato. *"Stante la piena autonomia del danno morale rispetto al danno biologico il giudice è tenuto a esperire la strada della risarcibilità del danno, anche affidandosi a criteri presuntivi ed in riferimento a quanto ragionevolmente riferibile alla realtà dei rapporti di convivenza ed alla gravità delle ricadute della condotta in atti"*[116].

- Il danno esistenziale è un danno arrecato all'esistenza del paziente, che si traduce in un peggioramento della qualità della vita, pur non essendo inquadrabile nel danno alla salute. Consiste nell'alterazione delle abitudini e degli assetti relazionali propri dell'individuo, all'interno e all'esterno del nucleo familiare, con modificazioni negative delle modalità di espressione e realizzazione della personalità nel mondo esterno. È, quindi, la lesione alla possibilità di accedere agli intrattenimenti ed alle attività tipiche che realizzano la persona umana. A differenza del danno morale, quello esistenziale ha effetti tangibili, concreti, visibili dall'esterno e comporta l'impossibilità di svolgere attività abituali. Data la soggettività del pregiudizio di tipo esistenziale, non esiste una normativa unica. Negli anni, la giurisprudenza si è divisa nel riconoscere o meno il risarcimento del

[114] *Cfr. Cass. Civ. N. 7126/2021 e Tribunale civile di Vicenza, sentenza n. 481/2018*
[115] Cfr. Cass. Civ. n. 25164/2020
[116] Cfr. *Cass. Civ. n. 21970/2020*

danno esistenziale. La Cassazione[117], inizialmente, ne ha escluso l'autonomia risarcitoria, affermando che *"non è ammissibile nel nostro ordinamento l'autonoma categoria del danno esistenziale inteso quale pregiudizio alle attività non remunerative della persona. Ove in essa si ricomprendano i pregiudizi scaturenti dalla lesione di interessi della persona di rango costituzionale, ovvero derivanti da fatti-reato, essi sono già risarcibili ai sensi dell'art. 2059 c.c., interpretato in modo conforme a Costituzione. Di conseguenza la liquidazione di un'ulteriore posta di danno comporterebbe una duplicazione risarcitoria"*. A distanza di pochi mesi, però, è sempre la Cassazione[118] a mettere in discussione l'onnicomprensività del danno biologico e riconoscere l'autonomia concettuale e risarcitoria del danno morale e del danno esistenziale. Il primo è collegato a un sentire interiore, il secondo al modo in cui un individuo percepisce sé stesso in relazione con gli altri. Altro aspetto del danno esistenziale è il danno alla reputazione che può verificarsi nel caso di interventi estetici o altre procedure che impattino sulla immagine pubblica o sulla reputazione professionale del paziente, con conseguenti perdite finanziarie o psicologiche.

20.3 La responsabilità medica derivante da diagnosi tardiva con particolare riguardo alle patologie ad esito infausto

Il ritardo diagnostico e le sue inevitabili conseguenze sotto forma di responsabilità medica sono oggetto di crescente interesse e vivace discussione sia in ambito medico che giuridico.

Può definirsi diagnosi il processo di individuazione della causa dei segni e dei sintomi del paziente. Con una diagnosi corretta è, così, possibile attuare un trattamento diretto a curare la condizione o ridurne i sintomi. Di contro, la tardiva identificazione della causa determinante la malattia o la condizione medica da parte del medico o di diverso professionista sanitario è divenuta fenomeno preoccupante. Tanto può accadere, ad esempio, per un errore medico consistente nella lettura dei test diagnostici, nella sottovalutazione dei sintomi o nel mancato approfondimento dei segnali d'allarme, ma anche per ritardi nelle procedure diagnostiche o scarsa comunicazione tra i vari professionisti coinvolti nel

[117] *Cfr. Cass. Civ. n. 336/2016*
[118] *Cfr. Cass. Civ. n. 7766/2016*

processo di cura. Una diagnosi tardiva può avere conseguenze fortemente incisive per il paziente sia in termini di salute, che di qualità della vita. È interessante rilevare come l'American Journal of Medicine abbia riportato che, ogni anno, fino al 15% dei pazienti subisce danni a causa di errori diagnostici che includono l'omessa diagnosi, la diagnosi errata e la diagnosi eseguita in ritardo.

Le conseguenze di una diagnosi tardiva includono, in uno all'aggravamento della malattia, la necessità di trattamenti più invasivi o meno efficaci e, in alcuni casi, la morte del paziente. L'individuazione tempestiva di una malattia è, pertanto, cruciale per un trattamento efficace e per migliorare le prospettive di guarigione o gestione della condizione.

L'errore diagnostico può essere considerato negligenza o imperizia medica solo se la diagnosi è effettuata senza rispettare lo standard di cura richiesto dalle leges artis della medicina e dalle buone pratiche mediche. Se la negligenza o imperizia medica sono la causa di un peggioramento delle condizioni di salute del paziente, questi può richiedere un risarcimento per diagnosi tardiva ed i danni risarcibili, come ricordato in precedenza, possono essere di natura patrimoniale e non patrimoniale.

Sul tema, il Giudice di legittimità[119] ha chiarito che il colpevole ritardo nella diagnosi di patologia ad esito infausto determina la perdita di un ventaglio di opzioni con le quali affrontare la prospettiva della fine ormai prossima. In tema di danno alla persona, conseguente a responsabilità medica, integra danno risarcibile al paziente il ritardo della diagnosi di un processo morboso terminale in quanto gli nega, oltre che di essere messo nelle condizioni di scegliere cosa fare, anche di essere messo in condizione di programmare il suo essere persona e, quindi, in senso lato, l'esplicazione delle sue attitudini psico fisiche in vista e fino a quell'esito. In caso di colpevole ritardo nella diagnosi di patologie ad esito infausto, l'area dei danni risarcibili non si esaurisce nel pregiudizio recato alla integrità fisica del paziente, né nella perdita di "chance" di guarigione, ma include la perdita di un ventaglio di opzioni con le quali scegliere come affrontare l'ultimo tratto del proprio percorso di vita, che determina la lesione di un bene reale, certo - sul piano sostanziale - ed effettivo, apprezzabile con immediatezza, qual è il diritto di determinarsi liberamente nella scelta dei propri percorsi esistenziali; in tale prospettiva, il diritto di autodeterminarsi riceve positivo riconoscimento e protezione non solo mediante il ricorso a trattamenti lenitivi degli effetti di

[119] Cfr. Cass. Civ. n. 27682/2021

patologie non più reversibili, ovvero, all'opposto, mediante la predeterminazione di un percorso che porti a contenerne la durata, ma anche attraverso la mera accettazione della propria condizione.

L'evento risarcibile non coincide con la perdita di "chances" connesse allo svolgimento di specifiche scelte di vita non compiute, ma con la lesione di un bene di per sé autonomamente apprezzabile sul piano sostanziale, tale da non richiedere l'assolvimento di alcun ulteriore onere di allegazione argomentativa o probatoria in capo al paziente, potendosi pervenite ad una condanna al risarcimento del danno sulla base di una liquidazione equitativa[120].

La massima riportata si inserisce nel solco di precedenti pronunce[121], nelle quali la Suprema Corte aveva già sottolineato come la libertà in parola, cioè la scelta del modo in cui affrontare l'ultimo tratto del proprio percorso di vita, fosse meritevole di tutela, al di là di ogni considerazione soggettiva sul valore, la rilevanza o la dignità, degli eventuali possibili contenuti di tale scelta.

La Corte di cassazione[122] è poi tornata sul tema dell'omessa tempestiva diagnosi di patologie ad esito infausto, ma questa volta non per delimitare l'area dei danni risarcibili, ma per stabilire come liquidare il danno non patrimoniale determinato dal ritardo stesso.

Con la decisione richiamata, la Suprema Corte ha confermato il principio secondo cui il danno non patrimoniale subito dal soggetto che, a causa di una tardiva diagnosi muoia senza poter scegliere come autodeterminarsi sul suo fine vita, si quantifica in via equitativa. Lo stesso suppone l'accertamento della colpevole omessa diagnosi di patologia terminale deriva il diritto al risarcimento del danno in via equitativa.

Si conferma, così, l'inapplicabilità delle tabelle di Milano nella valutazione del danno derivante dalla violazione del diritto di determinarsi. In difetto di relativa contemplazione nelle Tabelle, è quindi corretto il ricorso all'articolo 1226 c.c., tenendo conto, in assenza di automatismi, di tutte le circostanze del caso concreto.

Del resto, anche per alcuni aspetti o voci del danno patrimoniale, la valutazione, in realtà, non può essere che equitativa (ad esempio danno patrimoniale futuro) e

---

[120] Cfr. Cass. Civ. n. 7260/2018

[121] Cfr. Cass. Civ. n. 10424/2019; Cass. Civ. n. 23846/2008

[122] Cfr. Cass. Civ. n. 28632/2022

che *"...il ristoro pecuniario del danno non patrimoniale non può viceversa mai corrispondere alla relativa esatta commisurazione, imponendosene pertanto sempre la valutazione equitativa"*[123]. Si determina, così, la *"compensazione economica socialmente adeguata" del pregiudizio subito, vale a dire quella che "l'ambiente sociale accetta come compensazione equa"*.

Tanto non pregiudica l'entità del risarcimento che, in ogni caso, rimane congruo e specifico con riferimento al singolo caso concreto.

Il Giudice, infatti, è tenuto a prendere in considerazione il pregiudizio effettivo subito e le ripercussioni negative che il paziente abbia avuto sul patrimonio e sul valore persona, provvedendo al ristoro integrale. Di tanto dovrà dare adeguatamente conto in motivazione, soffermandosi su ciascun elemento, rendendo così evidente il percorso logico seguito e consentendo, al contempo, il sindacato sul rispetto dei principi del danno effettivo e dell'integralità del risarcimento.

A tali insegnamenti interpretativi fa da *pendant*, sul piano normativo, la legge 15 marzo 2010 n. 38, che reca le "Disposizioni per garantire l'accesso alle cure palliative e alla terapia del dolore", ovvero un "corpus" di norme aventi come scopo, tra l'altro, anche (art. 1, comma 3, lett. "b") la "tutela e promozione della qualità della vita fino al suo termine".

20.4 Responsabilità medica e profili assicurativi alla luce del Decreto Interministeriale n. 232/2023

Allo scopo di fornire, in uno all'esame degli insegnamenti offerti dalla giurisprudenza e dalla dottrina nella materia che ci occupa, si riportano qui di seguito talune notazioni normative.

Mette conto, in apertura, rilevare come il primo marzo 2024 sia stato pubblicato in Gazzetta Ufficiale il D.M. n. 232/2023 del Ministro delle Imprese e del Made in Italy, di concerto con il Ministro della Salute e con il Ministro dell'Economia e delle Finanze, relativo al *"Regolamento recante la determinazione dei requisiti minimi delle polizze assicurative per le strutture sanitarie e sociosanitarie pubbliche e private e per gli esercenti le professioni sanitarie, i requisiti minimi*

[123] Cfr. Cass. Civ. n. 28632/2022

di garanzia e le condizioni generali di operatività delle altre analoghe misure, anche di assunzione diretta del rischio e le regole per il trasferimento del rischio nel caso di subentro contrattuale di un'impresa di assicurazione, nonché la previsione nel bilancio delle strutture di un fondo rischi e di un fondo costituito dalla messa a riserva per competenza dei risarcimenti relativi ai sinistri denunciati", in attuazione dell'articolo 10, comma 6, della Legge n. 24/2017.

Il provvedimento rappresenta la piena realizzazione della Legge Gelli regolando i meccanismi di garanzia obbligatori, in un'ottica di preservazione delle risorse finanziarie degli esercenti sanitari e, al tempo stesso, della più efficace tutela delle vittime, e traducendo in regole operative l'impianto tracciato dagli articoli 10, 11 e 12, i quali specificatamente si dedicano alla disciplina assicurativa.

Composto da quattro titoli ("*Disposizioni generali", "Requisiti minimi ed uniformi per l'idoneità dei contratti di assicurazione", "Requisiti minimi di garanzia e condizioni di operatività delle misure analoghe", "Disposizioni finali*"), specifica che le imprese assicurative dovranno adeguare i contratti di assicurazione ai nuovi requisiti minimi previsti entro 24 mesi dalla sua entrata in vigore. Stesso termine viene assegnato alle strutture sanitarie che dovranno adeguarsi alle misure organizzative e finanziarie previste per le c.d. "misure analoghe".

Più nel dettaglio, l'articolo 1 del Decreto – al comma 1 lettere f e g – reca la definizione di "esercente la professione sanitaria" nonché quella di "esercente attività libero professionale"[124]. Tali previsioni vanno raccordate con l'articolo 10, comma 2, L. n. 24/2017 e con l'articolo 3, comma 2, del Decreto stesso, il quale chiarisce che l'obbligo di provvedere in proprio alla copertura del rischio verso terzi si estenda ai soli liberi professionisti che svolgano la propria attività *"in adempimento di un obbligo contrattuale direttamente assunto con il paziente"*.

---

[124] Ai sensi e per gli effetti del presente decreto si applicano le seguenti definizioni:
f) esercente la professione sanitaria: il professionista che, in forza di un titolo abilitante, svolge attività negli ambiti delle rispettive competenze, di prevenzione, diagnosi, cura, assistenza e riabilitazione, ricerca scientifica, formazione e ogni attività connessa all'esercizio di una professione sanitaria;
g) esercente attività libero professionale: attività svolta dall'esercente la professione sanitaria, anche in convenzione con il Servizio Sanitario Nazionale, al di fuori della struttura o all'interno della stessa o di cui si avvale in adempimento della propria obbligazione contrattualmente assunta con il paziente, indipendentemente dalla tipologia di rapporto intercorrente con la struttura o dal ruolo ricoperto;

Quanto alla definizione di sinistro, ex articolo 1, comma 1, lett. o) viene confermata la funzionalità della clausola c.d. "claims made" con riguardo a: richieste di risarcimento presentate per la prima volta nel periodo di vigenza della polizza riferite a fatti che si sono verificati in tale periodo e nei dieci anni antecedenti la conclusione del contratto assicurativo (c.d. periodo di retroattività previsto, in attuazione dell'art. 11 L. 24/2017, dall'articolo 5, comma 1, del decreto[125]); richieste di risarcimento presentate per la prima volta entro i dieci anni successivi alla cessazione dell'attività e riferite a fatti che si sono verificati nel periodo di efficacia della garanzia, incluso il periodo di retroattività (c.d. periodo di ultrattività previsto dall'art. 5, comma 2 del Decreto[126]).

L'articolo 3 detta singoli obblighi, fermo restando per le Aziende la facoltà di gestire il rischio in auto-ritenzione e segnatamente: Obbligo della garanzia assicurativa per le strutture sanitarie a copertura dei propri rischi di responsabilità contrattuale verso terzi e prestatori d'opera, anche per i danni causati dagli ausiliari (articolo 10, comma 1, primo periodo, Legge Gelli) nonché dei rischi di responsabilità extracontrattuale ex art 2043 c.c. degli esercenti la professione sanitaria; Obbligo della garanzia assicurativa per l'esercente attività libero professionale che ha assunto una obbligazione contrattuale con il paziente (articolo 10, comma 2, Legge Gelli); Obbligo della garanzia assicurativa per l'esercente la professione sanitaria per le azioni di responsabilità amministrativa, rivalsa o surroga per colpa grave, ovvero per la rivalsa contrattuale dell'assicuratore che abbia pagato in seguito alla non opponibilità delle eccezioni

[125] La garanzia assicurativa è prestata nella forma «claims made», operando per le richieste di risarcimento presentate per la prima volta nel periodo di vigenza della polizza e riferite a fatti generatori della responsabilità verificatisi in tale periodo e nei dieci anni antecedenti la conclusione del contratto assicurativo. In caso di rinnovo, la garanzia assicurativa opera fin dalla decorrenza della prima polizza. In caso di sinistro di cui all'ultimo periodo dell'articolo 1, comma 1, lettera o), la garanzia assicurativa opera per il sinistro denunciato a partire dalla prima richiesta.

[126] In caso di cessazione definitiva per qualsiasi causa dell'attività dell'esercente la professione sanitaria, ivi compreso l'esercente attività libero professionale, è previsto un periodo di ultrattività della copertura per le richieste di risarcimento presentate per la prima volta entro i dieci anni successivi alla cessazione dell'attività e riferite a fatti generatori della responsabilità verificatisi nel periodo di efficacia della polizza, incluso il periodo di retroattività della copertura, ai sensi dell'articolo 11, comma 1 della Legge. L'ultrattività è estesa agli eredi e non è assoggettabile alla clausola di disdetta. Tale copertura, per tutta la sua durata, prevede un massimale pari a quello della polizza di assicurazione in corso al momento della cessazione.

al terzo danneggiato ex articolo 12 della Legge Gelli, in attuazione di quanto previsto dall'articolo 10, comma 3 della medesima Legge.

Nella norma in parola, è prevista, altresì, la adesione a convenzioni o polizze collettive ai fini della copertura dell'esercente la professione sanitaria, ancorché stipulate direttamente dalla Struttura.

In caso di responsabilità solidale, al comma 6, salvo il diritto di surrogazione, la garanzia dovrà prevedere la copertura della responsabilità per l'intera richiesta e l'assicuratore eserciterà il diritto di regresso verso i condebitori solidali.

Al comma 7 si riconosce, poi, un meccanismo di polizza diretto ad incentivare la tutela preventiva, riconoscendosi un bonus in funzione delle azioni intraprese dall'assicurato per la mitigazione dei rischi (c.d. bonus malus) e prevedendo che, ad ogni scadenza contrattuale, previo preavviso di almeno 90 giorni, il premio in vigore sia variato in aumento o in diminuzione, *"in relazione al verificarsi o meno di sinistri nel corso della durata contrattuale, alla tipologia e al numero di sinistri chiusi con accoglimento della richiesta"*. Detta variazione in diminuzione del premio opera anche in relazione alle azioni intraprese per la gestione del rischio e di analisi sistemica degli incidenti.

Il successivo articolo 4 individua i massimali minimi di garanzia per le diverse classi di rischio con riferimento alle Strutture (comma 1), agli esercenti attività libero professionale (comma 2) e agli esercenti la professione sanitaria per le azioni di responsabilità amministrativa, rivalsa o surroga, con richiamo- in detta ipotesi- agli importi previsti dall'articolo 9, commi 5 e 6, L. n. 24/2017 (comma 3).

Il comma 4 individua il massimale per la responsabilità civile verso i prestatori d'opera e il comma 5 prevede la possibilità che i massimali siano rideterminati annualmente con decreto del Ministro delle Imprese e del Made in Italy, di concerto con il Ministro della salute.

L'articolo 5 del Decreto, in chiara correlazione con l'articolo 11 della Legge Gelli, disciplina l'efficacia temporale della garanzia, nella forma *claims made*, prevedendone i periodi di retroattività ed ultrattività, nei termini ricordati in apertura. Con riferimento all'ultrattività, è necessario aggiungere che la stessa viene estesa agli eredi (e non sarà assoggettabile alla clausola di disdetta) e, per tutta la sua durata, preveda un massimale pari a quello dell'ultima annualità della cessata polizza di assicurazione.

Il diritto di recesso dell'assicuratore, disciplinato dall'articolo 6, non potrà esercitarsi in vigenza della polizza e nel periodo di ultrattività della stessa, in seguito alla denuncia del sinistro o del suo risarcimento, rimanendo limitato ai soli casi di *"reiterata condotta gravemente colposa dell'esercente la professione sanitaria, accertata con sentenza definitiva che abbia comportato il pagamento di un risarcimento del danno"*.

L'articolo 8 risulta, con finalità innovativa, dedicato ad un tema estremamente delicato nella economia del nuovo regime assicurativo da errore sanitario, che fa da pendant alla facoltà per la vittima di agire direttamente contro l'impresa di assicurazione, prevista dall'art. 12 della Legge Gelli.

La norma elenca, infatti, le eccezioni opponibili, *"previa sottoscrizione di clausola contrattuale da approvare specificatamente per iscritto"*, al danneggiato, e nello specifico: a) i fatti dannosi derivanti dallo svolgimento di attività che non sono oggetto della copertura assicurativa; b) i fatti generatori di responsabilità verificatisi e le richieste di risarcimento presentate oltre il periodo di retroattività o ultrattività di cui all'art. 5 del decreto; c) le limitazioni del contratto assicurativo quali SIR (Self Insurance Retention) e franchigia, con riferimento alle coperture assicurative di cui all'art. 10, comma 1, l. n. 24/2017; d) il mancato pagamento del premio.

Sul punto, deve osservarsi come l'opponibilità della SIR e della franchigia sia circoscritta alle polizze delle Strutture e non riguardi, invece, le coperture dei liberi professionisti. Eccezioni diverse da quelle previste dall'articolo 8 saranno inopponibili al danneggiato secondo quanto disposto dal comma 2 dell'articolo 12 Legge Gelli. In questo caso, si rammenta che l'articolo 12, comma 3, della medesima Legge concede all'assicuratore, che non abbia potuto opporre al danneggiato eccezioni contrattuali, di agire in rivalsa verso lo stesso assicurato il quale, se esercente la professione sanitaria, è gravato dell'obbligo di assicurare anche il rischio di subire rivalse, come disposto dall'articolo 10 comma 3 della citata Legge.

Al comma 2 dell'articolo in esame è, poi, precisato che resti fermo quanto disposto dall'art. 38-bis d.l. n. 152/2021, convertito con modificazioni dalla L. n. 233/2021, il quale condiziona l'efficacia delle polizze assicurative all'assolvimento in misura non inferiore al 70% dell'obbligo formativo individuale.

Con l'entrata in vigore del decreto 232/2023, il danneggiato potrà proporre l'azione diretta di cui all'art. 12 L. n. 24/2017 che, al comma 6, prevede: *"Le disposizioni del presente articolo si applicano a decorrere dalla data di entrata in vigore del decreto di cui al comma 6 dell'articolo 10 con il quale sono determinati i requisiti minimi delle polizze assicurative per le strutture sanitarie e sociosanitarie e per il esercenti le professioni sanitarie".* Ad ogni buon conto, in forza di quanto stabilito dal primo comma dell'articolo 12, l'azione diretta nei confronti dell'assicurazione è prevista esclusivamente per le coperture delle Strutture sanitarie (articolo 10, comma 1, L. n. 24/2017) e degli esercenti la libera professione che hanno assunto una obbligazione contrattuale con il paziente (articolo 10, comma 2, L. n. 24/2017). Al contrario, l'azione diretta non opera in ogni caso: a) in relazione alle garanzie assicurative procurate dalla Struttura (articolo 10, comma 1, terzo periodo, L. n. 24/2017) a favore degli esercenti "strutturati" che rispondono ex art. 2043 c.c.; *b*) in relazione alle polizze di cui all'articolo 10, comma 3, stipulate al fine di garantire efficacia alle azioni di cui all'articolo 9 L. n. 24/2017.

Il Decreto affronta poi, in conseguenza alla offerta possibilità delle strutture di scegliere tra assicurazione e "misure analoghe", i requisiti minimi e le condizioni di operatività di tali misure (assunzione diretta totale o parziale del rischio), alternative al contratto di assicurazione, disponendo, all'articolo 9, che tale opzione venga rimessa ai vertici della Struttura e risulti da delibera motivata, con specifico riguardo alle modalità di funzionamento e al ruolo dell'eventuale centro di gestione unitario del rischio.

Il ricorso alle misure analoghe è riconosciuto, ai sensi dell'art. 9, comma 1, del decreto, alle strutture sanitarie che possono ricorrere, in alternativa all'assicurazione, alle misure analoghe per la copertura della propria responsabilità e di quella dei propri ausiliari ex art. 10, comma 1, L. n. 24/2017.

Con particolare riferimento alle Strutture che abbiano scelto la via della c.d. auto-ritenzione, il Decreto positivizza l'obbligo di dotarsi di significativi strumenti di gestione del rischio e di prudente allocazione delle risorse in funzione dei possibili costi risarcitori. Nello specifico, nel caso di assunzione diretta del rischio, gli articoli 10 e 11 del presente Decreto prevedono l'obbligo di costituzione di un Fondo Rischi e di un Fondo Riserva Sinistri (per le richieste di risarcimento presentante anche precedentemente alla entrata in vigore della disciplina e relative a sinistri denunciati e non ancora pagati). Detti fondi stabiliscono le finalità di scopo, le condizioni di operatività e il relativo sistema di ricostituzione ed interoperabilità degli stessi; tanto al fine di evitare la duplicazione degli importi, che andranno accantonati mediante attualizzazione del rischio e rimodulazione. La congruità degli accantonamenti, come previsto dall'articolo 13 del Decreto, è certificata da un revisore legale o dal collegio sindacale.

Quanto al successivo subentro contrattuale di una impresa di assicurazione, l'articolo 14, fermo restando gli obblighi della Struttura per quanto non compreso nella copertura assicurativa, limita l'operatività della nuova garanzia alle richieste pervenute nel periodo di vigenza della polizza riferite a fatti occorsi anche nei dieci anni antecedenti la conclusione del contratto.

Con riguardo, in ultimo, ai rapporti tra assicuratore e struttura nella gestione del sinistro, nei casi in cui una quota del rischio sia condotta in auto-ritenzione (SIR) o franchigia, l'articolo 15 del Decreto ne dispone la regolazione da appositi protocolli di gestione, stipulati obbligatori tra le parti ed inseriti in polizza, i quali dovranno altresì garantire massimo coordinamento fra la compagnia e la Struttura per una formulazione condivisa dell'offerta.

Il medesimo articolo, inoltre, rende necessaria la creazione di un apposito Comitato Valutazione Sinistri dedicato alla gestione dei sinistri, proprio o in convenzione, anche per le Strutture con copertura assicurativa. All'interno della struttura sanitaria, poi, dovrà essere istituita una Funzione Valutazione Sinistri per il governo del rischio assicurativo e la valutazione dei sinistri (art. 16). Tale funzione consiste nella valutazione, sul piano medico-legale, nonché clinico e giuridico, della pertinenza e della fondatezza delle richieste indirizzate alla struttura, avvalendosi obbligatoriamente delle seguenti figure professionali: a) medicina legale; b) perito (loss adjuster); c) avvocato o altra figura professionale, con competenze giuridico legali, dell'ufficio aziendale incaricato della gestione dei sinistri; d) gestore del rischio (risk management).

20.5 Casi di responsabilità medica in tema di patologie tumorali

Le coordinate ermeneutiche sopra riportate ben si calano nei casi che, sempre in maggior numero, riguardano le figure specialistiche coinvolte nella cura delle patologie tumorali, figure che, a causa degli importanti cambiamenti sia qualitativi che quantitativi delle informazioni da acquisire e mantenere, nonché del costante aumento dei pazienti oncologici, risultano molto diverse rispetto a quelle di pochi anni fa.

Attualmente, lo specialista deve vantare le competenze e le capacità per la diagnosi, il trattamento, il follow-up e l'assistenza globale del paziente neoplastico nelle varie fasi di malattia, con specifici ambiti di cognizione quali la medicina di precisione, la metodologia clinica, la terapia farmacologica specifica e di supporto, la comunicazione con il paziente e la medicina palliativa. L'introduzione di nuove metodiche diagnostiche e di modelli organizzativi avanzati, unitamente alla evoluzione delle conoscenze e dei trattamenti in oncologia medica, ha determinato un aumento della sopravvivenza in molte neoplasie solide.

Per la particolare delicatezza del campo nel quale si muovono detti specialisti, purtroppo è piuttosto frequente che questi possano incorrere in responsabilità professionale, sicché è più che mai interessante, a conclusione della indagine, esaminare alcune decisioni della Suprema Corte di cassazione che li riguardano.

Con particolare riguardo alla diligenza specifica dell'homo eiusdem generis et condicionis ex articolo 1176 comma secondo del codice civile, cui è tenuto il radiologo, la Suprema corte ha precisato come questi debba, unitamente all'indagine, consigliare od eseguire direttamente esami specialistici e non lasciare tale opzione alla diligenza del paziente, nella speranza che si rivolga ad altro specialista, in grado di comprendere le suddette implicazioni e di eseguire gli approfondimenti necessari. La questione sottoposta al vaglio dei Giudici di legittimità è, invero, se lo specialista in radiologia rivesta una funzione "liturgica", quasi notarile, di mera lettura degli esami, oppure se debba procedere d'impulso ad approfondimenti diagnostici, senza che tale opzione sia lasciata al paziente. La prima opzione porterebbe alla limitazione del suo ruolo alla corretta lettura dell'indagine strumentale eseguita, sì da deresponsabilizzarlo completamente, in violazione del necessario rapporto di affidamento che lo lega al paziente e gli rimette ogni azione tesa a salvaguardare il bene della salute.

È vero che la Cassazione ha recentemente affermato che *"non rientra nei compiti dei radiologi chiamati ad eseguire la mammografia ed a darne corretta lettura suggerire lo svolgimento di altri esami o richiedere un consulto di altri specialisti"*[127]. Tuttavia, diverso è il caso in cui, constatata la presenza di un chiaro segnale di allarme (nella specie la presenza di un'opacità a contorni sfumati in una mammografia), il sanitario ben potrebbe suggerire al paziente approfondimenti diagnostici, sulla scorta delle linee guida vigenti. In effetti, *"in tema di*

[127] Cfr. Cass. Civ. N. 10158/2018

responsabilità del medico chirurgo, la diligenza nell'adempimento della prestazione professionale deve essere valutata assumendo a parametro non la condotta del buon padre di famiglia, ma quella del debitore qualificato, ai sensi dell'art. 1176, comma 2, cod. civ., con la conseguenza che, in presenza di paziente con sintomi aspecifici, il sanitario è tenuto a prenderne in considerazione tutti i possibili significati ed a segnalare le alternative ipotesi diagnostiche"[128].

Deriva da quanto precede che è lecito attendersi dall'operatore sanitario, chiamato all'effettuazione di un esame diagnostico, non una mera lettura degli esiti, ma anche l'impulso proattivo, ove tali esiti lo suggeriscano, all'approfondimento della situazione (o alla diretta esecuzione degli stessi, ove egli sia competente a tanto), anche mediante il ricorso ad esami più specifici, senza che tale opzione sia lasciata alla diligenza del paziente, non in grado, solitamente, di comprendere tutte le implicazioni della indagine clinica effettuata.

Con riguardo, ancora, al medico chirurgo, i Giudici di legittimità[129] ne hanno specificato *la responsabilità - in prima persona e quale dipendente della struttura sanitaria vincolata al contratto di spedalità - del danno da perdita di chances di sopravvivenza, qualora successivamente all'intervento per l'asportazione di un tumore (nel caso di specie un melanoma) non abbia fornito le informazioni per il doveroso follow up, che, se seguite, avrebbero potuto evitare il decesso del paziente per la comparsa di metastasi o comunque consentito la loro diagnosi precoce, e non può invocare a sua discolpa la (co)responsabilità di altri professionisti.*

Anche i principi espressi in casi di rilievo penale corroborano la notazione espressa in apertura che, all'evoluzione della scienza medica nelle patologie tumorali, faccia da pendant l'aumento dei doveri dello specialista, pur laddove si imbatta in situazioni di non facile lettura.

Questi, per andare esente da responsabilità penale, *deve attenersi scrupolosamente alle buone pratiche ed ai protocolli sanitari*[130].

Con particolare riguardo allo specialista oncologo, la Corte di cassazione[131] ha specificato che *sussista responsabilità ove abbia omesso di asportare alla*

---

[128] Cfr. Cass. Civ. n. 30999/2018

[129] Cfr. Cass. Civ. n. 13509/2022

[130] Cfr. Cass. Pen. 5901/2019

[131] Cfr. Cass. Pen. 8163/2022

paziente, per negligenza, imprudenza, imperizia e omissione delle linee guida dei linfonodi maligni, che hanno aggravato il quadro clinico della paziente, perché hanno impedito di procedere con l'esame istologico e la biopsia. Nel caso di specie, infatti, la regressione della malattia si è verificata solo all'esito del terzo intervento, per cui il prolungamento della condizione patologica della paziente è direttamente collegato alla grave imperizia del primo chirurgo che l'ha avuta in cura.

Si è poi aggiunto, nella sentenza in commento, che *ogni condotta colposa che interviene negativamente sul tempo della guarigione da una malattia, prolungandone la durata, anche se non aggrava la malattia o non provoca un perturbamento di tipo funzionale, assume rilievo di tipo penale.*

Riveste, ancora, assoluto interesse l'arresto giurisprudenziale[132] che si sofferma sulle regole che informano il giudizio controfattuale, ai fini dell'accertamento della penale responsabilità dell'imputato. In particolare, la Suprema Corte richiama, facendone applicazione al caso di specie, il consolidato principio di diritto secondo cui, *ai fini del corretto svolgimento del giudizio controfattuale, è necessario individuare preliminarmente la specifica attività richiesta al sanitario, nonché il momento di inizio e l'evoluzione della patologia, al fine di verificare l'eventuale effetto salvifico della condotta doverosa non attuata dal medico, escluso il quale non può pronunciarsi sentenza di condanna, neanche nel caso di colpa conclamata.* Alle imputate, tratte a giudizio nella qualità di medici in servizio presso la casa di cura nel reparto oncologico, era stato contestato il delitto di omicidio colposo, per aver cagionato il prematuro decesso del paziente – ricoverato per disfagia con esiti di emiglossectomia spinocellulare – con colpa specifica consistente nell'omessa esecuzione degli accertamenti e dei controlli diagnostici (quali la TAC con mezzo di contrasto e la fibro-ipofaringo-laringoscopia), volti a verificare la ripresa della malattia oncologica, impedendo così di formulare una esatta e tempestiva diagnosi e connessa terapia diretta a ritardare l'evento morte. La Corte di appello aveva confermato la sentenza di primo grado che aveva assolto le prevenute dal reato loro ascritto a titolo di cooperazione colposa, non potendosi affermare, al di là di ogni ragionevole dubbio, l'idoneità del trattamento terapeutico a ritardare l'esito letale della patologia del paziente. La Suprema Corte, di contro, ha dichiarato inammissibili i ricorsi delle parti civili affermando che *il nesso causale può essere ravvisato quando, alla stregua del giudizio controfattuale, condotto sulla base di una*

[132] Cfr. Cass. Pen. 6512/2021

generalizzata regola di esperienza o di una legge scientifica – universale o statistica -, si accerti che, ipotizzandosi come realizzata dal medico la condotta doverosa, l'evento non si sarebbe verificato, ovvero si sarebbe verificato ma in epoca significativamente posteriore o con minore intensità lesiva. Non è però consentito dedurre automaticamente dal coefficiente di probabilità espresso dalla legge statistica la conferma, o meno, dell'ipotesi accusatoria sull'esistenza del nesso causale, poiché il giudice deve verificarne la validità nel caso concreto, sulla base delle circostanze del fatto e dell'evidenza disponibile, cosicché, all'esito del ragionamento probatorio, che abbia altresì escluso l'interferenza di fattori eziologici alternativi, risulti giustificata e processualmente certa la conclusione che la condotta omissiva del medico è stata condizione necessaria dell'evento lesivo con "alto grado di credibilità razionale". L'insufficienza, la contraddittorietà e l'incertezza del riscontro probatorio sulla ricostruzione del nesso causale, quindi il ragionevole dubbio, in base all'evidenza disponibile, sulla reale efficacia condizionante della condotta del medico rispetto ad altri fattori interagenti nella produzione dell'evento lesivo, comportano la neutralizzazione dell'ipotesi prospettata dall'accusa e l'esito assolutorio del giudizio. Ne deriva che, nelle ipotesi di omicidio o lesioni colpose in campo medico, il ragionamento controfattuale deve essere svolto dal giudice in riferimento alla specifica attività che era specificamente richiesta al sanitario e che si assume idonea, se realizzata, a scongiurare o ritardare l'evento lesivo, come in concreto verificatosi, con alto grado di credibilità razionale. Sussiste, pertanto, il nesso di causalità tra l'omessa adozione, da parte del medico, di misure atte a rallentare o bloccare il decorso della patologia e il decesso del paziente, allorché risulti accertato, secondo il principio di controfattualità, condotto sulla base di una generalizzata regola di esperienza o di una legge scientifica, universale o statistica, che la condotta doverosa avrebbe inciso positivamente sulla sopravvivenza del paziente, nel senso che l'evento non si sarebbe verificato ovvero si sarebbe verificato in epoca posteriore o con modalità migliorative, anche sotto il profilo dell'intensità della sintomatologia dolorosa.

È noto, infatti, che in tema di responsabilità medica, è indispensabile accertare il momento iniziale e la successiva evoluzione della malattia, in quanto solo in tal modo è possibile verificare se, ipotizzandosi come realizzata la condotta dovuta dal sanitario, l'evento lesivo sarebbe stato evitato o differito.

CAPITOLO 21

Diagnosi di carcinoma del polmone: come dare le giuste informazioni e le opportune comunicazioni al paziente.

(P. Ruffolo)

Dare le giuste informazioni e le opportune comunicazioni al paziente della diagnosi di carcinoma del polmone e delle possibili terapie da praticare, tra limiti di legge e principi sociali, è un momento molto difficile e delicato per il medico. La comunicazione della sopraggiunta diagnosi di carcinoma del polmone ad un paziente va espressa in modo professionale e chiaro, fornendo tutte le informazioni della sua malattia e le possibili terapie da praticare. In realtà, non è facile far sentire a suo agio il paziente superando le sue preoccupazioni e le sue ansie, cercando di comunicargli in modo empatico e professionale la diagnosi e tutte le informazioni dovute. Infatti, prima di comunicare al paziente la sopraggiunta diagnosi di carcinoma del polmone è importante valutare le condizioni psico-fisiche del paziente. Queste notizie vanno comunicate in maniera riservata e tranquilla, in modo che il paziente possa esprimere i suoi dubbi ed i suoi timori sulla possibile programmazione terapeutica sia chirurgica che chemio-immunoterapica o radioterapica. La diagnosi va comunicata in modo chiaro, evitando terminologie molto tecniche, di difficile comprensione ed ascoltando le domande del paziente, cercando di rispondere in modo chiaro e comprensibile, rassicurandolo anche sulla presenza di uno staff tecnico capace di gestire le diverse fasi e le eventuali problematiche terapeutiche. Va comunicato il tipo di carcinoma diagnosticato istologicamente e le modalità per controllare la malattia. Importante è prospettare al paziente anche la possibilità di programmi terapeutici alternativi, ovvero di possibili terapie alternative, spiegando in modo chiaro i vantaggi o le difficoltà delle diverse terapie nonché gli eventuali effetti collaterali. Se possibile vanno dati anche consigli su opportune modifiche da apportare alle sue abitudini di vita, come smettere di fumare, seguire una dieta più attenta e l'importanza del follow-up e dei controlli diagnostico-strumentali periodici da praticare con le dovute spiegazioni. Il diritto alla salute che la Costituzione riconosce a tutti gli individui è complesso: il benessere psico-fisico, inteso in senso ampio, con cui s'identifica il bene "salute", si traduce nella tutela costituzionale del diritto alle prestazioni sanitarie ed alla cosiddetta "libertà di cura". Ciascun individuo ha diritto alla salute, intesa non più come assenza di malattie e/o infermità fisiche/psichiche, ma come stato di completo benessere fisico, mentale e sociale, così come attualmente definito dall'Organizzazione Mondiale della Sanità. Infatti, il diritto che la Costituzione riconosce a tutti gli individui è complesso: la situazione di benessere psico-fisico, intesa in senso ampio, con cui s'identifica il bene "salute", si traduce nella tutela costituzionale dell'integrità psico-fisica, del diritto alle prestazioni sanitarie ed alla cosiddetta libertà di cura, con il rischio di passare da un'assistenza indiscriminata "tutto a tutti", ad una fase "tutto solo agli indigenti". La tutela della salute è garantita da norme e leggi che regolano diritto alla prevenzione ed alla cura delle malattie. Per garantire il diritto ai trattamenti sanitari l'impegno delle Istituzioni è attivo, in quanto, predispone strutture cliniche, programmi terapeutici e ogni altra condizione necessaria per offrire completa assistenza sanitaria. La Costituzione garantisce la gratuità del servizio agli "indigenti", ma per quanto riguarda tutti gli altri soggetti non rientranti in quella categoria è prevista una forma di compartecipazione dell'utente con lo Stato (il ticket sanitario) per la copertura delle spese relative alle prestazioni sanitarie erogate dal SSN. Le reti oncologiche nazionali e regionali garantiscono a tutti i pazienti ed agli operatori dei settori a maggiore rischio un adeguato livello di assistenza terapeutica, psicologica, ospedaliera e territoriale tramite specifiche strutture assistenziali. Il tumore rappresenta sempre, per il paziente e per la sua famiglia, ma anche per i terapeuti, una prova esistenziale sconvolgente. Questa prova riguarda tutti gli aspetti della vita: il rapporto con il proprio corpo, il significato dato alla sofferenza, alla malattia, alla morte, così come le relazioni familiari, sociali e professionali. Il trattamento del paziente oncologico deve avere come obiettivo principale quello di migliorargli il più possibile la "Qualità della Vita" e di limitare il rischio di conseguenze terapeutiche e psicopatologiche tali da condizionare la vita futura del malato, dei familiari e dei terapeuti.

Riferimenti bibliografici a fine libro.

CAPITOLO 22

Profili civilistici relativi ai danni derivanti dall'inquinamento ambientale

(E. Marotta)

"I PROFILI CIVILISTICI SUI RELATIVI AI DANNI DERIVATI DALL'INQUINAMENTO AMBIENTALE".

Il tema dell'inquinamento ambientale e dei danni che ne derivano alla salute dell'ambiente e degli esseri umani è un tema di grande attualità e gli obiettivi di transizione energetica ed ecologica che il mondo si è posto vanno proprio nella direzione di prevenire l'ammalarsi del pianeta e degli esseri viventi che lo abitano.

È importante dunque conoscere i perimetri delle legislazioni in materia per comprendere se gli strumenti legislativi attuali possano contribuire insieme con le politiche economiche a scongiurare il degrado ambientale e danni alla salute.

Il nostro ordinamento, per quel che attiene i profili civilistici, prevede - in materia di danni in genere ed in particolare quelli derivati da inquinamento ambientale - una disciplina generale ed una speciale.

La trattazione dell'argomento di oggi seguirà dunque dei brevi cenni in ordine alle definizioni di inquinamento ambientale, di danno e di risarcimento secondo la disciplina generale, una disamina delle legislazioni speciali in materia di inquinamento e tutela dell'ambiente e si concluderà con una panoramica delle principali pronunce giurisprudenziali da me selezionate che attengono alla fattispecie che ci occupa.

22.1 Definizione di inquinamento ambientale:

L'inquinamento ambientale è un'alterazione dell'ambiente (che si declina in inquinamento naturale ovveroartificiale e quindi causato dalle attività dell'uomo) con l'introduzione di elementi inquinanti che produconodisagi temporanei, patologie o danni permanenti per la vita in una data area.

Gli elementi inquinanti sono quelle sostanze che causano un danno, sia in maniera diretta che indiretta, allasalute umana e più in generale agli ecosistemi e agli ambienti dove le persone vivono e lavorano. Alla luce di queste definizioni, dunque, dobbiamo comprendere come il nostro ordinamento giuridico disciplina la fattispecie di danno e se a un danno corrisponda la risarcibilità del bene protetto e leso tenendo presente che, in quest'ambito, il bene protetto è costituito dalla salute dell'ambiente e degli esseri viventi.

22.2 Definizione di danno:

Un danno è la conseguenza di un'azione o di un evento che causa la riduzione quantitativa o funzionale di un bene o di qualsiasi altra cosa abbia un valore economico, affettivo, morale. Con riferimento alla disciplina generale l'argomento che ci occupa non può prescindere dunque dall'inquadramento della fattispecie di danno secondo il nostro ordinamento giuridico che contempla il diritto della risarcibilità dello stesso che sorge in capo al soggetto leso.

Il nostro ordinamento, per quel che attiene i profili civilistici, disciplina il risarcimento del danno per fatto illecito nell'articolo 2043 del Codice civile che recita: "Qualunque fatto doloso o colposo, che cagiona ad altri un danno ingiusto, obbliga colui che ha commesso il fatto a risarcire il danno".

Questo articolo sancisce un principio generale che consiste in un obbligo di risarcibilità in caso di danno cagionato a terzi come conseguenza di un fatto ovvero di un'azione dolosa o colposa, in qualsiasi ambito o materia, quindi applicabile anche a danni da inquinamento.

Quanto alla disciplina speciale, che consiste in leggi specifiche in materia di ambiente, che si uniscono e si aggiungono alla disciplina generale, nel panorama giuridico italiano, troviamo strumenti e atti aventi forza di legge che sono stati medio tempore emanati per effetto della attuazione di direttive europee ovvero di sensibilità del nostro parlamento sulla materia.

Un primo testo legislativo è stato il Decreto legislativo 5 febbraio 1997, n. 22_ Attuazione delle direttive 91/56/CEE sui rifiuti, 91/698/CEE sui rifiuti pericolosi e 94/62/CE sugli imballaggi e sui rifiuti di imballaggio, poi abrogato dall'articolo 264 del decreto legislativo 3 aprile 2006, n. 152 il c.d. Codice dell'Ambiente.

La circostanza che già dagli anni '90 vi fosse un interesse collettivo a disciplinare la materia dell'inquinamento ambientale ci fa già comprendere quanto l'argomento sia importante per il futuro della società e del pianeta e che l'attenzione posta dagli Stati appaia a tutt'oggi – a parere dello scrivente - ancora limitata nonostante le legislazioni che si sono avvicendate nel tempo. Il testo legislativo in materia della tutela dell'ambiente vigente in Italia è decreto legislativo 3 aprile 2006, n. 152 il c.d. Codice dell'Ambiente e si prefigura come obiettivo primario la promozione dei livelli di qualità della vita umana da realizzare attraverso la salvaguardia ed il miglioramento delle condizioni dell'ambiente e l'utilizzazione accorta e razionale delle risorse naturali.

Il codice dell'Ambiente disciplina le seguenti materie:

a. le procedure per la valutazione ambientale strategica (VAS), per la valutazione d'impatto ambientale (VIA) e per l'autorizzazione ambientale integrata (IPPC)
b. la difesa del suolo e la lotta alla desertificazione, la tutela delle acque dall'inquinamento e la gestione delle risorse idriche;
c. la gestione dei rifiuti e la bonifica dei siti contaminati
d. la tutela dell'aria e la riduzione delle emissioni in atmosfera;
e. la tutela risarcitoria contro i danni all'ambiente.

L'inosservanza delle disposizioni del Codice dell'Ambiente può ingenerare l'irrogazione di sanzioni amministrative disciplinate dagli artt. da 133 a 136 ovvero comportare la commissione di reati con conseguenti sanzioni penali disciplinate dai successivi artt. da 137 a 140 e ove le condotte arrechino dannianche a terzi è previsto, grazie alla disciplina generale in tema di risarcibilità del danno, l'obbligo per la persona fisica o giuridica di risarcire i danni cagionati. Passando al panorama giurisprudenziale, ancorché le legislazioni in materia siano relativamente risalenti nel tempo, non vi è stata una folta rassegna in materia; ciò nonostante, meritano attenzione – ad avviso dello scrivente – le seguenti pronunce selezionate per l'importanza dei principi ivi affermati (di cui si riportano le massime – fonte Italgiure). Un primo contributo giurisprudenziale lo ritroviamo nella Ord.za n. 30723 del 26.11.2019: Sez. 3 - , Ordinanza n. 30723 del 26/11/2019 (Rv. 656224 - 01)

Presidente: TRAVAGLINO GIACOMO. Estensore: LUIGI ALESSANDRO SCARANO. Relatore: LUIGI ALESSANDRO SCARANO.

M. (AVVOCATURA GENERALE DELLO STATO.) contro C. (GIAMPIETRO FRANCO) Rigetta, CORTE D'APPELLO VENEZIA, 03/01/2017 097 IGIENE E SANITA' PUBBLICA - 166 IGIENE DEL SUOLO E DELL'ABITATO - IN GENERE IGIENE E SANITA' PUBBLICA - SANITA' DELL'AMBIENTE - IGIENE DEL SUOLO E DELL'ABITATO - IN GENERE Art. 17 d.lgs. n. 22 del 1997 - Onere reale a carico del proprietario e di chi subentra nella proprietà o nel possesso di un sito contaminato - Sussistenza - Obblighi connessi - Contenuto - Recupero dei costi sostenuti per gli interventi realizzati d'ufficio da Comune o Regione - Strumento - Privilegio speciale da fare valere in caso di vendita forzata - Fattispecie.

149 RESPONSABILITA' PATRIMONIALE - 210 SPECIALI: SUGLI IMMOBILI - IN GENERE RESPONSABILITA' PATRIMONIALE - CAUSE DI PRELAZIONE - PRIVILEGI - SPECIALI: SUGLI IMMOBILI - IN GENERE In genere.

In materia ambientale, l'art. 17, comma 10, del d.lgs. n. 22 del 1997 impone al proprietario, autore dell'inquinamento, l'onere reale di messa in sicurezza, bonifica e ripristino ambientale delle aree inquinate che grava anche su chi, non autore della violazione, acquisti in seguito la proprietà o il possesso delle medesime; quest'ultimo subentra, altresì, negli obblighi derivanti da detto onere reale, essendo tenuto a sostenere i costi connessi agli interventi di bonifica, se intende evitare le conseguenze dei vincoli previsti dal successivo comma 11, secondo cui le spese sostenute per tali interventi realizzati d'ufficio dal Comune o dalla Regione – qualora i responsabili non provvedano o non siano individuabili - sono assistite da privilegio speciale immobiliare ex art. 2748, comma 2, c.c. sulle stesse aree, esercitabile sul ricavato di una eventuale vendita forzata pure in pregiudizio dei diritti acquistati dai terzi sull'immobile. (Nella specie, la S.C. ha rigettato il ricorso avverso la sentenza di appello che, facendo corretta applicazione dell'enunciato principio, aveva respinto la domanda delle pubbliche amministrazioni attrici poiché esse avevano agito per l'accertamento del diritto al risarcimento del danno ambientale nei confronti della impresa convenuta, subentrata quando l'inquinamento si era già verificato, e non già per far valere il credito assistito da privilegio speciale immobiliare.

Riferimenti normativi: Decreto Legisl. 05/02/1997 num. 22 art. 17 com. 10 CORTE COST. Decreto Legisl. 05/02/1997 num. 22 art. 17 com. 11 CORTE COST.

Cod. Civ. art. 2748 com. 2 CORTE COST. Massime precedenti Conformi: N. 21887 del 2011 Rv. 619926 – 01 Un secondo contributo lo ritroviamo nella Sentenza n. 13966 del 23/05/2019 Sez. 3, Sentenza n. 13966 del 23/05/2019 (Rv. 654090 - 01)

Presidente: ARMANO ULIANA. Estensore: EMILIO IANNELLO. Relatore: EMILIO IANNELLO. P.M. PATRONE IGNAZIO. (Diff.) O. (FIORUCCI ROBERTO) contro S. (BAGIANTI EMILIO) Cassa e decide nel merito, CORTE D'APPELLO PERUGIA, 27/10/2016 148 RESPONSABILITA' CIVILE - 001 IN GENERE

RESPONSABILITA' CIVILE - IN GENERE Contratto per la manutenzione di impianto termico – Danno arrecato a terzi dall'impianto - Responsabilità del "terzo responsabile" ex art. 31 l. 10 del 1991 – Fondamento e presupposti - Fattispecie.

Ove il proprietario di un impianto termico ne affidi, mediante contratto, la manutenzione ad un soggetto tecnicamente esperto, grava su quest'ultimo, quale "terzo responsabile" ai sensi dell'art. 31 della legge n. 10 del 1991, la responsabilità per il danno arrecato dall'impianto a terzi atteso che, ai sensi del secondo comma di tale disposizione e dell'art. 1, comma 1, lett. o), del d.P.R. n. 412 del 1993, l'affidamento della gestione e manutenzione e, quindi, della custodia dell'impianto comporta lo spostamento della responsabilità dal proprietario al delegato, ove il contratto di manutenzione risponda alle prescrizioni della citata legge n. 10 del 1991 e il delegato sia iscritto in apposito albo, possieda conoscenze tecniche adeguate alla complessità dell'impianto ed idonea capacità tecnica, economica e organizzativa, non coincida con il fornitore dell'energia e non deleghi a terzi l'attività di manutenzione. (In applicazione del principio, la S.C. ha ritenuto immune da censure la sentenza di appello che aveva ritenuto sussistente il diritto del condominio proprietario di un impianto termico di rivalersi sulla società incaricata della manutenzione delle somme versate a titolo di risarcimento del danno per l'inquinamento ambientale causato dal carburante fuoriuscito dall'impianto attraverso una griglia posta alla base della vasca di contenimento).

Il terzo contributo lo ritroviamo nella Sentenza n. 4631 del 24/05/1997 Sez. 3, Sentenza n. 4631 del 24/05/1997 (Rv. 504664 - 01) Presidente: Grossi M. Estensore: Durante B. P.M. Marinelli V. (Diff.) ICMESA in liquidazione (Sigillò ed altri) contro Carace ed altri (D'Inzillo ed altro) (Cassa con rinvio, App. Milano, 15 aprile 1994).

152 RISARCIMENTO DEL DANNO - 011 PATRIMONIALE E NON PATRIMONIALE (DANNI MORALI) RISARCIMENTO DEL DANNO - PATRIMONIALE E NON PATRIMONIALE (DANNI MORALI) - Danno morale - Risarcibilità - Presupposti - In caso di fattispecie delittuosa di disastro colposo – Sufficienza del solo fattore dell'esposizione a pericolo, indipendentemente dalla concreta menomazione dell'integrità psico fisica dell'offeso, o da altro tipo di evento produttivo di danno patrimoniale diretto - Esclusione.

Il danno morale soggettivo, verificatosi in occasione della compromissione, anche grave, della salubrità dell'ambiente a seguito di disastri colposi, dà luogo a risarcimento, solo a condizione che sia conseguenza della menomazione dell'integrità psico - fisica, o di altro evento produttivo di danno patrimoniale. (Nella fattispecie la Corte ha ritenuto che alla risarcibilità del danno morale, identificato nel perturbamento psichico, non si renda sufficiente il solo fatto che l'inquinamento ambientale abbia comportato l'esposizione a quantità imprecisate di diossina, ed a prescrizioni e limitazioni della libertà d'azione e di vita, e a controlli sanitari sostanzialmente coattivi).

CAPITOLO 23

Risarcimento del danno ambientale e bonifica dei siti inquinati

(E. Marotta)

Negli anni 70 GiovanGiacomo Giordano fu tra i primi in Italia insieme al Prof. Cesare Maltoni a denunciare gli effetti negativi delle fibre di amianto sull'apparato respiratorio e a compilare una mappatura relativa a Napoli e provincia sui danni provocati dagli smaltimenti incontrollati delle scorie dell'industria.

I risultati furono comunicati nel 1976 nella "International Conference On Ecological Perspectives On Carcinogens and Cancer Control" e successivamente pubblicati nel 1977 nel libro "Salute ed ambiente in Campania".

La materia è stata poi normata ultimamente dal Dlgs n.152 del 3/4/2006 recante "Norme in materia ambientale" emanato ai sensi della L.15/12/2004 n.308 che ha recepito la Direttiva Europea n.35 del 2004 introduttiva del principio "chi inquina paga". Tale decreto è stato poi aggiornato dal Dlgs n.213 del 23/12/2022 in vigore dal 16/6/2023 in materia di rifiuti ed imballaggi. La previgente disciplina sull'istituto del danno ambientale era contenuta in un solo articolo, che da solo riusciva a dare un quadro abbastanza chiaro, ma non del tutto esauriente della materia trattata. Nel Codice dell'ambiente, il legislatore dedica all'istituto un'apposita Parte al fine di sottolinearne non solo l'importanza ma anche la complessità.

Con il codice dell'ambiente, viene modificata la definizione di danno ambientale, inteso come "qualsiasi deterioramento significativo e misurabile, diretto o indiretto, di una risorsa naturale o dell'utilità assicurata da quest'ultima" (art. 300, comma 1). La riformulazione della disciplina del danno arrecato all'ambiente si è resa necessaria alla luce della Direttiva CEE n.35/2004 che ha come fine quello di istituire in tutti gli Stati membri dell'Unione Europea un sistema uniforme di responsabilità per i danni cagionati all'ambiente. La direttiva, infatti, parte dalla considerazione che la prevenzione e la riparazione del danno ambientale dovrebbero essere attuate applicando il principio "chi inquina paga", con particolare riferimento ai principi dello sviluppo sostenibile. L'operatore che con la sua attività ha causato un danno ambientale o la minaccia imminente di tale danno sarà considerato finanziariamente responsabile in modo da indurre gli altri operatori ad adottare misure e a sviluppare pratiche atte a ridurre al minimo i rischi di danno ambientale.

Dopo aver dato la definizione di ciò che deve essere considerato come danno ambientale, il Codice dell'ambiente definisce al comma 2 dell'art. 300 una serie di circostanze in cui il deterioramento configura un'ipotesi di danno ambientale: ad esempio costituisce danno ambientale il deterioramento provocato alle specie e agli habitat naturali protetti dalla normativa comunitaria e nazionale; il deterioramento nei confronti delle acque interne, alle acque costiere e a quelle comprese nel mare territoriale, al terreno.

Una prima questione che nasce nell'interprete che si trova a dover applicare una simile disposizione riguarda il fatto se l'elenco ivi indicato sia da ritenere tassativo ed esclusivo; una simile considerazione, infatti, avrebbe come conseguenza diretta la possibilità di escludere dal campo di applicazione della normativa situazioni di danno o di minaccia all'ambiente attualmente non prevedibili.

In realtà, sembra più ragionevole ritenere che l'elencazione di cui all'art. 300 comma 2 abbia natura meramente esemplificativa, per cui può essere possibile comprendervi anche altre situazioni non espressamente indicate. Una tale considerazione si conforma alla finalità perseguita dal legislatore, ossia la necessità di garantire e assicurare un alto livello di protezione in caso di pericoli, anche solo potenziali, sia per la salute umana, sia per l'ambiente. Pertanto, alla luce di ciò il Ministero dell'ambiente e della tutela del territorio ha la facoltà di poter adottare in qualsiasi momento misure di prevenzione che presentino determinati requisiti: 1) siano proporzionali rispetto al livello di protezione che si vuole raggiungere; 2) siano misure non discriminatorie nella loro applicazione e coerenti con misure analoghe già adottate; 3) basate sull'esame dei potenziali vantaggi ed oneri; da ultimo, aggiornabili in relazione ai nuovi dati scientifici.

Il legislatore si preoccupa di offrire anche una definizione di alcuni elementi che caratterizzano il danno ambientale: viene pertanto stabilito che ad esempio per operatore si intende qualsiasi persona, fisica, giuridica, pubblica o privata, che esercita o controlla un'attività professionale avente rilevanza ambientale oppure chi comunque eserciti un potere decisionale sugli aspetti tecnici e finanziari di tale attività, compresi il titolare del permesso o dell'autorizzazione a svolgere detta attività; si chiarisce che per minaccia imminente di danno si intende il rischio sufficientemente probabile che stia per verificarsi uno specifico danno ambientale.

Questo obiettivo viene realizzato attribuendo l'esercizio delle funzioni in materia di tutela, prevenzione, riparazione dei danni cagionati all'ambiente alla competenza statale e più in particolare al Ministero dell'ambiente e della Tutela del Territorio. Tuttavia, un tale compito non può essere svolto esclusivamente a livello di legislazione statale: la tutela e la protezione dell'ambiente mediante strumenti a tale scopo idonei costituisce un compito di grande rilevanza che lo Stato non può svolgere da solo, ma deve avvalersi della preziosa collaborazione delle Regioni, degli Enti locali e di qualsiasi altro soggetto pubblico ritenuto idoneo.

Nel Titolo II, Parte VI, del Codice sono previste due tipi di azioni per la protezione dell'ambiente: l'azione di prevenzione (art. 304) e l'azione di ripristino ambientale (art. 305).

L'azione di prevenzione viene esercitata dall'operatore quando un deterioramento all'ambiente ancora non si è verificato, ma esiste un rischio sufficientemente probabile che stia per verificarsi un danno; in questo caso l'operatore ha l'obbligo di intervenire mediante l'adozione, entro un termine brevissimo (24 ore), di provvedimenti contingibili e urgenti per la prevenzione e messa in sicurezza. Successivamente, nell'ottica della collaborazione, l'operatore provvede a comunicare i provvedimenti adottati al Comune, alla Provincia, alla Regione, nonché al Prefetto e al Ministero dell'ambiente e tutela del territorio.

Se gli interventi di messa in sicurezza e la comunicazione prescritta non vengono effettuati l'operatore è destinatario di una sanzione amministrativa non inferiore a 1.000,00 € e non superiore a 3.000,00 € per ogni giorno di ritardo.

Nel caso in cui, l'operatore rimanga inadempiente, il Ministero si riserva la facoltà di adottare egli stesso le misure necessarie per la prevenzione del danno con diritto di rivalsa nei confronti di chi abbia causato o concorso a causare le spese stesse.

L'altra azione prevista dall'art. 305 è esperibile laddove un danno ambientale si sia verificato e venga quindi ad essere mutata la precedente situazione. In questo caso, l'operatore deve comunicare senza indugio tutti gli aspetti della vicenda alle autorità indicate ex art. 304 comma 1, ma al tempo stesso ha l'obbligo di adottare immediatamente alcuni provvedimenti senza che vi sia stata la comunicazione al Comune di cui all'art. 304, comma I.

Mentre nel caso dell'azione di prevenzione, è la comunicazione giunta al Comune che abilita l'operatore a adottare gli interventi necessari, nel caso di azioni di ripristino ambientale, l'operatore deve adottare immediatamente tutte le iniziative necessarie a controllare, circoscrivere ed eliminare qualsiasi altro fattore di danno per prevenire o limitare ulteriori pregiudizi ambientali ed effetti nocivi sulla salute.

Tuttavia, vi è da sottolineare come in entrambi i casi, l'operatore sostiene i costi delle iniziative statali di prevenzione e ripristino ambientali, salvi particolari casi indicati specificamente nella Parte VI del D.lgs. 152/2006.

Numerosi sono i cambiamenti che il legislatore ha effettuato nella materia della prevenzione del danno ambientale, ad esempio un diverso ruolo delle associazioni ambientaliste in rapporto alla precedente disciplina e l'intervento del Ministero dell'ambiente che può intervenire direttamente mediante l'emanazione di ordinanze nei confronti di operatori professionali che cagionino un danno ambientale o la minaccia imminente di danno. Tutto ciò per equiparare la normativa italiana a quella europea ed a quella internazionale.

Esaminata la parte legislativa, si ritiene necessario entrare nello specifico e partire dal concetto di sito inquinato. Un territorio si potrà sicuramente considerare inquinato quando presenti un superamento dei livelli di concentrazione di sostanze contaminanti nel suolo o nel sottosuolo o nelle acque superficiali o sotterranee superiori a quelli stabiliti per legge. Gli interventi di bonifica necessari per eliminare l'inquinamento sono collegati a precisi parametri di riferimento qualitativi e quantitativi determinati in relazione all'uso previsto dell'area, che sarà quello indicato dagli strumenti urbanistici.

Si precisa che individuare i livelli massimi di concentrazione di inquinanti accettabili non esclude l'obbligo di bonifica e ripristino ambientale quando nonostante siano stati rispettati tali limiti si è comunque in presenza di un danno ambientale.

È importante anche evidenziare il concetto di messa in sicurezza; infatti, le norme richiedono anche di applicare le misure idonee a delimitare o isolare le fonti inquinanti in modo che non ci sia una maggiore diffusione degli inquinanti finché non sia eseguita la bonifica.

L'obbligo imposto all'inquinatore è di bonifica e di ripristino ambientale, per ripristino si intende il ritorno delle risorse naturali o dei servizi danneggiati alle condizioni originarie e cmq una riqualificazione del sito. La nuova disciplina ammette il risarcimento del danno mediante il pagamento di una somma di denaro solo nel caso in cui risulti impossibile o di eccessiva onerosità il ripristino dei luoghi ovvero quando il polluter non esegua gli interventi rispettando il progetto di bonifica.

Titolato ad agire, anche in sede penale, per il risarcimento del danno ambientale in forma specifica, e ove necessario, per equivalente patrimoniale è il ministro dell'ambiente Regioni ed enti locali, ma anche persone fisiche o giuridiche, che sono o potrebbero essere colpite dal danno ambientale, possono presentare al ministro dell'ambiente denunce o osservazioni corredate da idonea documentazione e chiedere l'intervento statale a tutela dell'ambiente. Le norme in materia di tutela risarcitoria dettagliano minuziosamente le competenze ministeriali.

Regioni, enti pubblici o anche titolari di interessi diffusi possono agire solo ai sensi dell'art.2043 c.c.

Privati o le associazioni di cittadini hanno titolo a domandare un ristoro all'autore della condotta che danneggia l'ambiente solo se dimostrano di aver sofferto ln proprio un danno patrimoniale o anche non patrimoniale quale conseguenza diretta dell'evento illecito, come affermato dalla giurisprudenza

Particolare interesse riveste il principio di "precauzione" previsto dall'ordinamento comunitario, in base al quale in caso di pericoli anche solo potenziali per la salute umana e per l'ambiente deve essere assicurato un alto livello di protezione e di conseguenza il ministro dell'ambiente ha facoltà di adottare misure di prevenzione.

A danno avvenuto occorre invece procedere all'attività di ripristino. L'iter previsto per le azioni di prevenzione si applica anche nei casi di avvenuto danno ambientale, ma se il soggetto tenuto al ripristino non adempie il ministro adotta direttamente le relative misure ed approva la nota spese, con diritto di rivalsa nei confronti di chi ha causato il danno. Tale rivalsa si applica solo in caso di individuazione entro cinque anni dalla data di effettivo pagamento

Come detto, il principale protagonista dell'azione risarcitoria è il ministro dell'ambiente. Il concetto più volte affermato è che chiunque realizzando un fatto illecito, o omettendo attività o comportamenti doverosi, con violazione di legge o di regolamento, o di provvedimento amministrativo, con negligenza, imperizia, imprudenza, o violazione di norme tecniche, arrechi danno all'ambiente, alterandolo o deteriorandolo o distruggendolo in tutto o in parte, è obbligato al ripristino della precedente situazione. Il ministro dell'ambiente ha l'obbligo di agire, anche mediante l'esercizio dell'azione civile in sede penale per il risarcimento del danno ambientale in forma specifica e ove opportuno per equivalente patrimoniale. Il risarcimento per equivalente patrimoniale è infatti la misura alternativa al ripristino della precedente situazione, e costituisce il mezzo sanzionatorio da esercitarsi nei confronti di coloro che compiono fatti illeciti o omettono attività o comportamenti doverosi, arrecando un danno all'ambiente, mediante deterioramento rispetto alle condizioni originarie o distruzione totale o parziale. Ovviamente per procedere il ministero deve promuovere la necessaria istruttoria. Tale istruttoria consiste nell'accertamento dei fatti, nell'individuazione dei trasgressori e soprattutto nell'accertamento delle cause del danno e nella sua quantificazione. Tali poteri istruttori sono molto ampi.

Ultimata l'istruttoria ed accertato il reato il ministro dell'ambiente emette un'ordinanza immediatamente esecutiva con cui ingiunge ai trasgressori il ripristino della situazione ambientale come risarcimento in forma specifica; con la stessa ordinanza è ingiunto il pagamento entro dieci giorni di una somma pari al 15% del danno accertato e stimato ed irroga anche le sanzioni amministrative. Quando il danno risulti non eliminabile mediante risarcimento in forma specifica, l'ingiunzione ha per oggetto il pagamento del risarcimento del danno per equivalente patrimoniale. Ovviamente la quantificazione del danno deve comprendere il pregiudizio arrecato alla situazione ambientale ed in particolare al costo necessario per il ripristino.

Avverso tale ordinanza il trasgressore può proporre ricorso amministrativo in opposizione o ricorso straordinario al Capo dello Stato.

CAPITOLO 24

Giurisprudenza

(E. Marotta)

Recente giurisprudenza (Cass.Sez.Unite n.3077 dell'1/2/2023) ha affermato:

"La ratio del principio "chi inquina paga", come rilevato nell'analisi economica di tale sistema, viene dunque individuata nel fatto che "imporre al soggetto inquinatore l'obbligo di riparare il danno o, in alternativa, quello di tenere indenne la comunità territoriale che l'abbia evitato o rimosso, significa pertanto addossare (…) le esternalità negative (conseguenti alla produzione o al commercio di beni e servizi) a carico del soggetto cui sia riferibile l'attività, evitando alterazioni di mercato (per qualità dei prodotti e livelli di concorrenza), senza oneri per la collettività ovvero costi assunti in via definitiva dall'ente pubblico; viene così scongiurato ogni scenario di alternativa monetizzazione dell'inquinamento, disincentivato dallo scaricarsi sui soli prezzi, senza altri interventi ed invece declinandosi il principio riassuntivo 'chi inquina paga' nella riparazione più diretta del danno ambientale (nei contesti di acque, terreno e biodiversità, i soli dell'art.2 Direttiva), ad opera dell'autore (operatore in attività classificata pericolosa o terzo imputabile ad altro titolo) o, in sua vece e con recupero dei costi, a cura dell'ente pubblico" (par. 12 della sentenza n. 3077 del 01.02.2023)."

- Consiglio di Stato Sez. IV 10/11/2021 n.7494

- Consiglio di Stato Sez. V 21/4/2021 n.3247

- Cass. Penale Sez. III 4/03/2021 n.8795

- Consiglio di Stato 8/2/2021 n.1166

- Consiglio di Stato Sez. II 2/07/2020 n.4248

- Cass. Civ. Ord. Sez U 23/04/2020 n.8092

- Cass. Civ. Sez. III 19/7/2019 n.19504

- Cass. Pen. Sez. III 18/04/2019 n.17056

- Cass. Pen. Sez. III 15/10/2018 n.46699

- Cass. Pen. Sez. III 21/06/2018 n.28732

Fonti legislative:

Dlgs n.152 del 2006

Parte IV Titolo V Bonifica dei siti contaminati (artt 239 -253)

Parte VI Titolo III Risarcimento del danno ambientale (artt 311-318)

Dlgs n.213 del 23/12/2022 (modifiche su rifiuti ed imballaggi)

Dottrina:

- Il Codice ambientale (Italia oggi)

- Monnezza di stato di Antonio Giordano e Paolo Chiariello

CAPITOLO 25

Definizione di un Indice di Rischio applicato al Rischio Industriale derivante da lavorazione di materie plastiche

(L. Pastorelli)

25.1 Premessa

La finalità è quella di individuare i parametri per definire uno specifico **INDICE di RISCHIO** derivante da IMMISSIONE di sostanze tossico-nocive a seguito di produzione di manufatti con materie plastiche, il quale puo' determinare un rischio lavorativo sia a carico degli addetti che dell' ambiente circostante l'impianto di produzione.

In relazione alla considerazione che i rischi professionali presenti nella lavorazione delle materie plastiche sono molteplici e dipendono dalle caratteristiche strutturali delle attrezzature e dal numero di ingredienti utilizzati nelle varie fasi produttive, si deve considerare quanto segue:

- Tutte le lavorazioni a caldo comportano una potenziale esposizione ad IRRITANTI RESPIRATORI.
- L'aspetto quantitativo e qualitativo delle EMISSIONI di sostanze volatili di origine elastomerica è in funzione delle temperature raggiunte nella varie fasi lavorative e del tipo di polimero utilizzato.
- Ogni polimero possiede una propria temperatura di decomposizione, il cui superamento comporta la formazione di prodotti di degradazione termica che possono disperdersi nell'ambiente circostante.

In ragione degli aspetti sopracitati la monografia dello IARC fin dal 1982 definisce ***l'industria della gomma un processo industriale cancerogeno per l'uomo.***

25.2 Approccio classico

L' approccio di **Hazard Assessment** fatto proprio dal Dlgs 81/2008, richiede di effettuare il confronto tra gli effetti e l'esposizione prevista per una determinata sostanza chimica, da tale confronto si possono ricavare le informazioni necessarie per una individuazione dei PERICOLI e una successiva stima del RISCHIO, sia per l'addetto che per l'ambiente.

In tale approccio la conoscenza delle caratteristiche fisico-chimiche da attuarsi mediante la SCHEDA di SICUREZZA del prodotto assume un ruolo basilare.

Questo approccio riferito all' AMBIENTE presenta 2 errori metodologici:

1) Quello di ipotizzare che gli effetti dannosi di un contaminante siano limitati all'area circostante la sorgente di emissione.

2) Quello di considerare che una sostanza inquinante venga rapidamente diluita nei diversi comparti ambientali (aria; acqua; suolo), e che cio' possa ottenere una progressiva diminuzione delle concentrazioni al di sotto della soglia di tossicità.

In definitiva l'approccio classico rappresentato dalla Funzione

R= PxM

Sta a significare che la VULNERABILITA' di un ecosistema dipende da un lato dalla PROBABILITA' con cui si puo' esplicare un evento dannoso, dall'altro dalla sua MAGNITUDO, ovvero le conseguenze prodotte dall'evento. In definitiva l'approccio classico non considera che le sostanze immesse nell'ambiente possono essere trasportate in luoghi molto distanti dalle sorgenti di emissione attraverso fenomeni di circolazione aerea o acquatica.

25.3 Approccio LER-Law Engineering Risk

In tale approccio vengono considerate anche le caratteristiche e la configurazione del sito produttivo all'interno di un determinato territorio, unitamente al suo comparto ambientale (acqua; suolo).

Pertanto la sopracitata funzione classica deve considerare anche i seguenti aspetti:

a) La concentrazione che un determinato inquinante permette di raggiungere un particolare ambiente (questo è un fattore denominato **Fx**)
b) La capacità intrinseca che uno specifico ambiente ha di reagire a un determinato inquinante (questo è un fattore denominato **Fd**).
c) Quanto tempo occorre affinchè un ecosistema possa recuperare un proprio equilibrio stabile (questo è un fattore denominato **Fc**).

L' approccio classico riferito al rischio lavorativo ha come presupposto che le fasi attive delle reazioni chimiche non comportino alcuna esposizione a carico degli operatori, ritenendo che i momenti di rischio negli IMPIANTI non totalmente automatizzati siano circoscritti alle sole fasi di caricamento e di svuotamento, ovvero all'inizio e alla fine del processo produttivo .

Sicuramente è vero che lo stato fisico delle sostanze nella situazione del loro utilizzo, costituisce una informazione essenziale per identificarne una possibile esposizione (dal punto di vista ingegneristico lo stato fisico dipende dalla **TEMPERATURA del PROCESSO**, dalle **CARATTERISTICHE** intrinseche della **SOSTANZA**, dal punto di **FUSIONE** e di **EVAPORAZIONE**).

Al tempo stesso la disamina del processo produttivo considera che il metodo piu' largamente utilizzato per la formatura delle materie plastiche è quello dello **STAMPAGGIO per COMPRESSIONE**, mediante il quale il prodotto generalmente preriscaldato, viene introdotto allo stato di polvere o di granuli, nella cavità di uno stampo ed ivi compresso meccanicamente dal relativo controstampo. Lo stampo è riscaldato per mezzo di gas o vapore o mediante resistenze elettriche. In esso il materiale ramollisce e sotto l'azione della pressione va a ricoprire completamente la cavità, assemblandone la forma. Segue il raffredamento, l'apertura dello stampo e l'esazione dell'oggetto.

In relazione a quanto sopra descritto, particolare attenzione viene prestata alla **TRAMOGGIA di CARICO** (ove si versano sovente con modalità di carico manuale, i vari componenti allo stato solido e in forma di particelle di granulometrie diverse in tale fase di lavoro si puo' determinare una DISPERSIONE INQUINANTE AMBIENTALE) e alla **FILIERA** (il punto della attrezzatura dal quale fuoriesce il prodotto appena formato a temperature ancora elevate, in tale fase è assai frequente l' EMISSIONE di FUMI nell' AMBIENTE CIRCOSTANTE).

Ma soprattutto si considera che l'utilizzo di ELASTOMERI naturali, sintetici, prodotti di polimerizzazione di monomeri ottenuti dalla distillazione del petrolio, non possono essere utilizzati come tali, in ragione di cio' per ottenerne le peculiari caratteristiche richieste dai materiali in gomma, devono essere mescolati con sostanze in grado di interagire con gli elastomeri stessi e di modificarne alcune caratteristiche chimico-fisiche. Tali sostanze denominate **ADDITIVI** variano in funzione del manufatto che si vuole ottenere , e al ciclo tecnologico.

I principali ADDITIVI utilizzati sono:

- **Acceleranti:** i quali riducono il tempo di vulcanizzazione, abbassano la temperatura di cottura e migliorano le caratteristiche fisiche del manufatto.
- **Plastificanti:** facilitano la lavorazione dell'elastomero.
- **Antiossidanti:** hanno la proprietà di ritardare i fenomeni distruttivi legati all'invecchiamento del manufatto.
- **Ausiliari:** inibiscono la combustione, sono ignifughi ed antifiamma.

La letteratura vigente in ambito Igiene del lavoro specifica che l'esposizione per inalazione e/o assorbimento dermico puo' aversi non solo perché le sostanze si presentano in forma di gas o vapore, ma perché sovente si presentano in forma pulverolenta o contenuta in un aerosol. A tal fine indica quanto segue:

- **Polvere Respirabile**: è definita come la frazione di particelle sospese, che è in condizione di penetrare negli alveoli polmonari.
- **Polvere Inalabile**: è rappresentata dalle frazioni di particelle sospese che penetrano nel naso e nella bocca durante la respirazione e possono depositarsi nel tratto respiratorio.
- **Materiale Liquido**: anche non volatile puo' essere disperso nell'ambiente e divenire respirabile e inalabile in conseguenza di processi che comportino la formazione di aerosol o le forme di goccioline.
- **Esposizione Dermica**: essa riguarda le mani e gli avambracci.

L' **approccio classico applicato al rischio lavorativo** ha come presupposto quanto segue:

1) Per quanto tossica o comunque pericolosa possa essere una sostanza, non esiste un pericolo per l'addetto senza esposizione.
2) Nella stima del rischio si devono valutare i Fattori Intrinsechi della sostanza (attività biologica; proprietà chimico-fisiche) ed i Fattori Estrinsechi (caratteristiche delle emissioni).

In tale approccio la stima del rischio a carico dell'addetto è definita come la valutazione quantitativa della PROBABILITA' che si verifichi un determinato effetto, in relazione alle conseguenze dell'esposizione ad una sostanza contaminante.

Voglio sottolineare che in relazione al rischio lavorativo l'approccio classico non considera quanto segue:

a) Nella valutazione dell'effetto immediato, sulle piccole scale, derivante da una immissione diretta in un sistema, i parametri principali sono le tossicità e la quantità immessa,

b) Il confronto tra la concentrazione ambientale ed il livello che non dovrebbe determinare nessun effetto dannoso è valido esclusivamente in relazione alla TOSSICITA' ACUTA (ovvero l'insorgere dell'effetto dopo un breve lasso di tempo).

APPROCCIO LER-Law Engineering Risk:

Nel suddetto approccio applicato al rischio lavorativo si considera questa premessa metodologica:

- I prodotti piu' pericolosi non sono necessariamente quelli piu' tossici, ma piuttosto quelli caratterizzati da una:

  a) Elevata persitenza.

  b) Elevata Mobilità e bioaccumulo.

Tutto questo significa che per abbattere significativamente il proprio **INDICE di RISCHIO** l'impresa deve attuare quanto segue:

- Una significativa riduzione delle emissioni mediante l'adozione di impianti di abbattimento e di depurazione in aria e in acqua.
- Una ridefinizione dei processi produttivi atti a ridurre le quantità e la tipologia di materiale chimico utilizzato.

25.4 Conclusione

In definitiva quello che voglio sottolineare è che l'approccio classico fatto proprio dal Dlgs 81/2008 applicato al rischio lavorativo e al rischio ambientale non considera i seguenti COSTI AGGIUNTIVI rappresentati da:

- **Impatto sulla salute umana**
- **Impatto sulla qualità dell'ambiente**
- **Ripristino delle condizioni presistenti in ambito ambientale**

In definitiva la metodica **LER-Law Engineering Risk** (trattasi di una metodica sviluppata dal Prof. Luigi Pastorelli e dalla sua allieva Monica Scuriatti) permette ad una impresa di ridurre **l'INDICE di RISCHIO** riferito al proprio rischio lavorativo ed al rischio ambientale (derivante sia dall'utilizzo di una determinata sostanza chimica, che in relazione alle sue caratteristiche e al processo produttivo a cui la suddetta è sottoposta, anche e sopratutto in relazione al verificarsi di un incidente rilevante all'interno di un sito industriale, o nel caso di un infortunio o di una malattia professionale) **nella misura del 50% rispetto agli indici di incidentalità vigenti nel settore riferito alla lavorazione delle materie plastiche.**

Contestualmente permette all' amministratore pubblico di pianificare gli interventi di sviluppo e di riconversione delle AREE INDUSTRIALI DISMESSE, ottenendo un **RISULTATO ATTESO nella misura del 40 % rispetto ai vigenti DSS-Decision Support Sistem.**

Bibliografia utilizzata:

- **Medicina del Lavoro-Edizione Minerva-1992.**
- **Ecotossicologia-UTET-1998**
- **Materie prime ed Elastomeri-Casa Editrice Ambrosiana-1976.**
- **I Tossici Ambientali-Editore Piccin-1994.**
- **Le sostanze cancerogene nell'ambiente di lavoro-EPC-1996.**

CONCLUSIONI

(P. Ruffolo)

Il carcinoma del polmone è, non solo in Italia, la prima causa di morte per tumori. In realtà le nostre statistiche, all'apparenza freddi numeri, nascondono storie di vita, fiducia nelle terapie, gioia del loro successo, ma anche speranze infrante e tanto dolore. L'impegno per sconfiggere questa malattia deve essere personale, seguendo stili di vita corretti, attuando programmi clinico-diagnostici e terapeutici secondo i protocolli ben precisi e fronteggiando nel migliore dei modi le problematiche correlate all'inquinamento ambientale. Ognuno deve fare la propria parte. Solo la sinergia tra il singolo e la comunità e chi gestisce la comunità, sia essa un piccolo paese o una grande nazione, potrà apportare risultati evidenti nella lotta contro l'inquinamento, contro i tumori e nel nostro caso particolare contro il carcinoma del polmone. Non solo scorretti stili di vita come il fumo, ma anche l'inquinamento ambientale, in particolar modo l'inquinamento atmosferico è chiamato in causa.

È stato più volte evidenziato come una giusta azione per ottenere seri risultati contro questa malattia vada dalla lotta al fumo di sigaretta o di sigaro o di alcune sigarette elettroniche o dispositivi vaping, alla salubrità degli ambienti di vita e di lavoro con il corretto smaltimento dei tanti inquinanti tossici.

I fumatori oggi sono pazienti consapevoli del danno alla loro salute causato dal fumo di tabacco, ma frequentemente non lo sono gli abitanti che vivono in ambienti con un alto tasso di inquinamento ambientale in particolar modo atmosferico e quelli che lavorano in ambienti inquinati. Si sa che il fumo di tabacco contiene sostanze tossiche e cancerogene, spesso in concentrazioni rilevanti, molto dannose al nostro organismo e potenzialmente dannose alla salute anche di coloro che indirettamente ed inconsciamente respirano questi fumi. Tosse ed aumento della secrezione di muco e frequentemente di secrezioni catarrali, crisi asmatiche, diminuzione delle capacità respiratorie e cardio-circolatorie sono i "mali minori" in assenza di un tumore del polmone. L'aria che respiriamo, elemento così naturale della nostra vita quotidiana, in realtà può essere contaminata da una moltitudine di sostanze tossiche, maggiormente in alcuni periodi dell'anno ed in città con intenso traffico veicolare, o dotate di porti, con diverse navi in uscita dal porto, o di aeroporti, con diversi aerei in fase di decollo.

Nel carcinoma del polmone un ruolo fondamentale ha la diagnostica strumentale e gli esami ematochimici, in particolare i test genetici effettuati per portare alla luce eventuali mutazioni che controllano i meccanismi di crescita, di divisione cellulare nonché del processo di morte cellulare. La diagnostica genetica e la determinazione dei metalli pesanti, delle diossine, dei PCB, ed altri, nelle diverse matrici biologiche, possono essere d'aiuto nella prevenzione e nella cura non solo dei tumori polmonari, ma anche di diverse malattie polmonari.

Per avviare un programma di prevenzione, possiamo effettuare un'analisi che mostri un eventuale accumulo nell'organismo di sostanze potenzialmente cancerogene, che hanno dimostrato evidenti correlazioni con l'insorgenza di tumori del polmone, come il Cromo, l'Ittrio che possono essere causa anche di embolie polmonari, il Nickel, il Lantanio, lo Stronzio e lo Scandio, l'Alluminio, il Cadmio, l'Arsenico.

I migliori strumenti di screening per dosare la presenza di metalli pesanti, diossine ed altre sostanze in un organismo sono: l'analisi del sangue, delle urine, del capello, del latte materno e di altre matrici biologiche. Il capello e le unghie hanno la capacità di conservare una buona "memoria" delle sostanze tossiche metabolizzate dal nostro organismo per un lungo periodo di tempo. Il biomonitoraggio è uno strumento indispensabile e ben validato per valutare l'accumulo individuale di queste sostanze tossiche in campioni biologici ed il relativo rischio di ammalarsi. Popolazioni e matrici biologiche vanno selezionate in base agli obiettivi ed ai criteri clinico-scientifici prefissati, nell'ambito di protocolli di studio stabiliti con i ricercatori, le istituzioni e le comunità. I risultati ottenuti con il biomonitoraggio degli ambienti inquinati e delle comunità valutate ivi presenti, sono riferimento del tipo di inquinamento presente.

La valutazione del binomio ambiente-salute, con lo studio delle cause e del tipo di esposizione, nonché del tipo di inquinamento mediante l'identificazione, la quantificazione e la caratterizzazione delle sostanze tossiche e delle conseguenti possibili modificazioni genetiche riveste grande importanza al fine di una valida prevenzione.

Purtroppo, sono poche le strutture sanitarie che effettuano questi esami e di conseguenza sono pochi i medici che consigliano questi esami e pochissimi quelli che sono a conoscenza della giusta interpretazione clinica dei valori. Questi esami sono limitati anche dalla scarsità delle risorse messe a disposizione necessarie per la realizzazione della ricerca, ovvero per i pochi finanziamenti e per la scarsa disponibilità di laboratori attrezzati per tali programmi, nonché per i pochissimi ricercatori competenti ed esperti di questi studi.

Abbiamo visto come tra i fattori di rischio comportamentali oltre l'età, ci sono quelli collegati allo stile di vita, come il fumo di tabacco, il tipo di dieta, il consumo di alcool e di droghe. La salute dei cittadini non è solo collegata all'assenza di malattia, ma è un delicato equilibrio tra le problematiche collegate all'inquinamento ambientale, agli stili di vita, allo stato di benessere fisico, psichico, socioeconomico, ma anche all'assetto genetico e tutto ciò è funzione dell'organizzazione sanitaria del luogo. Un argomento interessante, ma non sempre facile da dimostrare, è l'esistenza del nesso di causalità tra inquinamento ambientale e patologie neoplastiche, non sempre facile da evidenziare perché richiederebbe processi ed indagini difficili da attuare, difficilmente programmabili, per la multifattorialità della malattia neoplastica, nonché per la difficile attuazione dei programmi di analisi e di recupero dei territori e degli screening di prevenzione dei tumori. Tuttavia, ciascun individuo ha diritto alla salute, intesa non più come assenza di malattie e/o infermità fisiche/psichiche, ma come stato di completo benessere fisico, mentale e sociale. Questo diritto incomprimibile incide in modo notevole sul bilancio dello stato. Il diritto che la Costituzione riconosce a tutti gli individui è complesso: la situazione di benessere psico-fisico, intesa in senso ampio, con cui s'identifica il bene "salute", si traduce nella tutela costituzionale dell'integrità psico-fisica, del diritto ad un ambiente salubre, del diritto alle prestazioni sanitarie e della cosiddetta "libertà di cura".

L'art. 32 della Costituzione Italiana dice: "La Repubblica tutela la salute come fondamentale diritto dell'individuo e interesse della collettività e garantisce cure gratuite agli indigenti. Nessuno può essere obbligato a un determinato trattamento sanitario se non per disposizione di legge. La legge non può in nessun caso violare i limiti imposti dal rispetto della persona umana".

Quindi, la Costituzione garantisce la gratuità del servizio per gli "indigenti", ma per quanto riguarda tutti gli altri soggetti non rientranti in quella categoria è prevista una forma di compartecipazione (ticket sanitario) dell'utente con lo Stato per la copertura delle spese relative alle prestazioni sanitarie erogate dal SSN. Il diritto alla salute deve essere bilanciato con il principio della regolarità dei conti pubblici, anch'esso costituzionalmente previsto nell'art. 81, poiché lo Stato deve mirare ad avere i conti in ordine per poter investire nei settori di rilievo sociale. Come sappiamo, le competenze istituzionali del governo della sanità sono distribuite tra Stato e Regioni, entrambi impegnati nella regolamentazione e nell'offerta dei servizi sanitari. È innegabile che a livello operativo il ruolo decisivo sia quello delle Regioni. Inoltre, l'ampio spazio di autonomia riconosciuto alle Regioni produce delle differenze tra i diversi SSR tali da mettere in dubbio la realizzazione dell'uniformità voluta dall'art. 117 della Costituzione. Si tratta di diversità di situazioni economico-finanziarie fortemente disomogenee, prodotte dai diversi bilanci regionali (Regioni "virtuose" e Regioni "canaglia"); nonché da una disomogeneità dei modelli organizzativi degli SSR, che implica differenti relazioni tra soggetti pubblici e privati, fa emergere una situazione di disuguaglianza tale da rappresentare una criticità rispetto all'uniformità ed alla validità su tutto il territorio nazionale del diritto alla salute. Il SSN necessita di un grande impegno finanziario da parte dello Stato, che oggi va progressivamente diminuendo con continui tagli al Fondo Sanitario Nazionale (FSN). Purtroppo, si sta verificando una riduzione quantitativa, ma non qualitativa, per la messa in atto di maggiori tecnologie e di una migliore cronicizzazione delle malattie, per cui vengono messi a disposizione meno servizi a meno abitanti. Quando le risorse diventeranno poche per finanziare l'intero SSN, le conseguenze saranno quasi certamente di un peggioramento quantitativo del servizio, che non ci permetterà più di considerare il nostro sistema di assistenza sanitaria quale punto di forza del sistema di Welfare italiano, da sempre considerato uno dei più garantisti in Europa e nel mondo. La scelta nasce anche dalla consapevolezza che un'alta percentuale di pazienti neoplastici presenta un quadro di sofferenza psicologica, caratterizzata da stati di ansia e di depressione nonché da difficoltà di adattamento alla malattia, con influenze negative sulla qualità di vita, sui trattamenti medici, sulle manifestazioni degli effetti collaterali, sulle relazioni medico-paziente, sui tempi di degenza, di recupero e di riabilitazione.

In conclusione, l'incremento del carcinoma del polmone registrato attualmente è sostenuto da una combinazione di fattori di rischio ambientali e comportamentali legati agli stili di vita. Il diritto alla salute, il diritto alla prevenzione delle malattie ed alla tutela dell'ambiente è un bene di tutti i cittadini. La tutela della salute è garantita da norme e leggi che regolano il controllo dei cibi, delle acque potabili, della qualità dell'aria, dello stato d'inquinamento del suolo e delle falde acquifere, dei mari, delle radiazioni, delle frequenze presenti nell'etere, nonché del diritto alla prevenzione ed alla cura delle malattie, ma non possono incidere o modificare gli stili di vita.

Cosa deve fare lo Stato, la Politica, la Società per rimediare al danno alla salute dei pazienti affetti da carcinoma del polmone in luoghi o in aree inquinate, o in presenza di disparità sociali, economiche, culturali o di scorretti stili di vita?

Gli ordini dei medici, le associazioni mediche, le organizzazioni politiche, sindacali e religiose, hanno il dovere di tutelare la salute dei cittadini e degli ambienti in cui vivono o lavorano, promuovendo la prevenzione di queste malattie, la modifica degli stili di vita non corretti, la tutela dell'ambiente e la bonifica dei luoghi inquinati.

Tuttavia, il carcinoma del polmone rappresenta sempre, per il paziente, per la sua famiglia, per la società, per tutte le organizzazioni sanitaria una prova di alto impegno. Questa prova riguarda tutti gli aspetti della vita, dal significato dato alle sofferenze, alla malattia, al rapporto con il proprio corpo, alla morte, alle relazioni familiari, alle organizzazioni ospedaliere, sociali e professionali e tutto ciò è funzione di una perfetta organizzazione politico-sanitaria, perché qualunque sia la diagnosi, la prognosi, la risposta alle terapie, non esistono tumori di scarsa rilevanza.

RIFERIMENTI BIBLIOGRAFICI

Lilt-Atlante della mortalità per tumori della regione campania

The New York Times. "A Mafia Legacy Taints the Earth in Southern Italy" JAN. 29, 2014

THE LANCET Oncology Vol. 5 September 2004 "Italian Triangle of death linked to waste crisis" Kathryn Senior and Alfredo Mazza "Campania Terra di Veleni" A. Giordano, G. Tarro. Luglio 2012

Robbins Fondamenti di Patologia e di Fisiopatologia di Kumar-Abbas-Aster-Robbins Ed. IX 2013

The New York Times. "A Mafia Legacy Taints the Earth in Southern Italy" JAN. 29, 2014

"Diossine Furani e PCB" APAT Febbraio 2006

"Contaminazione Chimica" Corso di tossicologia degli alimenti Prof.G.C. Tenore Università degli studi di Napoli "Federico II"

"Progetto ambiente e tumori" Aiom Ed.Giugno 2011 Ruggero Ridolfi

Minervini D., 2010, Politica E Rifiuti, Napoli, Liguori Editor.

Ausiello A., Leandro Del Gaudio, 2014, Dentro La Terra Dei Fuochi, Skake Up Italia.

Legambiente, 2013, Roma, Le Rotte Della Terra Dei Fuochi, Roma.

Legambiente, 2013, Terra Dei Fuochi: Radiografia Di Un Ecocidio, Roma.

Pellizoni L., 2011, Conflitti Ambientali. Esperti, Politica E Istituzioni Nelle Controversie Ecologiche, Bologna, Il Mulino.

Aa. Vv. 2009, "Napoli Emergenza Rifiuti", Monografico di Meridiana. Rivista Di Storia E Scenze Sociali, n.64.

Cianciullo A., Fontana E.,1995, Ecomafie. I Predoni Dell'ambiente, Roma, Editori Riunit.

Cipolla C., 2004, Manuale di sociologia della salute, F. Angeli.

Perucci C. A., 2010, Diseguaglianze Di Salute E Condizioni Socioeconomiche.

Biancheri M., Niero M., Tognetti B. 2012, Ricerca e sociologia della salute fra presente e futuro.

Gómez-Herrera L, et al. Air pollution and fetal brain morphological development: a prospective cohort study. Lancet Planet Health. 2025 Jun;9(6):e480-e490. doi: 10.1016/S2542-5196(25)00093-2.

Saggi di giovani studiosi italiani, Franco Ange

P. Ruffolo Inquinamento ambientale e nesso di causalità: Dalla diagnosi precoce alla prevenzione dei tumori: Manuale sull'inquinamento e possibili danni alla salute.

P. Ruffolo Relazione dal titolo Problematiche Terapeutiche delle Sostanze Tossiche e Bonifiche Ambientali presso Convegno Rischi da Inquinamento Ambientale: le Patologie di Carattere Sanitario. La Valutazione dei Rischi e le Problematiche di Trasferimento Assicurativo. Il Codice di Deontologia Medica. Sala Convegni Ordine dei Medici di Napoli, 23/09/23;

P. Ruffolo Relazione dal titolo Inquinamento Ambientale e Low Grade Chronic Inflammation presso Convegno I Care... Low Grade Chronic Inflammation. Mostra d'Oltremare Napoli, 29/10/23;

P. Ruffolo Relazione dal titolo Inquinamento Ambientale e Low Grade Chronic Inflammation presso Convegno Low Grade Chronic Inflammation nella Medicina di Famiglia. Grand Hotel Salerno, 02/12/23;

https://www.anconatoday.it/attualita/inquinamento-ancona-dati.html Articolo pubblicato su Ancona Today dal Titolo Biossido di Azoto, gli ambientalisti lanciano allarme: "L'aria di Ancona? Malata";

Alain Menzel, Hanen Samouda, Francois Dohet et al. Common and Novel Markers for Measuring

Inflammation and Oxidative Stress Ex Vivo in Research and Clinical Practice—Which to Use Regarding Disease Outcomes? Antioxidants (Basel). 2021 Mar; 10(3): 414;

McNally RJ, Parker L. Environmental factors, and childhood acute leukemias and lymphomas. Leuk Lymphoma 2006;47(4):583-98.

www.aieop.org Leucemia Linfoblastica Acuta: Scheda Malattia;

https://www.rsi.ch/info/mondo/Glifosato-e-leucemie-trovato-un-legame--1996747.html Articolo pubblicato su RSI dal titolo Glifosato e Leucemie: trovato un legame di ATS/RSI info, 21/11/2023;

Birch JM, Alexander FE, Blair V, et al. Space-time clustering patterns in childhood leukaemia support a role for infection. Br J Cancer 2000;82(9): 15716;

Ruffolo P., Acquaviva O., Capece P., et al. From the Histological Model to the Mutational Model: The Study of Heavy Metals and Other Substances in New Antineoplastic Therapies Glob J Med Res 2023; 23; 7-9;

Ruffolo P., Acquaviva O., Di Giacomo R., et al. I tumori del polmone: "vox clamantis in deserto";

Ruffolo P. et al. Can Low-Grade Chronic Inflammation from Air Pollution Cause Tumors and Neurological Pathologies up to The Risk of Suicid; Cancer Science & Research 2024 Vol 7 Iss 1 page 1-4;

Ruffolo P. et al. Low-Grade Chronic Inflammation and Acute Lymphoblastic Leukemia as a Parameter of air Pollution; Cancer Science & Research 2024 Vol 7 Iss 2 page 1-6;

Ruffolo P. et al. Rare earth elements in flour samples. A potential transfer from cricket food to the human level through the trophic chain; Journal of Food Composition and Analysis 129 (2024) 106072;

Ruffolo et al. Selenium, Zinc and Copper: Can Their Deficiency Facilitate Complications COVID-19 and Omicron Pandemic; American Journal of Internal Medicine 2022; 10(3) 51-55;

https://www.ilfattoquotidiano.it/2023/12/14/gravissimo-il-danno-alla-salute-pubblica-in-provincia-di-napoli-ma-passa-tutto-sotto-silenzio/7381053/ Articolo pubblicato sul Fatto Quotidiano Blog da Antonio Marfella;

https://www.ilgiornale.it/news/nuove-prospettive-terapeutiche-contro-tumore-polmone-2501947.html Nuve prospettive terapeutiche contro il tumore al polmone

https://www.romatoday.it/attualita/istituto-regina-elena-mutazione-genetica-riconosce-tumore.html#:~:text=l%E2%80%99Istituto%20Nazionale%20Tumori%20Regina%20Elena%20(IRE)%20di%20Roma%20ha%20dimostrato%20che%20una%20specifica%20mutazione%20del%20gene%20DNMT3A%20predice%20la%20maggiore%20efficacia%20dell%E2%80%99immunoterapia%20nei%20pazienti%20con%20tumore%20al%20polmone%20non%20a%20piccole%20cellule

www.ingramcontent.com/pod-product-compliance
Lightning Source LLC
LaVergne TN
LVHW050302210926
848481LV00014BA/370
* 9 7 9 8 8 9 9 6 6 1 4 9 5 *